泌尿外科单孔腹腔镜手术
术中难点及策略

◎ 主　审・顾　民
◎ 主　编・朱清毅
◎ 副主编・刘存东　胡海斌　梁苏东
　　　　　　沈百欣　邓仲磊

东南大学出版社
SOUTHEAST UNIVERSITY PRESS
・南京・

图书在版编目(CIP)数据

泌尿外科单孔腹腔镜手术术中难点及策略 / 朱清毅主编. -- 南京：东南大学出版社,2024.12. -- ISBN 978-7-5766-1714-6

Ⅰ.R699

中国国家版本馆 CIP 数据核字第 202437Z1H1 号

泌尿外科单孔腹腔镜手术术中难点及策略
Miniao Waike Dankong Fuqiangjing Shoushu Shuzhong Nandian ji Celüe

主　　编	朱清毅				
责任编辑	褚　蔚				
责任校对	子雪莲	封面设计	王　玥	责任印制	周荣虎
出版发行	东南大学出版社				
出 版 人	白云飞				
社　　址	南京市四牌楼 2 号(邮编:210096　电话:025 - 83793330)				
经　　销	全国各地新华书店				
印　　刷	中闻集团南京印务有限公司				
开　　本	889 mm×1194 mm　1/16				
印　　张	10.5				
字　　数	306 千字				
版　　次	2024 年 12 月第 1 版				
印　　次	2024 年 12 月第 1 次印刷				
书　　号	ISBN 978-7-5766-1714-6				
定　　价	260.00 元				

本社图书若有印装质量问题,请直接与营销部联系,电话:025 - 83791830。

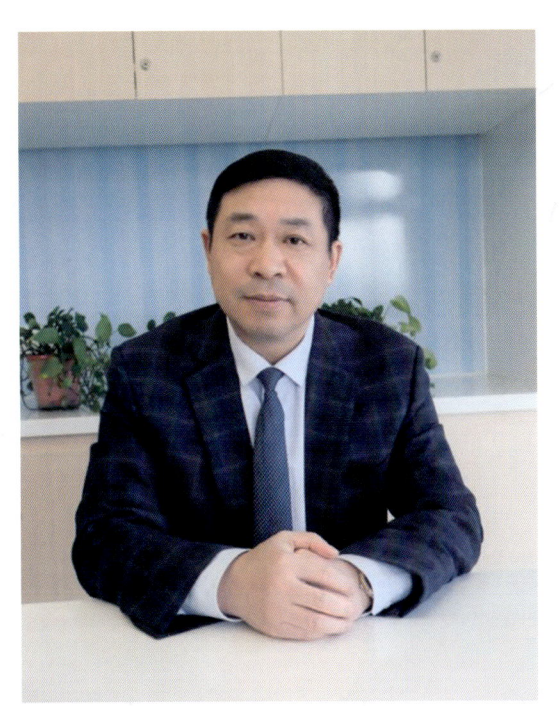

主编简介

朱清毅，中共党员，南京医科大学教授，博士生导师，主任医师，南京医科大学第二附属医院副院长、泌尿外科科主任，第四届"江苏工匠"，江苏省"333高层次人才培养工程"第二层次培养对象，江苏第一批"卫生拔尖人才"，江苏省"科教强卫"医学重点人才，《罕少疾病杂志》副主编，《中国泌尿外科疾病诊断和治疗指南》编委，《中华男科学杂志》编委，《机器人外科学杂志》编委，中华医学会泌尿外科学分会微创学组委员，中国产学研合作促进会泌尿外科学专家委员会常务委员，中国非公医疗泌尿外科专委会常委，江苏省社会办医疗机构协会泌尿外科学专业委员会主委，江苏省中西医结合协会泌尿外科分会副主任委员，江苏省医学会泌尿外科分会常委、微创学组副组长，南京医学会泌尿外科学分会副主任委员，国家自然科学基金评审专家。从事泌尿外科临床、教学和科研工作近30年，熟练掌握各种泌尿外科疾病的诊断和微创治疗，尤其擅长泌尿系疾病超微创单孔腹腔镜技术和机器人辅助单孔腹腔镜手术，在单孔技术领域首创了经尿道途径辅助、腹腔内暴露等辅助技术，编写出版了《实用泌尿外科经脐单孔腹腔镜技术》和《实用泌尿外科机器人单孔腹腔镜技术》两本单孔腹腔镜手术领域的参考用书。至今完成单孔手术3 000余例，机器人单孔手术近1 000例。

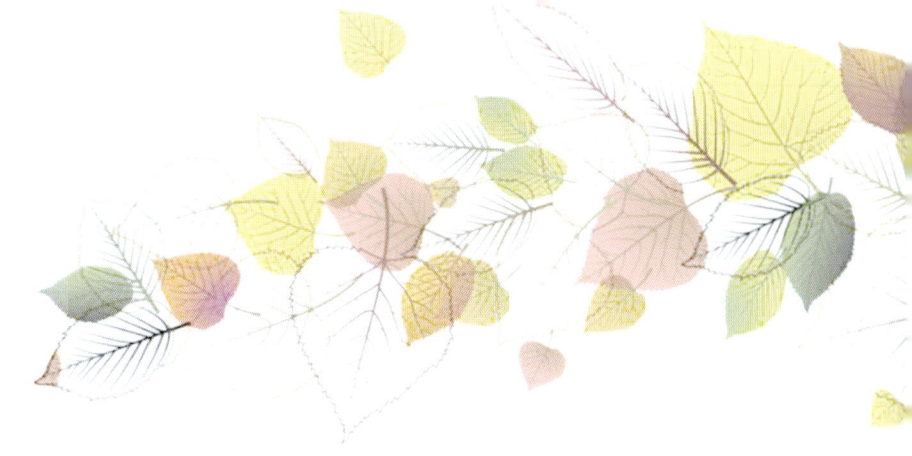

本书编委会

主　　审　顾　民
主　　编　朱清毅
副 主 编　刘存东　胡海斌　梁苏东　沈百欣　邓仲磊
主编助理　周　凯
图文编辑　王世衍
编　　委（按姓氏笔画排序）：

王　俊（南京医科大学第二附属医院）
王振中（南京医科大学第二附属医院）
邓仲磊（南京医科大学第二附属医院）
朱清毅（南京医科大学第二附属医院）
刘　威（南京医科大学第二附属医院）
刘存东（南方医科大学第三附属医院）
孙圣杰（南京医科大学第二附属医院）
李　凯（南京医科大学第二临床医学院）
李　智（南京医科大学第二附属医院）
杨　诚（南方医科大学第三附属医院）
杨　健（南京医科大学第二附属医院）
沈百欣（南京医科大学第二附属医院）
沈露明（南京医科大学第二附属医院）
张业韬（南京医科大学第二临床医学院）
林建中（南京医科大学第二附属医院）
周　凯（东部战区总医院）
郑　明（南京医科大学第二附属医院）
胡海斌（南京医科大学第二附属医院）
倪　斌（南京医科大学第二附属医院）
梁苏东（泰州市人民医院）
蒋思林（南京医科大学第二附属医院）
魏　勇（南京医科大学第二附属医院）

前　言

单孔腹腔镜技术，作为一种前沿的微创外科手术，在泌尿外科临床应用中正逐渐受到越来越多的关注。这种手术方式有创伤小、快速康复以及美观等显著优势，然而同时也对医生的术中操作技巧提出了更高的挑战。

经过十多年的不懈努力，编者团队已成功完成泌尿外科普通经脐单孔腹腔镜手术近3 000例以及机器人辅助单孔腹腔镜手术近千例，在国内率先参与完成单孔蛇形臂机器人手术系统的Ⅲ期临床试验并开展临床单臂试验，为探索单孔腹腔镜技术积累了丰富的经验。在此基础之上，经过器械研发和技术革新，我们开创性地提出了"经尿道途径辅助"及"腹腔内撑开暴露"等辅助技术，这些技术的应用，不仅提高了泌尿外科单孔手术的安全性，还极大地降低了技术门槛。为进一步推广这一技术，我们团队开办了多期"单孔腹腔镜技术精英班"，编写出版了《实用泌尿外科经脐单孔腹腔镜技术》和《实用泌尿外科机器人单孔腹腔镜技术》两本单孔腹腔镜手术相关的参考用书。此外，还多次举办全国性单孔腹腔镜技术学术论坛，在学会领导和广大同仁们的关心帮助下持续着力推广泌尿外科单孔技术。

单孔腹腔镜手术由于器械操作空间受限、视野局限、暴露困难，增加了手术难度和并发症风险。编者团队针对单孔腹腔镜手术术中暴露困难等难点和痛点，总结应对策略并推出"PTSRI"全过程学习路线，促使泌尿外科医师更快掌握单孔腹腔镜技术。本书旨在总结本团队在多年实践中积累的经验，系统化梳理术中操作的关键难点及应对复杂状况的策略，为同行提供具有实用价值的技术参考。

本书分为"术前难点及对策""术中难点及对策""单孔蛇形臂机器人手术系统""术后难点及对策"四大部分，共十四个章节，详细介绍了泌尿外科单孔腹腔镜手术方式全病程管理的难点及对策。从机器人辅助单孔腹腔镜手术的发展历史、手术器械的选择与使用、手术入路的设计、手术操作的技巧与策略，到术后管理等内容，本书都进行了详尽的介绍。同时，书中还配有手术照片、绘图及视频等资料，使内容更加生动形象，便于读者理解和交流。

本书编写过程中，得到了顾民教授的悉心指导以及国内众多知名专家的支持与鼓励，在此表示衷心的感谢！

尽管编者水平有限，且有待于更多例数积累和技术发展，但我们期待单孔腹腔镜的临床应用能够带来更多突破。书中尚存在许多不足之处，希望未来随着更多实践经验积累和技术迭代升级能够得到进一步改进和完善。真诚欢迎各位对本书提出更多的指导和宝贵建议。

朱清毅

2024年11月10日于南京

目 录

扫码可看手术视频

第一部分 术前难点及对策

第一章 概述 ……………………………………………………………………… 3
一、经脐单孔腹腔镜的历史及其在泌尿外科中的应用 …………………………… 3
二、单孔腹腔镜手术的优势及面临的挑战 ………………………………………… 5

第二章 术前准备及手术路径 …………………………………………………… 11
一、一般准备 ………………………………………………………………………… 11
二、肠道准备 ………………………………………………………………………… 11
三、切口选择和准备 ………………………………………………………………… 12

第三章 体位要求及要点 ………………………………………………………… 22
一、普通单孔腹腔镜上尿路手术体位选择 ………………………………………… 22
二、普通单孔腹腔镜下尿路手术体位选择 ………………………………………… 23
三、机器人辅助单孔腹腔镜手术体位选择及要点 ………………………………… 23

第四章 手术器械准备 …………………………………………………………… 33
一、经脐切口标尺 …………………………………………………………………… 33
二、单孔腹腔镜多通道接入设备 …………………………………………………… 33
三、常规单孔操作器械 ……………………………………………………………… 36
四、腔内撑开暴露器械 ……………………………………………………………… 38
五、经尿道辅助通道 ………………………………………………………………… 41
六、机器人手术系统 ………………………………………………………………… 42

1

第二部分 术中难点及对策

第五章 术者及助手操作位置 ························· 49
　　一、上尿路手术的术者及一助操作位置 ················· 49
　　二、下尿路手术的术者及一助操作位置 ················· 50

第六章 术中暴露 ································· 51
　　一、手术区域腹腔粘连松解 ······················· 51
　　二、腹腔内撑开器辅助暴露 ······················· 52
　　三、经尿道辅助技术 ·························· 54
　　四、经单孔穿刺器辅助器械暴露 ····················· 55
　　五、磁性腔内暴露 ··························· 57
　　六、增加辅助通道暴露 ························· 58

第七章 手术入径与对策 ······················· 61
　　一、机器人辅助单孔腹腔镜肾部分切除术 ················· 61
　　二、机器人辅助单孔腹腔镜根治性半尿路切除术 ·············· 63
　　三、机器人辅助单孔腹腔镜全膀胱根治性切除术 ·············· 65
　　四、机器人辅助单孔腹腔镜前列腺根治性切除术 ·············· 67
　　五、机器人辅助单孔腹腔镜左侧供肾取出术（经腹膜后途径） ········ 70

第八章 术中出血处理 ························ 72
　　一、术中动脉出血处理 ························· 72
　　二、术中静脉出血处理 ························· 74

第三部分　单孔蛇形臂机器人手术系统

第九章　单孔蛇形臂机器人手术难点及对策 ······ 83
　　一、单孔蛇形臂机器人手术难点 ······ 83
　　二、围手术期准备 ······ 85
　　三、术者的操作技巧与注意事项 ······ 86
　　四、助手的操作技巧与注意事项 ······ 87
　　五、手术入路和切口选择 ······ 88
　　六、术中出血的处理技巧与注意事项 ······ 89
　　七、盆腔淋巴结清扫术中技巧 ······ 91
　　八、大范围手术机器调整难点 ······ 92

第十章　单孔蛇形臂机器人辅助泌尿外科手术示例 ······ 94
　　一、单孔蛇形臂机器人辅助回肠原位膀胱术 ······ 94
　　二、单孔蛇形臂机器人辅助前列腺癌根治术（完整保留全尿道）······ 101

第四部分　术后难点及对策

第十一章　术中空腔脏器损伤处理 ······ 107
　　一、肠管损伤 ······ 107
　　二、输尿管损伤 ······ 111
　　三、膈肌胸膜损伤 ······ 115

第十二章　术中实质脏器损伤处理 ··· 118

一、脾脏损伤 ·· 118

二、肝脏损伤 ·· 120

三、胰腺损伤 ·· 120

第十三章　术后并发症的处理 ··· 126

一、术后肠梗阻 ··· 126

二、深静脉血栓形成 ·· 130

三、术后肺部并发症 ·· 133

四、术后神经肌肉疼痛 ··· 135

五、术后出血 ·· 136

六、术后切口并发症 ·· 139

第十四章　围手术期护理 ··· 144

一、术前护理 ·· 144

二、术中护理配合 ··· 147

三、术后护理 ·· 148

四、并发症的护理 ··· 149

五、健康宣教及出院指导 ·· 151

第一部分

术前难点及对策

第一章 概 述

微创外科已经成为外科学领域的一个重要发展方向，并且在现代医学的进步中占据了不可或缺的地位。相较于传统的外科开放手术，微创腹腔镜手术以其创伤小、恢复快等优势，受到医学界的广泛关注和重视。患者对手术效果的期望值日益提高，这也激发着外科医生不断追求手术方式的创新和改进，以更好地满足患者的需求。

普通的腹腔镜手术通常需要建立3~5个穿刺通道，这可能会导致一些潜在的通道相关并发症。近年来，越来越多的关注点集中在更进一步的微创手术实践上，其中一种方法是通过减少每个手术所需的通道数量，以达到更高水平的微创。随着手术器械的不断改进，新的外科微创理念与技术也随之涌现，如单孔腹腔镜手术（laparoendoscopic single-site surgery，LESS）和经自然腔道手术（natural orifice transluminal endosurgery，NOTES），其中NOTES通常是指利用自然腔道，如阴道、口腔或尿道，在腹腔内引入器械进行单通道腹腔镜手术。单孔脐部手术（one-port umbilical surgery，OPUS）、经脐腹腔镜辅助手术（trans-umbilical laparoscopic assisted surgery，TULA）和经脐内窥镜手术（trans-umbilical endoscopic surgery，TUES）等，是将脐部作为气腹针插入点和器械引入点进行的单一通道腹腔镜手术。相比于传统腹腔镜手术，上述技术对设备要求更为严格，尽管LESS和NOTES在减小创伤方面表现出色，但操作难度也显著提升。

一、经脐单孔腹腔镜的历史及其在泌尿外科中的应用

1972年，在妇科领域的输卵管结扎术中首次真正意义上运用了单孔腹腔镜技术，术中采用了脐下1 cm处切口来完成手术。此后，普外科医生逐渐开始探索使用经脐单孔腹腔镜进行一些手术，如阑尾切除术和胆囊切除术。

2007年，Rane等人报道了泌尿外科首例单孔腹腔镜手术，术中采用了侧腹壁的切口建立通道，完成了一例无功能肾脏的切除。同年，Raman等人率先报道了经脐部的单孔腹腔镜手术，他们利用一个脐部切口置入含有三个相邻5 mm通道的操作套管，完成了3例女性患者的肾切除术。自2007年后的仅仅4年内，伴随着手术器械的不断改善，经脐单孔腹腔镜手术

（transumbilical LESS）被用来成功地完成了一系列相对复杂的手术，几乎涵盖了所有泌尿外科腹腔内手术的临床应用范围。

肾脏手术一直是经脐单孔腹腔镜手术的重要领域。临床实践中，肾脏手术可分为肿瘤手术、重建手术、供肾切除和其他手术这四类。对于采用单孔腹腔镜手术方法进行的肿瘤手术而言，必须确保在手术操作过程中不影响肿瘤治疗的效果。2008年，Goel等人报道了在可弯曲的5 mm镜头下使用柔性夹取器、10 mm柔性超声探头及氩气束，完成了首例经脐单孔腹腔镜肾脏冷冻消融术。单孔腹腔镜手术下肾脏肿瘤切除术也被证实是可行的。同年，Aron等人报道了5例肾肿瘤患者行经脐单孔腹腔镜肾部分切除术，术中在腋前线加做了一个2 mm的Veres针孔切口，以插入一个2 mm的抓钳用来帮助组织牵引和肾脏重建缝合。2009年，Kaouk等人报道了在柔性镜头下利用可弯曲和铰接化的器械，在不增加辅助孔的情况下完成了7例经脐单孔腹腔镜肾部分切除术。经脐单孔腹腔镜根治性肾切除术也被多个研究中心广泛采纳，其中经脐单孔腹腔镜右侧肾切除术的常见做法是增加一个小的2～3 mm Trocar来辅助肝脏牵引。这对外科医生来说是提供了技术上的优势，同时不牺牲经脐单孔腔镜手术的美容效果。

与肾脏肿瘤手术相比，单孔腔镜下重建性肾脏手术则更能体现美容优势，因为这些手术不需要扩大原始切口来取出标本。Desai等人于2008年报道了首例经脐单孔腹腔镜下肾盂成形术，术中加了一个额外的2 mm Trocar，用于暴露和协助体内缝合。同一团队后期报道了无额外辅助孔下的经脐单孔腹腔镜双侧肾盂成形术（2例）、回肠代输尿管术（1例）和腰大肌悬吊的输尿管膀胱吻合术（1例）。这些都表明经脐单孔腹腔镜手术已经扩展到更为复杂的手术领域。输尿管具有较长的解剖路径，这给充分利用经脐单孔腹腔镜处理输尿管病变提供了更多的优势。Lee等人在韩国四个医学中心共完成了30例单孔腹腔镜下输尿管切开取石术，其中无一例患者需要中转为开放手术。膀胱及前列腺手术方面，通过单孔腹腔镜手术方式已完成了包括根治性或部分膀胱切除术、肠-膀胱扩大成形术、膀胱-阴道瘘修复术等在内的多种手术。2008年，Kaouk等报道了4例经脐单孔腹腔镜下前列腺根治性切除术，均无术中并发症，无一例中转为普通腹腔镜手术。2012年，Cáceres等报道了31例经脐单孔腹腔镜下前列腺根治性切除术，但2例（6.5%）出现了相对严重的并发症，分别为高碳酸血症伴呼吸性酸中毒和直肠尿道瘘。

随着手术机器人时代的到来，凭借着机器人手术更清晰的手术视野、更灵活的操作、更精细的解剖等特点，单孔腹腔镜手术的优势更加凸显。手术机器人系统具有出色的操作精度和稳定性，使外科医生能够进行更精细和精确的操作。这对于单孔腹腔镜手术尤为重要，因为在狭小的空间内进行操作需要较高的技术精湛度。手术机器人可以通过高度精确的运动控制和三维视觉系统，帮助外科医生获取更好的术中视野和更灵巧的操作能力，提高了手术的成功率和安全性。近期通过Meta分析研究显示，与机器人辅助下的多孔腹腔镜手术相比，机器人辅助单孔腹腔镜前列腺根治性切除术具有更短的住院时间和更少的阿片类药物需求等方面的优势。

中国的泌尿外科医生紧跟国际发展，积极参与单孔腹腔镜手术这一新技术的推广和创新实践。2008年，海军军医大学第一附属医院（上海长海医院）泌尿外科团队首次报道了经脐单孔腹腔镜下肾切除术的成功案例，标志着这一技术在中国泌尿外科领域的正式引入。2010年，南方医科大学附属珠江医院刘春晓教授团队报道了世界首例单孔腹腔镜根治性膀胱切除＋全去带乙状结肠原位新膀胱术。随着机器时代的到来，2014年中国人民解放军总医院（301医院）张旭教

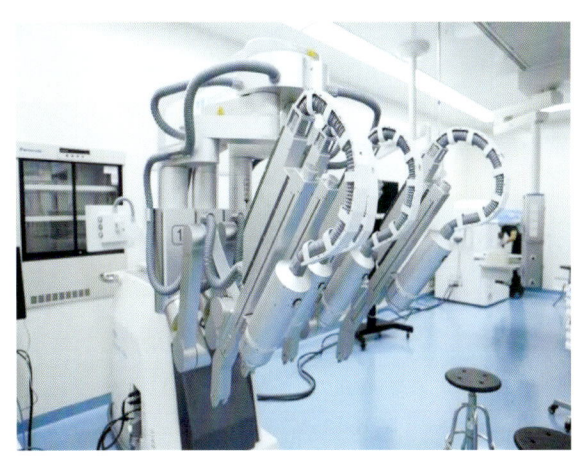
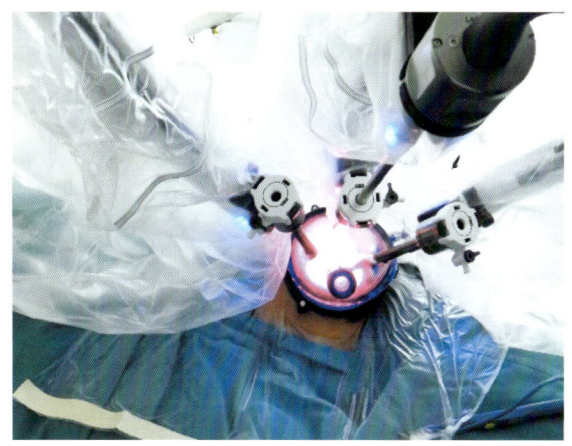

图 1-1　手术机器人

授团队报道了3例机器人辅助经脐单孔肾囊肿去顶减压术。2017年，海军军医大学第二附属医院（上海长征医院）王林辉教授完成国内首例机器人辅助单孔腹腔镜肾上腺肿瘤切除术。2018年，上海长海医院任善成教授完成亚洲首例机器人辅助经腹单孔腹腔镜前列腺癌根治术。此后，国内多家单位的泌尿外科团队陆续进行了机器人辅助下单孔腹腔镜手术。2019年12月20日，朱清毅教授团队完成了首例机器人辅助经腹膜后单孔腹腔镜肾上腺病损切除术，此后他们对机器人辅助单孔腹腔镜下的多种复杂手术进行了探索和创新。目前，中国的泌尿外科医生在单孔腹腔镜手术领域已经取得了显著的成就，单孔腹腔镜技术已广泛应用于肾脏、膀胱、前列腺、输尿管等泌尿手术中，覆盖了几乎所有泌尿外科腔镜微创手术。令人欣喜的是，随着国产手术机器人的临床应用，机器人辅助单孔腹腔镜技术将变得更加普及。

二、单孔腹腔镜手术的优势及面临的挑战

作为微创外科技术的一项重要创新，单孔腹腔镜手术的一些优势已逐渐被大家所接受，包括：① 美观度好：由于单孔腹腔镜手术只需要一个小切口，术后瘢痕较小，且常位于脐部，因此术后的美容效果更好。这对于一些重视美观的患者来说，是一个重要的优势。② 减少通道相关的并发症：常规腹腔镜手术通常需要3~4个切口，以引入不同的手术工具和内窥镜。这些切口不仅增加了患者的创伤面积，还增加了相关并发症的风险，如通道出血、伤口感染、疼痛和瘢痕。而单孔腹腔镜手术只需要一个小切口，因此可以显著降低通道相关的并发症。③ 减轻术后疼痛：由于切口创面较小，单孔腹腔镜手术术后的疼痛相对较轻。多项研究显示，对于一些接受较大手术的单孔腹腔镜手术患者，术后需要的镇痛药物量减少，这不仅减轻了患者的疼痛，还节省了医疗资源的使用。④ 提高患者满意度：疼痛减轻、康复快速、美容效果好，这些因素都有助于提高患者的满意度。部分患者更愿意接受单孔腹腔镜手术，因为他们知道这种手术方式能够为他们提供更好的术后体验。⑤ 潜在的技术进步：随着医学技术的不断发展，单孔腹腔镜手术还有潜力进一步改进，新的工具和技术可能会使单孔腹腔镜手术更加安全和有效，扩大其在不同手术领域的应用。

尽管单孔腹腔镜手术在上述方面有着明显的优势，但在其初期发展阶段伴随着各种挑战和困难，包括：① 视野角度受限：相比传统的多孔腹腔镜手术，单孔腹腔镜手术在一些情况下面临着视野角度受限。由于所有的手术器械都需要通过同一个切口进入操作腔隙，医生在操作时可能会遇到视野不良的情况，这可能影响手术的准确性和安全性。② 空间感掌控的挑战：单孔腹腔镜手术的手术操作只通过一个小切口进行，医生需要在有限的空间内完成多项操作。这需要医生具备较高的空间感掌控能力，能够精确地掌握器械的进出角度和位置，并且需要通过实际操作不断积累经验。③ 学习曲线延长：由于单孔腹腔镜手术的特殊性，医生需要经过较长的学习曲线才能熟练掌握其操作技术。初学者可能需要花费更多的时间和精力来适应单孔腹腔镜手术的操作方式，并在实践中不断调整和改进技术。④ 器械的限制：单孔腹腔镜手术需要通过一个切口进行操作，为了减轻"筷子效应"，有些情况下需要使用特殊设计的器械。然而，专用器械获取难度增加，这可能限制了医生在手术中的操作灵活性。不同器械之间可能会产生冲突，也增加了手术的复杂性。⑤ 手术时间可能延长：由于单孔腹腔镜手术在器械冲突和操作难度方面存在一定挑战，对于初学者来说，手术时间可能相对传统多孔腹腔镜手术会稍长，特别是在进行复杂的手术时，医生可能需要更多的时间来克服技术难题，才能确保手术的安全和成功。

表 1-1　经脐单孔腹腔镜在泌尿外科的实践（部分）

手术名称	作者、年份	切口长度/cm	平均手术时间/min	并发症	说明
肾脏冷冻消融术	Goel，2008	1.5	165（150～180）	无	/
肾部分切除术	Aron，2008	2.5～4	270（240～345）	无术中并发症	其中一例术后出现了出血和肺栓塞
根治性肾切除术	Stolzenburg，2009	3.95（3～6）	146.4（120～180）	1例需要输血的术中出血	/
根治性肾切除术	Raman，2009	2.5	122（90～210）	无	/
肾盂成形术	Desai，2008	1～2	160	无	/
输尿管切开取石术	Lee，2011	2～3	110.43	无	其中一例患者增加了一个辅助port
根治性膀胱切除术	Kaou，2010	4.5～5	315（285～360）	无	/
根治性前列腺切除术	Kaouk，2008	2～3	285（240～300）	无术中并发症	其中1例患者术后2个月出现直肠尿道瘘
根治性前列腺切除术	Cácere，2012	2.5	207	无术中并发症	其中1例高碳酸血症伴呼吸性酸中毒，1例直肠尿道瘘
根治性膀胱切除＋全去带乙状结肠原位新膀胱术	刘春晓，2010	3.5	手术总时间9.5小时，单孔腹腔镜手术部分5.5小时	无	/
肾囊肿去顶减压术	张旭，2014	2	63	无	/
肾上腺肿瘤切除术	王林辉，2017	2	59	无	/
根治性前列腺切除术	任善成，2018	2	140	无术中并发症	3例术后1个月随访时轻度尿失禁

针对上述泌尿外科单孔腹腔镜技术中的特点以及笔者团队在实践中所碰到的难点，我们撰写了本书，并期望通过系统性的介绍和详细的解析，协助泌尿外科医生克服单孔腹腔镜手术中的难点和挑战，以缩小单孔腹腔镜技术与传统腹腔镜技术之间的差距。

我们多年的单孔腹腔镜临床实践提示，遵循"PTSRI"全过程，泌尿外科医生将会更快掌握单孔腹腔镜技术。"P"（prepare）：充分术前准备：在手术前进行详尽的准备工作，包括患者选择、手术计划、设备准备和肠道准备等，以确保手术顺利进行；"T"（training）：系统培训：进行系统的培训，以确保外科医生和团队准确及熟练掌握单孔腹腔镜技术，提高手术的安全性和成功率。"S"（step-by-step）：循序渐进：在手术中循序渐进，遵循正确的操作步骤和技术，确保每个阶段都得到充分的关注和精细操作。单孔腹腔镜手术的开展应从简单的手术逐步过渡到较复杂的手术，这样不仅能提高术者的自信心，更能确保手术的安全开展；"R"（running-in）：团队磨合：在实际手术中积累经验，不断改进和精进技术，提高团队的协作默契和患者满意度；"I"（innovation）：技术创新：鼓励创新，寻找新的方法和技术，以不断提高单孔腹腔镜手术的治疗效果。本团队在单孔腹腔镜实践过程中创新了经尿道辅助技术和腔内撑开暴露等技术。

总之，我们鼓励更多的腹腔镜外科医生积极参与单孔腹腔镜技术的研究和应用，共同推动其不断改进和发展，从而为患者提供更优质的医疗服务。

参考文献

［1］Autorino R，Kaouk J H，Stolzenburg J U，et al. Current status and future directions of robotic single-site surgery：A systematic review［J］. European Urology，2013，63（2）：266-280.

［2］Aron M，Canes D，Desai M M，et al. Transumbilical single-port laparoscopic partial nephrectomy［J］. BJU International，2009，103（4）：516-521.

［3］Buffi N M，Lughezzani G，Fossati N，et al. Robot-assisted，single-site，dismembered pyeloplasty for ureteropelvic junction obstruction with the new da Vinci platform：A stage 2a study［J］. European Urology，2015，67（1）：151-156.

［4］Chang Y F，Lu X J，Zhu Q L，et al. Single-port transperitoneal robotic-assisted laparoscopic radical prostatectomy（spRALP）：Initial experience［J］. Asian Journal of Urology，2019，6（3）：294-297.

［5］Cáceres F，Cabrera P M，García Tello A，et al. Safety study of umbilical single-port laparoscopic radical prostatectomy with a new DuoRotate system［J］. European Urology，2012，62（6）：1143-1149.

［6］Cestari A，Buffi N M，Lista G，et al. Feasibility and preliminary clinical outcomes of robotic laparoendoscopic single-site（R-LESS）pyeloplasty using a new single-port platform［J］. European Urology，2012，62（1）：175-179.

［7］Dobbs R W，Halgrimson W R，Madueke I，et al. Single-port robot-assisted laparoscopic radical prostatectomy：Initial experience and technique with the da Vinci© SP platform［J］. BJU International，2019，124（6）：1022-1027.

［8］Desai M M，Rao P P，Aron M，et al. Scarless single port transumbilical nephrectomy and pyeloplasty：First clinical report［J］. BJU International，2008，101（1）：83-88.

［9］Desai M M，Stein R，Rao P，et al. Embryonic natural orifice transumbilical endoscopic surgery（E-NOTES）for advanced reconstruction：Initial experience［J］. Urology，2009，73（1）：182-187.

［10］Fahmy O，Fahmy U A，Alhakamy N A，et al. Single-port versus multiple-port robot-assisted radical prostatectomy：A systematic review and meta-analysis［J］. Journal of Clinical Medicine，2021，10（24）：5723.

［11］Goel R K，Kaouk J H. Single port access renal cryoablation（SPARC）：A new approach［J］. European Urology，2008，53（6）：1204–1209.

［12］Greco F，Veneziano D，Wagner S，et al. Laparoendoscopic single-site radical nephrectomy for renal cancer：Technique and surgical outcomes［J］. European Urology，2012，62（1）：168–174.

［13］Greco F，Pini G，Alba S，et al. Minilaparoendoscopic single-site pyeloplasty：The best compromise between surgeon's ergonomy and patient's cosmesis（IDEAL phase 2a）［J］. European Urology Focus，2016，2（3）：319–326.

［14］Haber G P，White M A，Autorino R，et al. Novel robotic da Vinci instruments for laparoendoscopic single-site surgery［J］. Urology，2010，76（6）：1279–1282.

［15］Humphrey J E，Canes D. Transumbilical laparoendoscopic single-site surgery in urology［J］. International Journal of Urology，2012，19（5）：416–428.

［16］Haber G P，Crouzet S，Kamoi K，et al. Robotic NOTES（natural orifice translumenal endoscopic surgery）in reconstructive urology：Initial laboratory experience［J］. Urology，2008，71（6）：996–1000.

［17］Jeon H G，Kim D S，Jeoung H B，et al. Pediatric laparoendoscopic single-site partial nephrectomy：Initial report［J］. Urology，2010，76（1）：138–141.

［18］Kaouk J H，Goel R K. Single-port laparoscopic and robotic partial nephrectomy［J］. European Urology，2009，55（5）：1163–1170.

［19］Kaouk J H，Goel R K，Haber G P，et al. Single-port laparoscopic radical prostatectomy［J］. Urology，2008，72（6）：1190–1193.

［20］Kaouk J H，Haber G P，Autorino R，et al. A novel robotic system for single-port urologic surgery：First clinical investigation［J］. European Urology，2014，66（6）：1033–1043.

［21］Kaouk J H，Goel R K，Haber G P，et al. Robotic single-port transumbilical surgery in humans：Initial report［J］. BJU International，2009，103（3）：366–369.

［22］Kaouk J，Garisto J，Bertolo R. Robotic urologic surgical interventions performed with the single port dedicated platform：First clinical investigation［J］. European Urology，2019，75（4）：684–691.

［23］Liatsikos E，Kallidonis P，Kyriazis I，et al. Urologic laparoendoscopic single-site surgery［J］. Nature Reviews Urology，2009，6（12）：654–659.

［24］Lee J Y，Han J H，Kim T H，et al. Laparoendoscopic single-site ureterolithotomy for upper ureteral stone disease：The first 30 cases in a multicenter study［J］. Journal of Endourology，2011，25（8）：1293–1298.

［25］Mathieu R，Verhoest G，Vincendeau S，et al. Robotic-assisted laparoendoscopic single-site radical nephrectomy：First experience with the novel da vinci single-site platform［J］. World Journal of Urology，2014，32（1）：273–276.

［26］Merseburger A S，Herrmann T R W，Shariat S F，et al. EAU guidelines on robotic and single-site surgery in urology［J］. European Urology，2013，64（2）：277–291.

［27］Martin O D，Azhar R A，Clavijo R，et al. Single port radical prostatectomy：Current status［J］. Journal of Robotic Surgery，2016，10（2）：87–95.

［28］Miyazaki Y，Miyajima A，Maeda T，et al. Extrapancreatic solid pseudopapillary tumor：Case report and review of the literature［J］. International Journal of Clinical Oncology，2012，17（2）：165–168.

[29] Morelli L, Guadagni S, Di Franco G, et al. Da vinci single site© surgical platform in clinical practice: A systematic review [J]. The International Journal of Medical Robotics + Computer Assisted Surgery, 2016, 12 (4): 724-734.

[30] Nicolay L I, Bowman R J, Heldt J P, et al. A prospective randomized comparison of traditional laparoendoscopic single-site surgery with needlescopic-assisted laparoscopic nephrectomy in the porcine model [J]. Journal of Endourology, 2011, 25 (7): 1187-1191.

[31] Olweny E O, Park S K, Tan Y K, et al. Perioperative comparison of robotic assisted laparoendoscopic single-site (LESS) pyeloplasty versus conventional LESS pyeloplasty [J]. European Urology, 2012, 61 (2): 410-414.

[32] Raman J D, Bensalah K, Bagrodia A, et al. Laboratory and clinical development of single keyhole umbilical nephrectomy [J]. Urology, 2007, 70 (6): 1039-1042.

[33] Rane A, Kommu S, Eddy B, Bonadio F, Rao P. Clinical evaluation of a novel laparoscopic port (R-port) and evolution of the single laparoscopic port procedure (SLiPP). J. Endourol. 2007, 21 (Suppl 1): A22-23.

[34] Rais-Bahrami S, George A K, Montag S, et al. Laparoendoscopic single-site (LESS) partial nephrectomy short-term outcomes [J]. BJU International, 2013, 111 (2): 264-270.

[35] Rais-Bahrami S, Montag S, Atalla M A, et al. Laparoendoscopic single-site surgery of the kidney with no accessory trocars: An initial experience [J]. Journal of Endourology, 2009, 23 (8): 1319-1324.

[36] Stolzenburg J U, Kallidonis P, Hellawell G, et al. Technique of laparoscopic-endoscopic single-site surgery radical nephrectomy [J]. European Urology, 2009, 56 (4): 644-650.

[37] Symeonidis E N, Nasioudis D, Economopoulos K P. Laparoendoscopic single-site surgery (LESS) for major urological procedures in the pediatric population: A systematic review [J]. International Journal of Surgery, 2016, 29: 53-61.

[38] Shin T Y, Lim S K, Komninos C, et al. Laparoendoscopic single-site (LESS) robot-assisted partial nephrectomy (RAPN) reduces postoperative wound pain without a rise in complication rates [J]. BJU International, 2014, 114 (4): 555-561.

[39] Tiu A, Shin T Y, Kim K H, et al. Robotic laparoendoscopic single-site transumbilical partial nephrectomy: Functional and oncologic outcomes at 2 years [J]. Urology, 2013, 82 (3): 595-599.

[40] Tiu A, Kim K H, Shin T Y, et al. Feasibility of robotic laparoendoscopic single-site partial nephrectomy for renal tumors >4 cm [J]. European Urology, 2013, 63 (5): 941-946.

[41] Tobis S, Houman J, Thomer M, et al. Robot-assisted transumbilical laparoendoscopic single-site pyeloplasty: Technique and perioperative outcomes from a single institution [J]. Journal of Laparoendoscopic & Advanced Surgical Techniques Part A, 2013, 23 (8): 702-706.

[42] Tugcu V, Sönmezay E, Ilbey Y O, et al. Transperitoneal laparoendoscopic single-site pyeloplasty: Initial experiences [J]. Journal of Endourology, 2010, 24 (12): 2023-2027.

[43] Jr W C R. Outpatient laparoscope sterilization under local anesthesia [J]. Obstetrics and Gynecology, 1972, 39 (5): 767-770.

[44] Wang L H, Liu B, Wu Z J, et al. A matched-pair comparison of laparoendoscopic single-site surgery and standard laparoscopic radical nephrectomy by a single urologist [J]. Journal of Endourology, 2012, 26 (6): 676-681.

[45] White M A, Autorino R, Spana G, et al. Robotic laparoendoscopic single site urological surgery: Analysis of 50 consecutive cases [J]. The Journal of Urology, 2012, 187 (5): 1696-1701.

[46] White M A, Haber G P, Autorino R, et al. Robotic laparoendoscopic single-site radical prostatectomy: Technique and early outcomes [J]. European Urology, 2010, 58 (4): 544-550.

[47] Zhu C, Deng Z L, Yuan L, et al. Transurethral-assisted transumbilical laparoendoscopic single-site radical cystectomy: Initial short-term experience [J]. Urologia Internationalis, 2020, 104 (1/2): 22-27.

[48] 杨波, 王辉清, 肖亮, 等. 机器人单孔腹腔镜下行猪肾部分切除术及肾盂输尿管成形术的初步尝试 [J]. 第二军医大学学报, 2011, 32 (4): 409-412.

[49] 吴震杰, 王坚超, 王杰, 等. 机器人单孔腹腔镜肾上腺肿瘤切除术初步临床应用报告 [J]. 临床泌尿外科杂志, 2017, 32 (6): 437-439, 443.

[50] 吴震杰, 刘冰, 王坚超, 等. 机器人单孔腹腔镜下零缺血肾部分切除术的初步应用经验 [J]. 中华泌尿外科杂志, 2017, 38 (7): 498-501.

[51] 吴芃, 黄芃铖, 钟家雷. 单孔与多孔机器人辅助腹腔镜前列腺根治术围手术期疗效比较 [J]. 机器人外科学杂志 (中英文), 2020, 1 (1): 73, 49.

[52] 吴芃, 黄芃铖, 钟家雷. 达芬奇单孔机器人辅助前列腺癌根治术 [J]. 机器人外科学杂志 (中英文), 2020, 1 (1): 73.

[53] 刘春晓, 徐啊白, 陈玢屾, 等. 世界首例单孔腹腔镜根治性膀胱切除、全去带乙状结肠原位新膀胱术 [J]. 南方医科大学学报, 2010, 30 (6): 1385-1388.

[54] 马鑫, 张旭, 董隽, 等. 机器人辅助经脐单孔腹腔镜肾囊肿去顶减压术3例报告 [J]. 微创泌尿外科杂志, 2014, 3 (1): 8-11.

[55] 任尚青, 吕倩, 陈正军, 等. 耻骨上腹膜外机器人辅助单孔腹腔镜根治性前列腺切除术的应用经验 [J]. 中华泌尿外科杂志, 2020, 41 (10): 2.

[56] 曾国华, 吴文起, 吴开俊, 等. 经脐单孔腹腔镜肾切除术: 首例经验与体会 [J]. 中国内镜杂志, 2009, 15 (10): 1019-1021.

[57] 杜巍, 徐伟东, 杨悦, 等. 多种路径机器人辅助单孔腹腔镜根治性前列腺切除术的初步疗效 [J]. 中华泌尿外科杂志, 2020, 41 (11): 815-819.

[58] 时佳子, 王志军, 琚官群, 等. 机器人单孔腹腔镜根治性膀胱切除术的初步疗效分析 (附9例报告) [J]. 中华泌尿外科杂志, 2020, 41 (11): 811-814.

[59] 琚官群, 王志军, 时佳子, 等. 经腹膜外机器人单孔腹腔镜根治性前列腺切除术的初步应用 [J]. 中华泌尿外科杂志, 2021, 42 (1): 2.

[60] 徐斌, 王林辉, 刘冰, 等. 国内首例经脐单孔腹腔镜肾肿瘤冷冻消融术 [J]. 中华腔镜泌尿外科杂志 (电子版), 2013, 7 (2): 101-104.

[61] 李新涛. 机器人肾上腺切除术的应用现状和研究进展 [J]. 微创泌尿外科杂志, 2017, 6 (3): 172-176.

[62] 朱清毅, 苏健, 袁琳, 等. 腔内撑开暴露器在经脐单孔腹腔镜下肾切除术中的应用 [J]. 中华泌尿外科杂志, 2017, 38 (3): 192-195.

[63] 周晓晨, 张成, 傅斌, 等. 单孔经膀胱机器人根治性前列腺切除术: 一种保护术后尿控的新术式 [J]. 机器人外科学杂志 (中英文), 2020, 1 (1): 11-17.

第二章 术前准备及手术路径

单孔腹腔镜手术，作为一种现代外科手术技术，已应用于多种泌尿外科手术中，以其带给患者体表的更小创伤和较快康复的特点，备受医生和患者的青睐。

要确保手术的成功和安全，充分的术前准备相当重要。本节将讨论单孔腹腔镜手术的术前准备及手术路径等，目的是使泌尿外科医生和护理人员能够更好地理解和实施这一技术。

一、一般准备

1. 术前宣教

手术前对患者进行心理宣教、耐心解答疑问，有助于建立患者和家属对医护的信任，减轻患者在手术前可能出现的焦虑感；同时能让患者获得更加舒适的手术体验，提高患者的满意度。

2. 脐部皮肤准备

脐孔是经脐单孔腹腔镜手术的入路，因此对脐部皮肤的术前准备具有特殊的重要性。脐孔通常呈凹陷状态，皮肤褶皱不容易清洁，易于积累污垢，进而提供了细菌滋生的理想环境。脐孔在术前准备时需要经过彻底清洁以确保污垢的清除，同时也需要保护脐孔褶皱皮肤的完整性。如果术前准备不当，可能会导致皮肤破损，增加患者的不适感，甚至会引起术后切口感染。

术前1~2天使用液体石蜡软化清洁污垢结合聚维酮碘消毒脐部的方法可以很好地进行脐部皮肤的术前准备。当脐孔较深、污垢较多时，可以考虑延长润肤油软化的时间。

二、肠道准备

肠道准备是外科手术前的常规准备之一。对于泌尿外科单孔腹腔镜手术来说，术前肠道准备可以有效减少因术中肠道积气带来的暴露困难及肠道损伤风险。此外，如果涉及肠段重建手术，也能够显著降低创面感染的风险。

近年来随着快速康复理念（enhanced recovery after surgery，ERAS）的普及，在泌尿外科

涉及肠道重建的手术中，手术前机械性肠道准备的效用受到了质疑。研究表明，机械性肠道准备能引起机体的应激反应，同时可能引发脱水和电解质紊乱，从而减弱患者的耐受性，并增加术后并发症的风险。Shafii等研究纳入了86例的全膀胱切除＋回肠代膀胱术患者，他们发现术前机械性肠道准备非但不能改善包括切口感染和吻合口瘘在内的术后并发症，而且还增加了住院时间。Raynor等利用Meta分析研究纳入了两项队列研究共70例全膀胱切除＋尿流改道患者，结果显示术前机械性肠道准备并没有显示出在围手术期具有显著优势的结果，包括胃肠道并发症。

当前，对于术前实施肠道准备的方法，不同医疗机构仍存在不一致的情况，迄今尚未建立统一的标准。同时，临床研究者正在努力改进肠道准备的方法，更多采用非机械性肠道准备的方式，包括仅禁食禁水或口服泻药等。如非必须可考虑术前不行肠道准备。

三、切口选择和准备

1. 经脐单孔腹腔镜手术

取紧邻脐部上缘做3～5 cm弧形切口，或以脐为中心做3～5 cm的直切口，同时应根据标本大小对切口进行适当的延长。经尿道途径辅助下的单孔腹腔镜手术则做长约5 cm的弧形或直切口。

图2-1显示经脐切口通道建立的详细过程：选好经脐切口后，切皮刀沿经脐切口标尺边缘划开皮肤后，直视下逐层切开腹壁各层进入腹腔，期间注意避免损伤肠管。建立好通道后，置入单孔多通道Port。

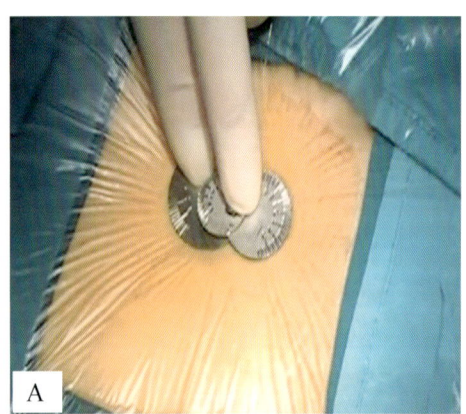 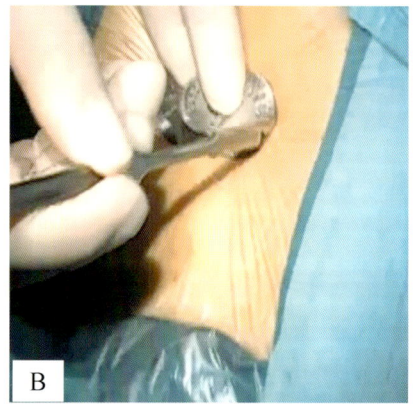

A、B：自研制切口标尺定位

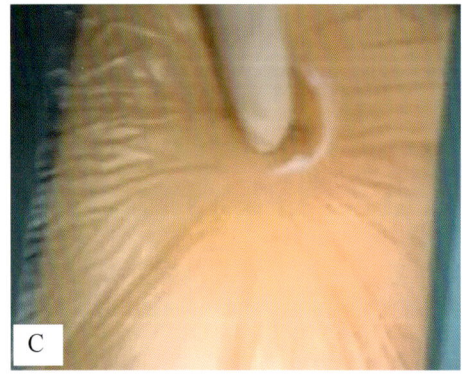 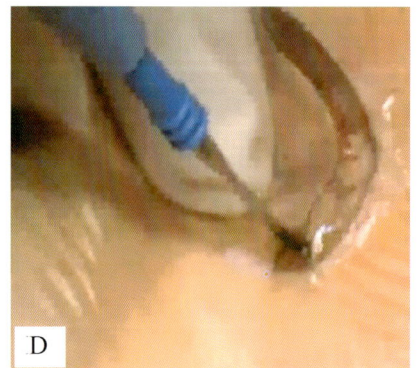

C、D：电刀切开

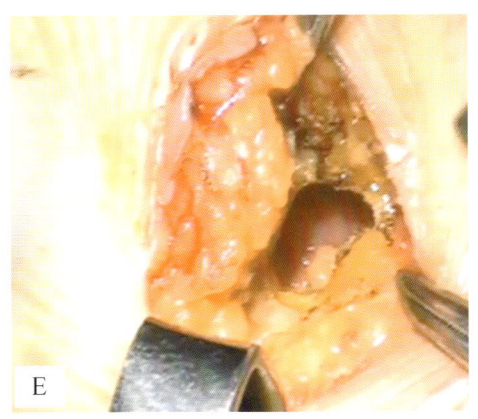
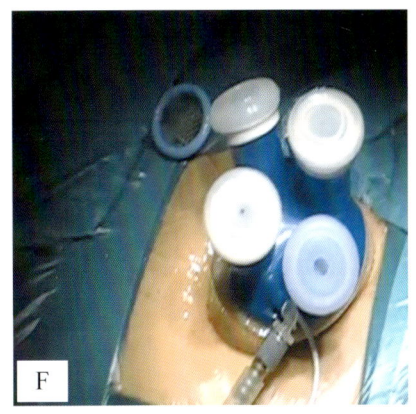

E、F：做切口并置入单孔多通道Port

图2-1 经脐单孔腹腔镜切口及通道建立

2. 机器人辅助单孔腹腔镜手术

（1）机器人辅助单孔腹腔镜肾上腺肿瘤切除术（经腹膜后途径）

患者取完全健侧卧位，呈"折刀位"。对手术区域碘伏消毒，铺无菌孔巾，以确保手术区域的无菌性。于腋中线至腋后线之间平行于第12肋下方约1 cm处取3～4 cm皮肤切口（图2-2）。切开皮肤、皮下组织，到肌肉层时顺肌纤维方向打开至腹膜后间隙，以尽量避免切断肌纤维。引入自制的气囊，充气800～1 000 ml扩张腹膜后间隙，随后放置四通道单孔Port。

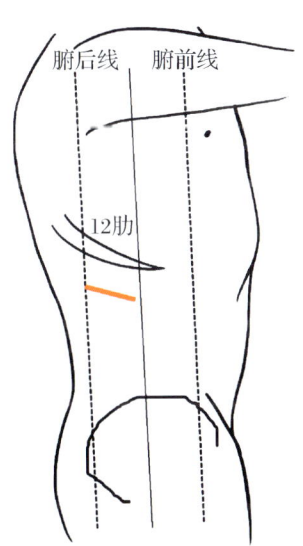
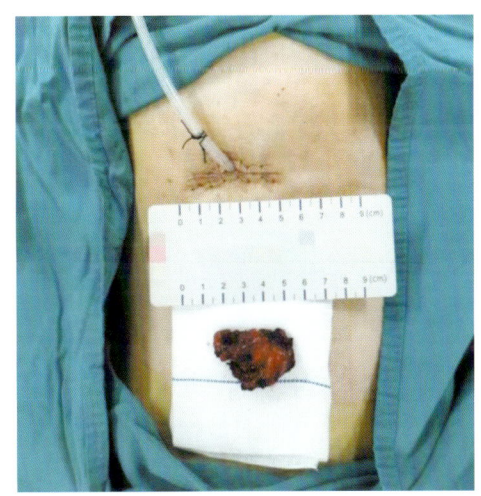

图2-2 机器人辅助单孔腹腔镜肾上腺肿瘤切除术切口

(2) 机器人辅助单孔腹腔镜肾根治性切除术（经腹膜后途径）

患者体位为完全健侧卧位，升高腰桥呈"折刀位"。手术区域常规消毒铺单，在腰部第十二肋缘下至髂前上棘连线中点，腋后线至腋中线之间做 5~7 cm 皮肤斜切口（图 2-3）。到肌肉层时顺肌纤维方向撑开，结合电刀，尽量避免切断肌纤维，直至腹膜后间隙。通过自制气囊充气 800~1 000 ml 扩张腹膜后间隙，随后放置四通道单孔 Port。

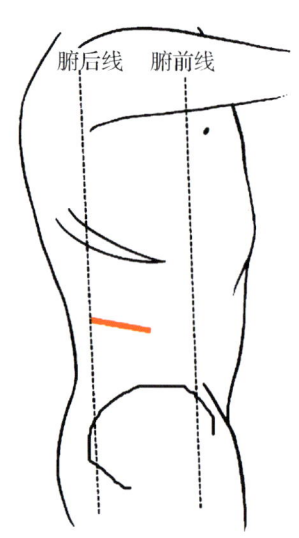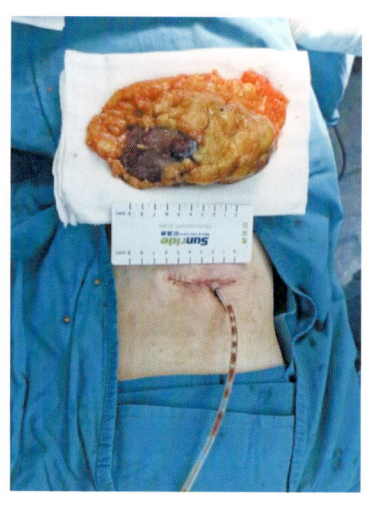

图 2-3 机器人辅助单孔腹腔镜肾根治性切除术切口

(3) 机器人辅助单孔腹腔镜肾部分切除术（经腹膜后途径）

患者取完全健侧卧位，升高腰桥呈"折刀位"。手术区域常规消毒铺单，于腋中线、第 12 肋至髂前上棘连线的中点区做 3~5 cm 横行皮肤切口（图 2-4）（具体切口的位置可根据肾肿瘤的位置进行调整：如果肿瘤位于肾上极，可以将切口适当上移 1 cm；如果肿瘤位于肾下极，可以将切口适当下移 1 cm 左右）。到肌肉层时顺肌纤维方向打开至腹膜后间隙，尽量减少离断肌纤维，然后通过自制气囊充气 800~1 000 ml 以扩张腹膜后间隙，随后放置四通道单孔端口。

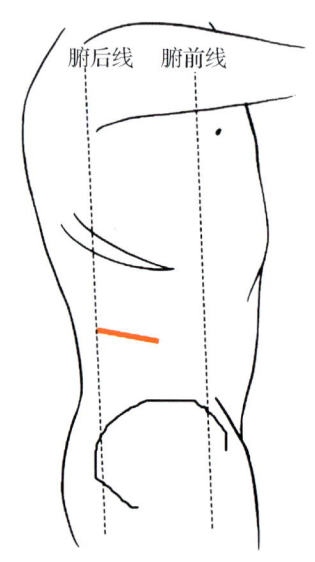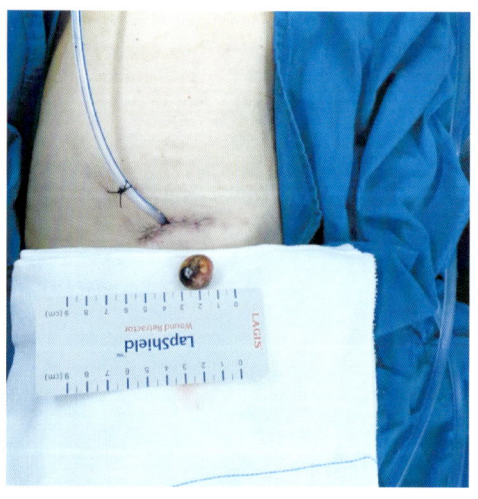

图 2-4 机器人辅助单孔腹腔镜肾部分切除术切口

(4) 机器人辅助单孔腹腔镜肾盂输尿管（UPJ）成形术（经腹膜后途径）

患者取完全健侧卧位，调节腰桥取"折刀位"。手术区域常规消毒铺单，于腋中线髂前上棘上方2～3 cm，腋中线至腋前线水平做3 cm横行皮肤切口（图2-5）。到肌层时顺肌纤维方向打开，尽量避免切断肌纤维，直至腹膜后间隙。然后通过自制气囊充气800～1 000 ml以扩张腹膜后间隙，随后放置四通道单孔端口。

(5) 机器人辅助单孔腹腔镜UPJ成形术（经腹腔途径）

患者取80°～90°健侧卧位，之后调节手术床来改变患者的体位。切口选择跨脐长约3 cm的正中切口（图2-6）。依次切开皮肤、皮下脂肪层及腹白线，小心打开腹膜层，避免损伤肠道。置入四通道单孔端口。

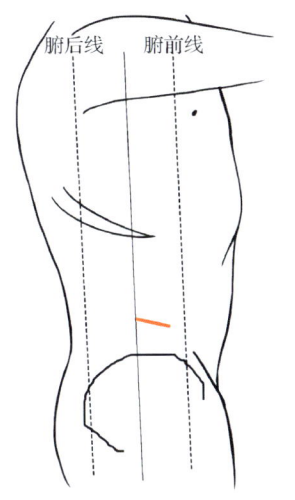 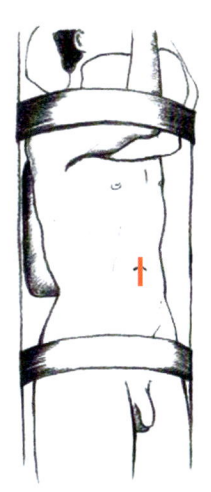

图2-5 机器人辅助单孔腹腔镜UPJ成形术切口（经腹膜后途径）　　图2-6 机器人辅助单孔腹腔镜UPJ成形术切口（经腹腔途径）

(6) 机器人辅助单孔腹腔镜根治性半侧尿路切除术（经腹膜外途径）

患者取完全健侧卧位，升高腰桥呈"折刀位"。手术区域常规消毒铺单，于腰部髂前上棘上方2 cm自腋中线向腋前线做平行于肋弓下缘的6～8 cm的斜行皮肤切口（图2-7）。到肌肉层时顺肌纤维方向撑开分离，电刀配合，至腹膜外间隙，尽量减少离断肌纤维。然后通过自制气囊充气800～1 000 ml以扩张腹膜后间隙，随后放置四通道单孔端口。

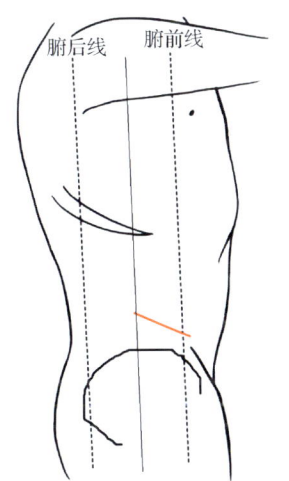 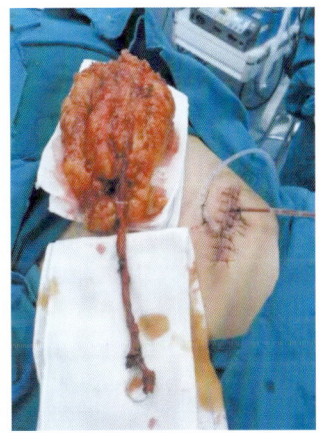

图2-7 机器人辅助单孔根治性半侧尿路切除术切口（经腹膜外途径）

(7) 机器人辅助单孔腹腔镜根治性半侧尿路切除术（经腹腔途径）

患者取30°～45°健侧卧位，同时取头高脚低位（头部抬高30°左右），待麻醉成功后再调整成健侧80°～90°位。切口选择跨脐正中长约5～7 cm的纵行切口（图2-8）。依次切开皮肤、皮下脂肪层及腹白线，在打开腹膜层时尽量用血管钳钝性撑破，然后再充分分离和扩大切口，避免损伤腹腔内脏器。置入四通道单孔端口。

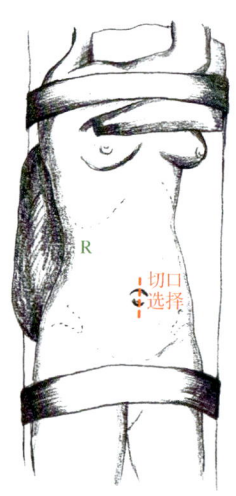

图2-8 机器人辅助单孔根治性
半侧尿路切除术切口（经腹腔途径）

(8) 机器人辅助单孔腹腔镜膀胱根治性切除术

患者低平截石位，并取头低脚高位（脚抬高约15～30°）。术野消毒铺巾，留置导尿管；切口选择跨脐正中长约5 cm的纵行切口（图2-9）。依次切开皮肤、皮下脂肪层及腹白线，在打开腹膜层时尽量用血管钳钝性撑破，然后再充分分离和扩大切口，避免损伤腹腔内脏器，置入四通道单孔端口。

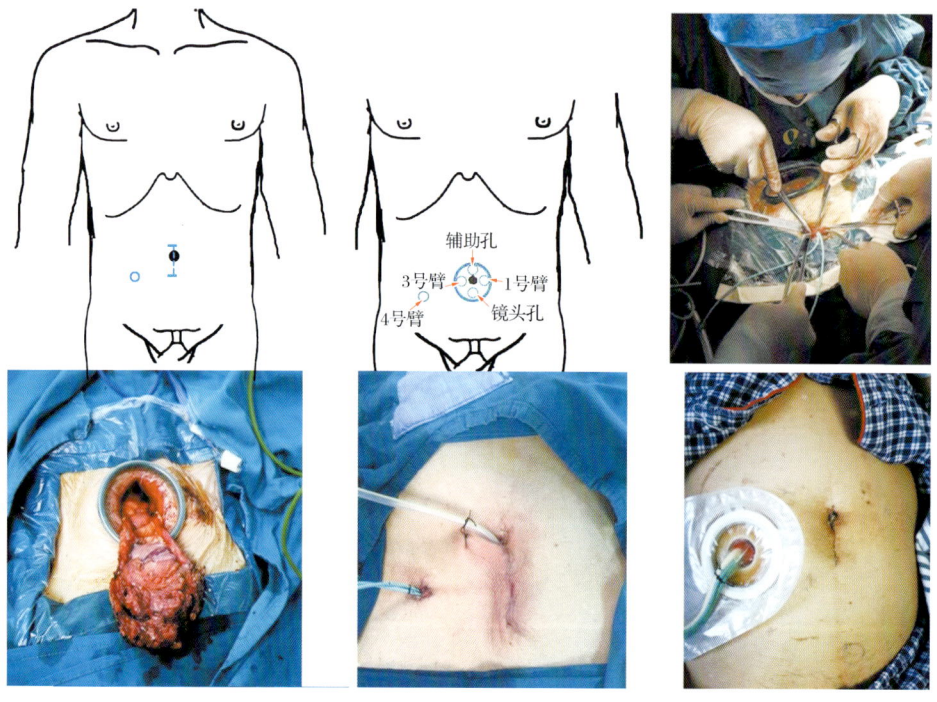

图2-9 机器人辅助单孔腹腔镜膀胱根治性切除术切口

(9)机器人辅助单孔腹腔镜前列腺根治性切除术(经腹膜外途径)

患者低平截石位,并取头低脚高位(脚抬高约15°～30°)。术野消毒铺巾,留置导尿管;切口选择脐下2 cm处向下约3～5 cm的纵行正中切口(图2-10)(大体积前列腺可适当延长)。依次切开皮肤、皮下脂肪层,打开腹正中白线至腹膜外层,先使用手指进行钝性分离,建立初步空间。后通过自制气囊充气800～1 000 ml空气进行空间扩张,置入四通道单孔端口。

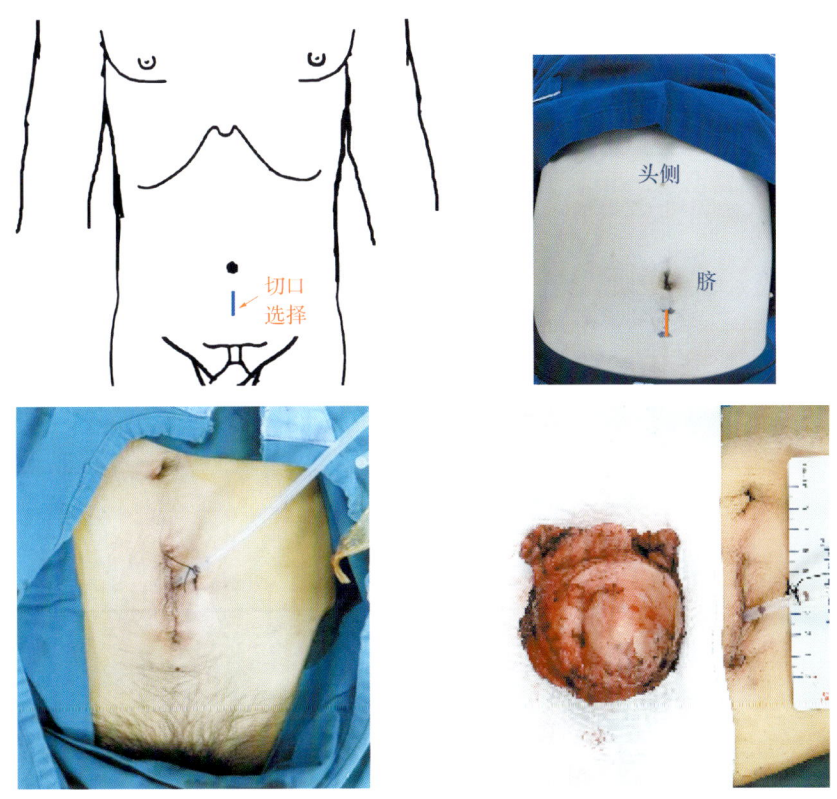

图2-10 机器人辅助单孔前列腺根治性切除术切口(经腹膜外途径)

(10)机器人辅助单孔腹腔镜前列腺根治性切除术(经腹腔途径)

患者低平截石位,并取头低脚高位(脚抬高约15～30°)。切口选择跨脐正中长约4～6 cm的纵行切口(图2-11)。依次切开皮肤、皮下脂肪层及腹白线,在打开腹膜层时尽量用血管钳钝性撑破,然后再充分分离和扩大切口,避免损伤腹腔内脏器,置入四通道单孔端口。

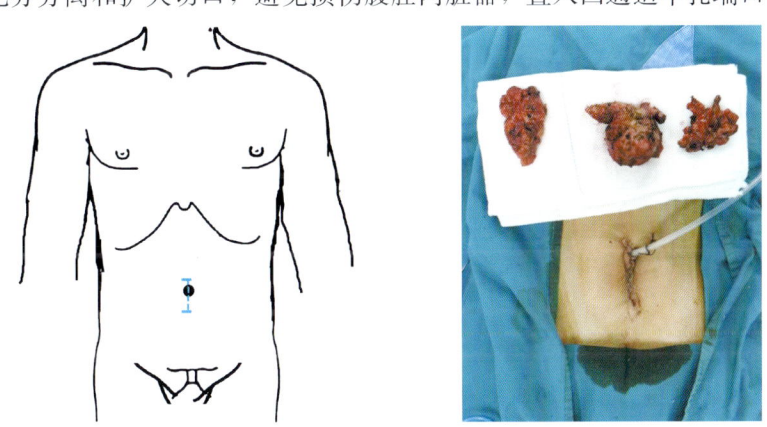

图2-11 机器人辅助单孔前列腺根治性切除术切口(经腹腔途径)

(11) 机器人辅助单孔腹腔镜经膀胱途径膀胱憩室切除术

患者平卧位，头低脚高 15°～30°。切口选择：耻骨联合上 2 cm 向上处长约 3～5 cm 的正中切口（图 2-12）。依次切开皮肤、皮下脂肪层及腹白线，打开膀胱壁进入膀胱，置入四通道单孔端口。

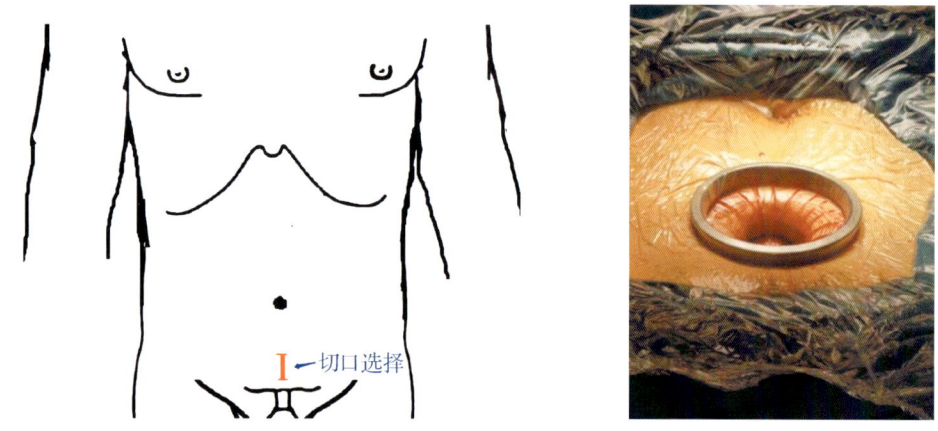

图 2-12　机器人辅助单孔腹腔镜经膀胱途径膀胱憩室切除术切口

(12) 机器人辅助单孔腹腔镜供体肾脏摘取

采用达芬奇机器人 Xi 系统并使用镜头臂、1 号臂和 3 号臂。患者全身麻醉后，非供肾侧卧位，留置胃管及尿管。常规消毒后于腰部肋缘下 2 cm 做 5 cm 横行皮肤切口，尽量避免离断肌纤维。通过自制气囊扩张腹膜后间隙，随后放置四通道单孔端口（由一个 8 mm 改良套管和三个 12 mm 套管组成），正确摆放机械臂。

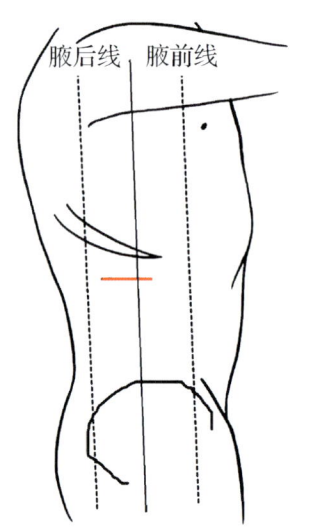
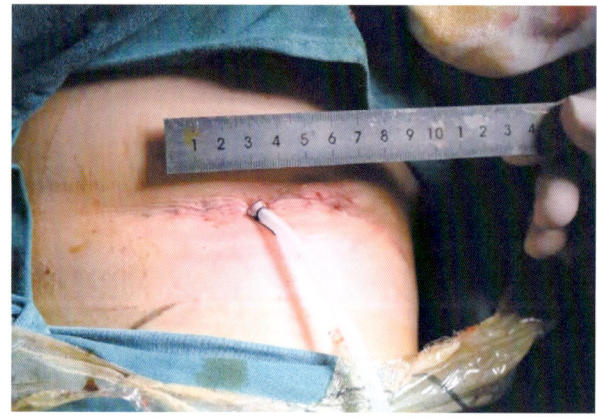

图 2-13　机器人辅助单孔腹腔镜供体肾脏摘取手术切口

参考文献

[1] 彭瑶瑶，师正燕，李晓玲．根治性膀胱切除术术前肠道准备的研究进展［J］．护理学报，2020，27（20）：27-31．

[2] 周芳坚，李再尚．根治性膀胱全切加肠管尿流改道术术前准备的变迁［J］．现代泌尿外科杂志，2015，20（5）：297-300．

[3] 傅丽丽，廖淑梅．复方聚乙二醇对膀胱全切术前肠道准备的临床观察［J］．西南国防医药，2007，17（4）：447-448．

[4] 邹雪莲，林晶晶，徐娜等．复方聚乙二醇电解质散在泌尿外科术前肠道准备中的应用［J］．中外医学研究，2022，20（12）：56-58．

[5] 杨贞，蒙有轩，李金蓉．磷酸钠盐和聚乙二醇用于老年患者术前肠道准备的耐受性与依从性比较［J］．国际老年医学杂志，2020，41（3）：181-184．

[6] 于靳，胡敏，许珊，等．根治性膀胱切除并回肠膀胱术不同术前肠道准备措施的效果比较［J］．实用临床医药杂志，2019，23（24）：77-79．

[7] 陈先全．腹腔镜下肾部分切除术［J］．国外医学泌尿系统分册，2003，23（3）：268-270．

[8] 陈丽莉，曾采采，马雪霞．腹腔镜下回肠代膀胱术前快速肠道准备方法探讨［J］．医学信息（中旬刊），2010（6）：1378-1379．

[9] 王翰博，蒋绍博，张沂南，等．大剂量螺内酯方案在原发性醛固酮增多症术前准备中的应用研究［J］．泌尿外科杂志（电子版），2011，3（4）：29-32．

[10] 吴水清，王自健，何南，等．肠道准备在膀胱全切回肠输出道术中的意义探讨［J］．现代泌尿生殖肿瘤杂志，2015，7（5）：275-277．

[11] 刘杰，陈艳杰，杨彬，等．ERAS下腹腔镜膀胱切除回肠膀胱术的临床分析［J］．临床泌尿外科杂志，2021，36（9）：725-728．

[12] 陈雪莉，高友娟，刘冬华．ERAS在腹腔镜根治性膀胱切除术中的应用［J］．中国卫生标准管理，2021，12（15）：158-162．

[13] 张建华，王雪，侯俊清，等．ERAS理念和常规方案在高危老年肾癌患者后腹腔镜根治术中的对比［J］．临床泌尿外科杂志，2021，36（6）：444-448，453．

[14] 雷琳，安凌悦，罗光恒，等．快速康复外科理念促进腹腔镜根治性膀胱切除术后患者的快速康复［J］．现代泌尿外科杂志，2018，23（6）：422-426．

[15] 金希施，林莉莉，虞海峰，等．加速康复外科在腹腔镜肾上腺切除围手术期中的临床应用经验［J］．中国内镜杂志，2021，27（5）：40-45．

[16] 隋元明，邢念增，张宗亮，等．加速康复外科理念在腹腔镜膀胱全切回肠原位膀胱术围手术期的应用［J］．微创泌尿外科杂志，2021，10（1）：45-49．

[17] 胡静萍，潘婧儒，程楠，等．加速康复外科策略与常规策略在腹腔镜前列腺癌根治术中的效价比较［J］．中华腔镜泌尿外科杂志（电子版），2019，13（3）：158-161．

[18] 黄泽云．单孔腹腔镜手术前脐孔准备的护理进展［J］．护理实践与研究，2016，13（3）：29-31．

[19] 万蓬，施琳琳，唐春霞．经脐单孔腹腔镜手术治疗泌尿系疾病患者的护理［J］．解放军护理杂志，2010，27（7）：521-523．

[20] 时佳子，王志军，琚官群，等．机器人单孔腹腔镜根治性膀胱切除术的初步疗效分析（附9例报告）

[J]. 中华泌尿外科杂志, 2020, 41 (11): 811-814.

[21] 姜帅, 许培榕, 姚家喜, 等. 耻骨上经膀胱单孔机器人前列腺癌根治术的初步尝试 [J]. 中国临床医学, 2019, 26 (2): 215-217.

[22] 祝强, 符伟军, 张旭. 单孔机器人或腹腔镜手术在膀胱疾病治疗中的应用现状 [J]. 微创泌尿外科杂志, 2015, 4 (4): 250-254.

[23] 苏健, 朱清毅, 袁琳, 等. 尿道途径辅助下经脐单孔腹腔镜根治性全膀胱切除术 [J]. 南京医科大学学报 (自然科学版), 2015, 35 (2): 288-291.

[24] 王增军, 秦超, 王尚乾, 等. 机器人辅助保留性神经根治性膀胱切除术的应用及技术探讨 [J]. 中华腔镜外科杂志 (电子版), 2017, 10 (5): 274-276.

[25] 沈百欣, 倪斌, 张俊麒, 等. 机器人辅助经腹膜后入路单孔腹腔镜下活体供肾切取术: 全球首例报道 (附视频) [J]. 机器人外科学杂志 (中英文), 2024, 5 (2): 233-237.

[26] Greco F, Veneziano D, Wagner S, et al. Laparoendoscopic single-site radical nephrectomy for renal cancer: Technique and surgical outcomes [J]. European Urology, 2012, 62 (1): 168-174.

[27] Zacharias M, Haese A, Jurczok A, et al. Transperitoneal laparoscopic adrenalectomy: Outline of the preoperative management, surgical approach, and outcome [J]. European Urology, 2006, 49 (3): 448-459.

[28] GeorgeA K, Srinivasan A K, Cho J, et al. Surgical site infection rates following laparoscopic urological procedures [J]. The Journal of Urology, 2011, 185 (4): 1289-1293.

[29] Shinall M C Jr, Arya S, Youk A, et al. Association of preoperative patient frailty and operative stress with postoperative mortality [J]. JAMA Surgery, 2020, 155 (1): e194620.

[30] WeingartenT N, Cata J P, O'Hara J F, et al. Comparison of two preoperative medical management strategies for laparoscopic resection of pheochromocytoma [J]. Urology, 2010, 76 (2): 508.e6-508.e11.

[31] Shafii M, Murphy D M, Donovan M G, et al. Is mechanical bowel preparation necessary in patients undergoing cystectomy and urinary diversion? [J]. BJU International, 2002, 89 (9): 879-881.

[32] Kumar S, Chandna A, Aggarwal D, et al. Robot-assisted boari flap calycovesicostomy for failed ureteropelvic junction obstruction: A novel approach to a complex problem [J]. Journal of Robotic Surgery, 2019, 13 (2): 345-349.

[33] Sagalovich D, Garisto J, Bertolo R, et al. Minimally invasive management of ureteral distal strictures: Robotic ureteroneocystostomy with a bilateral boari flap [J]. Urology, 2018, 120: 268.

[34] Bansal A, Sinha R J, Jhanwar A, et al. Laparoscopic ureteral reimplantation with boari flap for the management of long-segment ureteral defect: A case series with review of the literature [J]. Turkish Journal of Urology, 2017, 43 (3): 313-318.

[35] EscobarP F, Haber G P, Kaouk J, et al. Single-port surgery: Laboratory experience with the daVinci single-site platform [J]. JSLS, 2011, 15 (2): 136-141.

[36] Merseburger A S, Herrmann T R W, Shariat S F, et al. EAU guidelines on robotic and single-site surgery in urology [J]. European Urology, 2013, 64 (2): 277-291.

[37] WhiteM A, Autorino R, Spana G, et al. Robotic laparoendoscopic single site urological surgery: Analysis of 50 consecutive cases [J]. The Journal of Urology, 2012, 187 (5): 1696-1701.

[38] Kaouk J, Garisto J, Bertolo R. Robotic urologic surgical interventions performed with the single port dedicated platform: First clinical investigation [J]. European Urology, 2019, 75 (4): 684-691.

[39] NelsonR J, Chavali J S S, Yerram N, et al. Current status of robotic single-port surgery [J]. Urology

Annals,2017,9(3):217-222.

[40] Mota Filho F H A,Sávio L F,Sakata R E,et al. Robot-assisted single port radical nephrectomy and cholecystectomy:Description and technical aspects [J]. International Braz j Urol,2018,44(1):202-203.

[41] Luk A C O,Pandian R M K,Heer R. Laparoscopic renal surgery is here to stay [J]. Arab Journal of Urology,2018,16(3):314-320.

[42] Kaouk J H,Bertolo R. Single-site robotic platform in clinical practice:First cases in the USA [J]. Minerva Urologica e Nefrologica = the Italian Journal of Urology and Nephrology,2019,71(3):294-298.

[43] Sato F,Nakagawa K,Kawauchi A,et al. Laparoendoscopic single-site surgeries:A multicenter experience of 469 cases in Japan [J]. International Journal of Urology,2017,24(1):69-74.

[44] Mano R,Hakimi A A,Sankin A I,et al. Surgical treatment of tumors involving kidneys with fusion anomalies:A contemporary series [J]. Urology,2016,98:97-102.

[45] Rubio Briones J,Regalado Pareja R,Sánchez Martín F,et al. Incidence of tumoural pathology in horseshoe kidneys [J]. European Urology,1998,33(2):175-179.

[46] Maeda Y,Shinohara T,Nagatsu A,et al. Laparoscopic resection aided by preoperative 3-D CT angiography for rectosigmoid colon cancer associated with a horseshoe kidney:A case report [J]. Asian Journal of Endoscopic Surgery,2014,7(4):317-319.

第三章 体位要求及要点

一、普通单孔腹腔镜上尿路手术体位选择

好的体位选择能提供良好的手术视野和操作条件。单孔腹腔镜上尿路手术一般取健侧45°斜卧位，摆好体位后，宽胶布固定。如果是经脐单孔腹腔镜手术，建立脐部通道时，通过调节手术床将患者取近似平卧位，建立好通道后再通过调节手术床将患者置于健侧卧位。将患者置于健侧

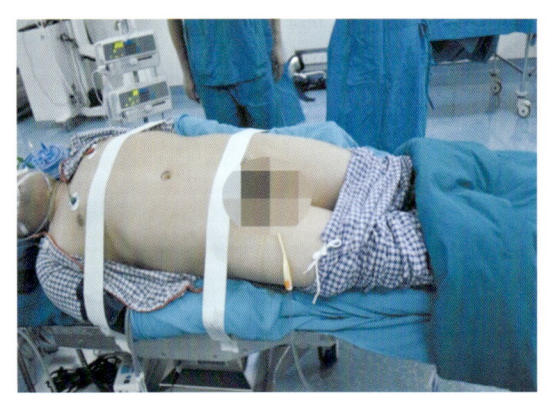
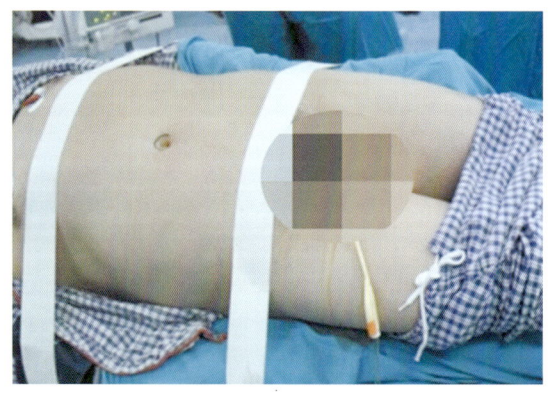
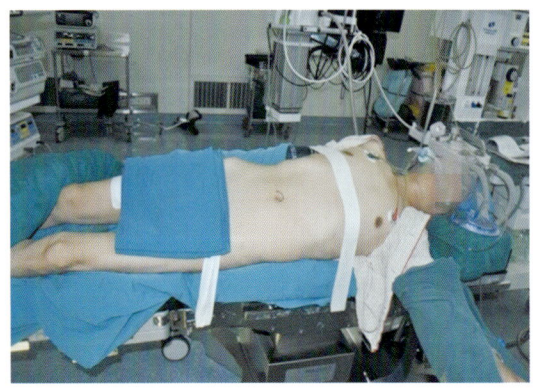
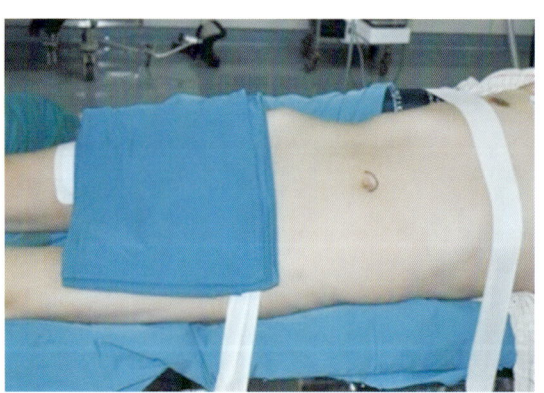

图 3-1　上尿路手术体位

卧位后，由于重力作用，肠管会向健侧下垂，这有助于将肠管远离手术区域，减少其对手术的干扰，同时提供更好的视野和操作条件。若是经腹膜外途径的单孔腹腔镜手术，患者取完全健侧卧位，升高腰桥并呈折刀位，稳妥固定于手术台，随后通过调整手术床，将患者的体位改变为头高脚低侧卧位（头部抬高30°左右）。

二、普通单孔腹腔镜下尿路手术体位选择

在单孔腹腔镜下尿路手术中，体位通常采用与传统腹腔镜手术相同的方式。患者取仰卧位，双腿分开大约20°～30°，膝盖下方放置柔软垫子，臀部下方垫一薄垫，双臂紧贴身体两侧。在手术过程中需要调整为头低脚高位（头部偏低大约30°～40°），调整这个体位的目的是将肠管移动至腹腔的上部区域，从而更有效地显露出手术中需要暴露的部位。

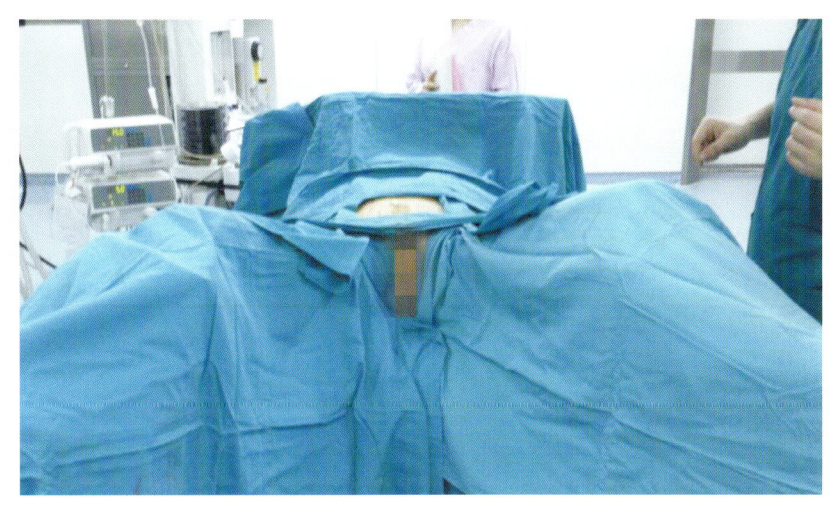

图3-2 下尿路手术体位

三、机器人辅助单孔腹腔镜手术体位选择及要点

1. 机器人辅助单孔腹腔镜肾上腺肿瘤切除术（经腹膜后途径）

患者取完全健侧卧位，呈"折刀"位。调节手术床使患者处于头高脚低侧卧位（头抬高约30°、俯卧70°）。术中要点：① 术中注意保护腹膜，尤其在腹侧游离时注意分辨腹膜反折。腹膜破口要及时闭合，以免影响手术空间，增加暴露困难。② 手术切口应予以分层缝合，仔细的缝合可有效避免腹壁疝及血肿的发生。③ 切口选择非常关键，肋缘下切口较髂前上棘切口更加易于肾上腺区域暴露，也明显减少机器臂之间的干扰。④ 夹闭肾上腺中央静脉前后要注意观察患者血压变化。⑤ 不要进行大束切割或者过分用力牵拉、撕扯，以防止肾上腺中央静脉破裂出血，从而影响局部视野结构的清晰度。⑥ 背侧穿刺点不要距离肋骨和骶棘肌太近，以免影响器械的活动范围。⑦ 术中尽量避免直接夹取肾上腺组织，以免引起肾上腺组织破裂出血。可钳夹肾上腺周围的脂肪筋膜组织，而不是直接钳夹易碎的肾上腺腺体组织。如果发生腺体出血，可以用纱

布施加压力数分钟以止血，通常不会对后续操作产生明显影响。⑧ 对肿瘤位置较下、位于肾血管上方者，要充分游离肾脏上极，清除上极脂肪组织。⑨ 术中应确保在正确的解剖层面进行操作，避免周围脏器的损伤。

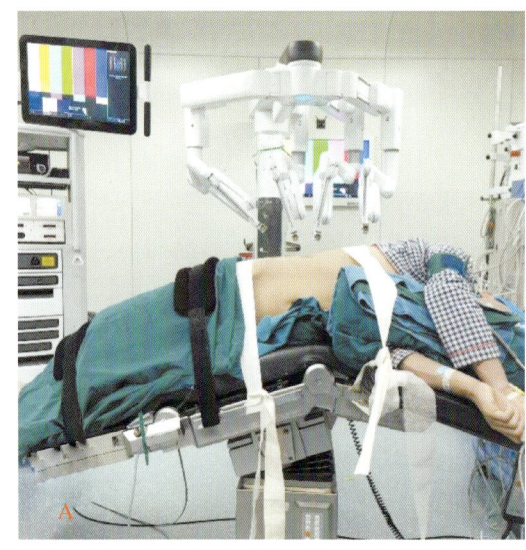 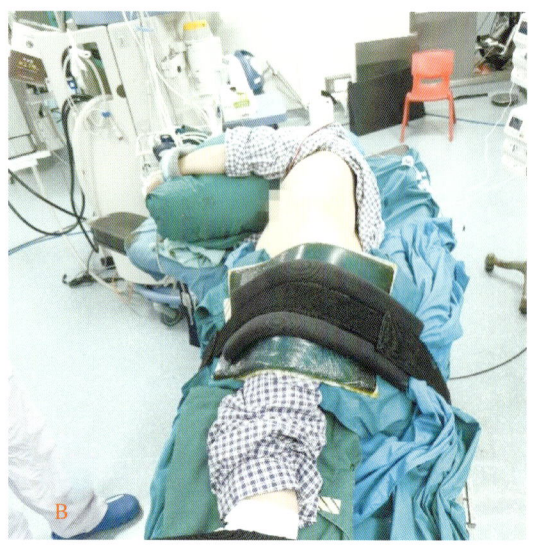

图 3-3 机器人辅助单孔肾上腺切除术体位（A：左侧卧位；B：右侧卧位）

2. 机器人辅助单孔腹腔镜肾根治性切除术（经腹膜后途径）

患者体位为完全健侧卧位，升高腰桥呈"折刀"位。术中要点：① 切口选择不宜靠近髂前上棘，否则会增加机器臂之间的干扰。② 如术中暴露困难，可考虑使用腔内撑开暴露器械辅助扩大手术空间。③ 手术切口应予以分层缝合，仔细的缝合可有效避免腹壁疝及血肿的发生。④ 术中注意保护腹膜，如破口要及时闭合，以免影响手术空间，增加暴露困难。⑤ 寻找肾动脉的方法：在肾下极内侧切开肾筋膜，分离脂肪囊，定位输尿管，沿着输尿管向上游离至肾盂，在肾盂前方即可找到肾动脉。⑥ 如瘤体负荷较大，需尽量避免机器臂压迫瘤体，以免造成瘤体破裂。⑦ 如后腹腔粘连严重，可将后腹膜充分打开，腰腹联合途径完成手术。⑧ 术中游离肾脏腹侧时注意胰腺和十二指肠等间位器官，避免造成肠漏和胰漏等严重并发症。

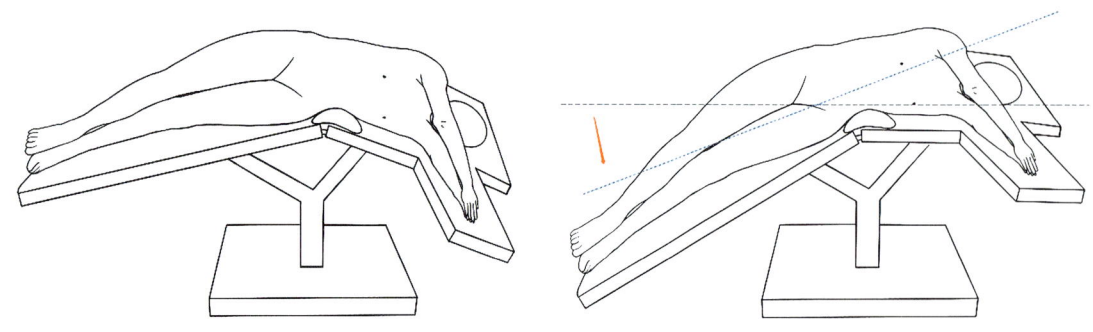

图 3-4 机器人辅助单孔肾根治性切除术体位示意

3. 机器人辅助单孔腹腔镜马蹄肾肾癌根治性切除术

患者体位为完全健侧卧位，调节腰桥呈"折刀"位。术中要点：① 术中需要找到正确的平面，准确显露两肾下极横越相连中线的峡部，在游离和离断峡部之前一定要明确其周围大血管（比如腹主动脉和下腔静脉），以防止发生副损伤。② 马蹄肾血供丰富且复杂，通常有4～6条血管供应。其中，2～3条血管起源于腹主动脉，向肾实质提供血液，而另外2～3条血管则来自肠系膜下动脉、髂血管或腹主动脉，主要供应肾脏的峡部区域。术前CTA检查能清楚显示马蹄肾及肿瘤的血管供应情况，能够对血管解剖的变异进行评估。手术中对峡部进行有效处理，有助于减少术中大出血等并发症的发生，对手术的成功开展至关重要。③ 术中由于双侧输尿管位置相对较近，要注意辨识，以防误伤对侧输尿管。④ 术中游离肾脏腹侧时注意胰腺和十二指肠等间位器官，避免造成肠漏和胰漏等严重并发症。

4. 机器人辅助单孔腹腔镜肾部分切除术（经腹膜后途径）

患者取完全健侧卧位，升高腰桥呈"折刀"位，调节手术床呈头高脚低侧卧位（头部抬高30°左右）。术中要点：① 解剖肾血管时注意尽量避免钳夹肾血管。切除肾门部复杂肿瘤时要同时解剖出肾静脉，必要时可动静脉双阻断。② 瘤体周围肾周脂肪游离要充分，如肿瘤位于上极或下极腹侧以及肾门部时，则要将肾脏充分游离，为肿瘤的切除和创面缝合提供最佳操作角度。③ 机械臂在缝合时没有触觉，特别是在单孔条件下，操作不慎会影响缝合效果。在缝合出针时宜尽量"小步快走"，用3～4次的小幅拔针动作将针拔出。④ 术中注意保护腹膜，如破口要及时闭合，以免影响手术空间，增加暴露困难。⑤ 创面较深时需要分层缝合，内生型肿瘤往往位置较深，需要分层缝合。V-Loc线缝合创面时不宜过紧，以免切割肾组织。⑥ 如切除过程中创面出血较多，则予以吸引器压迫一块小纱布于创面止血，剪除肿瘤的同时吸引器边吸引边移动小纱布压迫止血。肿瘤切除后迅速缝合止血。如出血严重则暂停切除，先缝扎止血后再继续切除瘤体。⑦ 切除肾下极部位肿瘤时需注意保护同侧输尿管。⑧ 术中超声探头必须充分接触肾脏表面，仔细探查瘤体的大小、界线以及距肾脏表面的深度，并用电凝定位。⑨ 如肿瘤形态不规则、创面不整齐，影响后续的缝合时，可在最大限度保留肾单位的情况下，适当修整创面。

5. 机器人辅助单孔腹腔镜肾盂输尿管连接处（UPJ）梗阻成形术

如为经腹膜后途径，患者取80°～90°健侧卧位，同时取头高脚低位（头部抬高30°左右），稳妥固定于手术台。如为经腹腔途径，患者先取平卧位行气管插管全身麻醉方式，麻醉成功后调节手术床来改变患者的体位为60°～70°健侧卧位。术中要点：① 裁剪扩大的肾盂时也要注意保护血供，在裁剪后的最低点与输尿管进行吻合。② 游离输尿管上段时注意保护输尿管血供，尽量避免用力钳夹和电凝管壁等组织。③ 吻合时注意吻合口张力和大小，吻合的间距不宜过密。④ 机械臂撤离时应在内窥镜直视下进行，避免腹腔脏器损伤。

6. 机器人辅助单孔腹腔镜根治性半侧尿路切除术

如为经腹膜外途径，患者取完全健侧卧位，升高腰桥呈"折刀"位。调节手术床来改变患者的体位至头高脚低侧卧位（头部抬高30°左右）。如为经腹腔途径，患者取截石位或平卧位，行气管插管全身麻醉方式，麻醉成功后调节手术床来改变患者的体位，患者取30°～45°健侧卧位，同时取头高脚低位（头部抬高30°左右），待麻醉成功后再调整成健侧80°～90°位，以利于肠管及周围组织随重力下沉来更好地暴露术野。如为经腹腔、经尿道途径辅助，患者取 30°～45°健侧卧位，同时取头高脚低位（头部抬高 30°左右），双下肢分开成低截石位，待麻醉成功后再调整成健侧 80°～90°位。术中要点：① 经脐途径条件下，如患者过于肥胖或身高较长，则在处理肾脏上极时机械臂之间的干扰往往会增加，需要使用腔内撑开暴露器械辅助暴露，或者需要经尿道途径辅助操作以降低手术难度。② 切除肾脏时，宜将肾下极及背侧充分游离，同时将输尿管提起，可最大限度有利于肾动脉的暴露解剖。③ 如术中暴露困难，可考虑使用腔内撑开暴露器械辅助扩大手术空间。④ 手术切口应予以分层缝合，仔细的缝合可有效避免腹壁疝及血肿的发生。⑤ 经尿道途径辅助可降低手术难度，通常使用加长可弯的器械操作，同时注意随时调整器械角度，置入器械时注意避免造成肠管或髂血管等器官组织的副损伤。⑥ 膀胱切除部分不宜过大，否则经尿道通道的气囊不能将之封堵。⑦ 术中注意保护腹膜，如破口要及时闭合，以免影响手术空间，增加暴露困难。

7. 机器人辅助单孔腹腔镜膀胱肌瓣成形术

患者取平卧位行气管插管全身麻醉方式，手术过程中合理使用肌松药。麻醉成功后调节手术床来改变患者的体位，取头低脚高位（头低 30°左右）。术中要点：① 瓣的长度与瓣基底的宽度之比应大于 3：1，以保证供血充足。② 膀胱瓣长段应大于或等于输尿管缺损长度，保证无张力吻合。③ 膀胱瓣基底部应至少 4 cm 宽，瓣的顶端应至少 3 cm 宽。④ 保留导尿管尽量使用型号 F20 以上，保证术后尿液引流通畅。

8. 机器人辅助单孔腹腔镜膀胱根治性切除术

应根据手术难易程度术中可能采用经尿道辅助的方式，选用膀胱截石位，臀部垫高，并取头低脚高位，约 15°～30°。切口选择跨脐正中长约 5 cm 切口。术中要点：① 双侧输尿管不宜离断，膀胱切除后，将膀胱标本从切口取出体外时可一并拉出双侧输尿管，便于下一步与代膀胱体外吻合或造瘘。② 在髂血管水平游离双侧输尿管时，注意保护输尿管的血供。在输尿管游离过程中，建议保留一些纤维结缔组织，以防止远端缺血，即远离输尿管外鞘进行游离。③ 普通腹腔镜手术往往在手术开始游离出输尿管时就开始行盆腔淋巴清扫，在单孔腹腔镜手术时此过程可放在膀胱完全切下后开始，应可以充分利用尿道途径辅助暴露，降低难度，提高手术安全性。④ 术中切开盆筋膜返折和耻骨前列腺韧带时，尽量紧贴肛提肌和耻骨，以减少前列腺表面的出血。在游离膀胱及前列腺后方时，建议贴近精囊和前列腺进行操作，以有助于避免对直肠造成损伤。分离

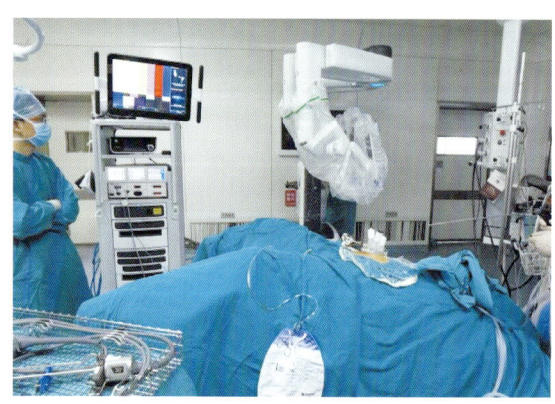 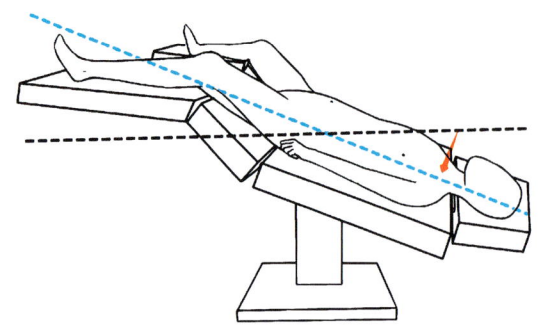

图 3-5 机器人辅助单孔膀胱根治性切除术体位及示意

的过程中要注意精囊外侧精囊动脉的存在。⑤ 机器人手术主要使用单极电剪刀操作，盆腔淋巴结清扫时往往会发生程度不同的闭孔反射，在要求麻醉加强肌松的同时，尽量使用双极电凝，然后再用剪刀剪开，或使用锁扣夹处理，则可有效避免。⑥ 代膀胱体外成形时，可沿脐部切口内向上适当切开腹部正中白线，以防止肠系膜血管嵌顿或代膀胱回纳腹腔时困难。

9. 机器人辅助单孔腹腔镜前列腺根治性切除术

如为经腹膜外途径，患者体位选择低平截石位，头低脚高位15°~30°。如为经腹腔途径，患者选择膀胱截石位，并取头低脚高位15°~30°。术中要点：① 如果前列腺中叶突出比较明显，可先将膀胱颈部两侧的组织分离，然后再解剖膀胱颈的后壁，可获得较好的暴露。② 为了避免损伤埋藏在脂肪中的背深静脉丛的浅支，建议在切断该血管前采用双极电凝处理。打开盆侧筋膜时不宜与前列腺包膜过近，应紧贴盆壁剪开盆底筋膜，以免损伤前列腺包膜下血管后发生严重出血。③ 如果前列腺体积较大后方暴露欠佳时，可稍微游离双侧精囊腺，不必勉强充分游离，通过尿道途径辅助逆行解剖前列腺尖部及精囊腺，可极大简化操作，降低直肠损伤风险。④ 清扫淋巴结时需先确认同侧输尿管；为避免发生闭孔反射，要求麻醉加强肌松的同时，尽量使用双极电凝，然后再用冷刀剪开。⑤ 打开盆侧筋膜时不宜与前列腺包膜过近，以免损伤包膜下血管后发生严重出血。

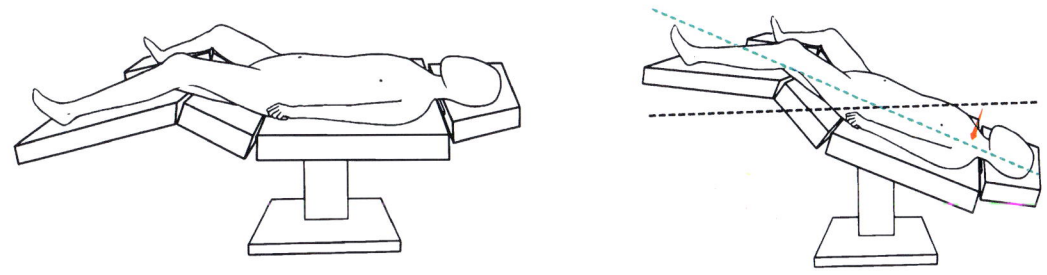

图 3-6　前列腺根治性切除术经腹膜外途径体位示意

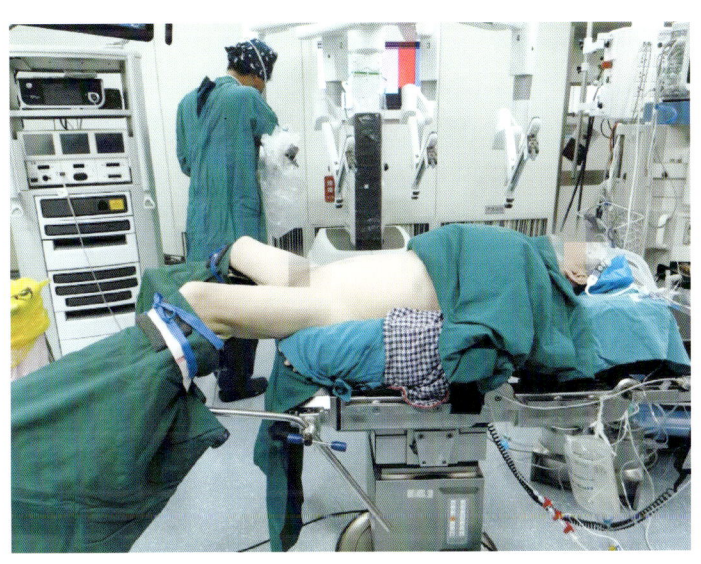

图 3-7　前列腺根治性切除术经腹途径体位

10. 机器人辅助单孔腹腔镜经膀胱途径膀胱憩室切除术

患者体位取平卧位，头低脚高15°～30°。术中要点：① 在膀胱外游离憩室时，如粘连严重，要注意避免损伤血管和肠管。② 沿憩室开口切开膀胱壁时要注意输尿管的走行，尽量避免损伤。③ 创面止血需可靠，缝合创面时需全层缝合，注意避开输尿管。

11. 机器人辅助单孔腹腔镜供体肾脏摘取术

选择经腹膜外途径，患者取非供肾侧卧位，升高腰桥呈"折刀"位。术中要点：① 紧贴腰大肌前方肾下极平面寻及输尿管，向下游离输尿管至髂前上棘髂总水平，注意保护输尿管血供，保留输尿管周围组织；切开肾周脂肪囊，沿肾包膜表面充分游离肾脏。② 腰大肌内侧弓状韧带水平识别肾门部肾动脉，打开肾动脉鞘，向近心端游离肾动脉至腹主动脉根部；解剖肾静脉，首先于肾静脉下方充分游离性腺静脉，使用3枚Hem-o-lok夹闭后离断，然后于肾静脉内上方暴露左肾上腺中央静脉，同法使用3枚Hem-o-lok夹闭后离断。③ 进一步处理肾蒂血管，于肾动脉近心端，腹主动脉根部上1枚钛夹、2枚Hem-o-lok夹闭后离断，尽可能保留足够的肾动脉长度。将已充分游离的肾静脉近心端上2枚Hem-o-lok夹闭后离断，注意保留足够的肾静脉长度。

参考文献

[1] 李尧，徐丹枫，崔心刚，等. 腹腔镜下马蹄肾合并肾肿瘤根治性切除术（附2例报告）[J]. 现代泌尿外科杂志，2011，16（6）：570-571.

[2] 魏勇，沈露明，成向明，等. 机器人辅助单孔腹腔镜经腹膜后入路治疗马蹄肾合并肾癌一例报告[J]. 中华腔镜泌尿外科杂志（电子版），2022，16（6）：3.

[3] 王林辉，刘冰，杨庆，等. 泌尿外科单孔腹腔镜手术209例临床应用分析[J]. 中华泌尿外科杂志，2012（10）：757-762.

[4] 朱刚，张亚群，张耀光，等. 单孔腹腔镜根治性肾切除术治疗肾细胞癌[J]. 现代泌尿生殖肿瘤杂志，2012，4（4）：200-203.

[5] 司徒杰，胡成. 单孔腹腔镜肾切除术治疗马蹄肾畸形合并肾积脓1例[J]. 中华腔镜泌尿外科杂志（电子版），2011，5（3）：249-250.

[6] 熊盛炜，贯华，代晓飞，等. 康多内镜手术机器人系统改良离断式"V"型肾盂瓣技术治疗成人马蹄肾合并肾积水1例[J]. 泌尿外科杂志（电子版），2021，13（1）：29-31.

[7] 杨波，王辉清，肖亮，等. 机器人单孔腹腔镜下行猪肾部分切除术及肾盂输尿管成形术的初步尝试[J]. 第二军医大学学报，2011，32（4）：409-412.

[8] 邓仲磊，袁琳，苏健，等. 经脐单孔腹腔镜技术在肾部分切除术中的应用[J]. 临床泌尿外科杂志，2017，32（3）：181-183，188.

[9] 梁朝朝，邰胜. 肾上腺肿瘤微创手术治疗方法的选择[J]. 临床泌尿外科杂志，2018，33（10）：765-768.

[10] 何垚澍，苏学林，王心怡，等. 单一术者经脐单孔腹腔镜肾上腺切除术学习曲线分析[J]. 现代泌尿外

科杂志，2021，26（1）：50-53.

[11] 朱清毅，袁琳，张鑫，等．经脐单孔腹腔镜肾上腺切除术初步经验总结［J］．微创泌尿外科杂志，2012，1（1）：50-51.

[12] 王林辉．继往开来　砥砺奋进　在传承中创新：中国肾癌诊疗历史回顾及现状分析［J］．中华泌尿外科杂志，2020，41（7）：481-485.

[13] 张瑞敏，张建国，云叶，等．单孔后腹腔镜与后腹腔镜肾根治性切除术的临床疗效比较［J］．中华腔镜外科杂志（电子版），2016，9（3）：172-174.

[14] 史立新，祝强，蔡伟，等．单孔后腹腔镜下根治性肾切除寻找肾动脉的新方法［J］．解放军医学院学报，2013，34（9）：967-969.

[15] 蔡伟，董隽，张旭，等．单孔后腹腔镜根治性肾切除手术研究［J］．临床泌尿外科杂志，2011，26（10）：724-725，731.

[16] 张树栋，马潞林，肖博，等．经脐单孔腹腔镜在肾癌根治术中的应用［J］．北京大学学报（医学版），2011，43（4）：535-539.

[17] 张旭，马鑫，朱捷，等．经脐单孔腹腔镜肾切除术2例报告［J］．临床泌尿外科杂志，2009，24（8）：568-571.

[18] 孙丹宁，孙道冬，刘元丰，等．膀胱肌瓣管Ⅰ期重建输尿管镜术导致的长段输尿管缺损［J］．局解手术学杂志，2012，21（5）：569-570.

[19] 肖宁，赵晓昆，钟朝晖，等．膀胱肌瓣输尿管成形术治疗输尿管中下段长段损伤17例报告［J］．现代泌尿外科杂志，2010，15（2）：137-139.

[20] 刘雪军，刘天遥，谢尚训，等．机器人辅助腹腔镜下保留性神经全膀胱切除术临床应用及疗效分析［J］．中华男科学杂志，2019，25（9）：797-801.

[21] 鲁欣，张振声，杨波，等．经尿道途径辅助下单孔腹腔镜猪全膀胱切除加回肠代膀胱术［J］．第二军医大学学报，2011，32（10）：1065-1068.

[22] Rubio Briones J，Regalado Pareja R，Sánchez Martín F，et al. Incidence of tumoural pathology in horseshoe kidneys［J］. European Urology，1998，33（2）：175-179.

[23] Tobis S，Houman J，Thomer M，et al. Robot-assisted transumbilical laparoendoscopic single-site pyeloplasty：Technique and perioperative outcomes from a single institution［J］. Journal of Laparoendoscopic & Advanced Surgical Techniques Part A，2013，23（8）：702-706.

[24] Bragayrac L A N，Machuca V，Saenz E，et al. Transvesical laparoendoscopic single-site management of distal ureter during laparoscopic radical nephroureterectomy［J］. Journal of Endourology，2021，35（5）：745-748.

[25] Kaouk J H，Haber G P，Autorino R，et al. A novel robotic system for single-port urologic surgery：First clinical investigation［J］. European Urology，2014，66（6）：1033-1043.

[26] Andrés G，García-Mediero J M，Garcia-Tello A，et al. The best option：Umbilical LESS radical nephrectomy with vaginal extraction［J］. Actas Urologicas Espanolas，2015，39（3）：188-194.

[27] Lee H H，Yoon Y E，Kim Y S，et al. Retroperitoneal single-site robot-assisted partial nephrectomy using lapsingle vision advanced access platform：Initial three case reports［J］. Translational Andrology and Urology，2020，9（2）：758-765.

[28] Park J H，Kim S Y，Lee C R，et al. Robot-assisted posterior retroperitoneoscopic adrenalectomy using

single-port access: Technical feasibility and preliminary results [J]. Annals of Surgical Oncology, 2013, 20 (8): 2741-2745.

[29] ParkJ H, Walz M K, Kang S W, et al. Robot-assisted posterior retroperitoneoscopic adrenalectomy: Single Port access [J]. Journal of the Korean Surgical Society, 2011, 81 (Suppl 1): S21-S24.

[30] Won LeeJ, Arkoncel F R P, Rha K H, et al. Urologic robot-assisted laparoendoscopic single-site surgery using a homemade single-port device: A single-center experience of 68 cases [J]. Journal of Endourology, 2011, 25 (9): 1481-1485.

[31] Agcaoglu O, Karahan S N, Tufekci T, et al. Single-incision robotic adrenalectomy (SIRA): The future of adrenal surgery? [J]. Gland Surgery, 2020, 9 (3): 853-858.

[32] Autorino R, Porpiglia F. Robotic surgery in urology: The way forward [J]. World Journal of Urology, 2020, 38 (4): 809-811.

[33] LeeG S, Arghami A, Dy B M, et al. Robotic single-site adrenalectomy [J]. Surgical Endoscopy, 2016, 30 (8): 3351-3356.

[34] Pahwa M. Robot-assisted adrenalectomy: Current perspectives [J]. Robotic Surgery (Auckland), 2017, 4: 1-6.

[35] MauriceM J, Ramirez D, Kaouk J H. Robotic laparoendoscopic single-site retroperitoneal renal surgery: Initial investigation of a purpose-built single-port surgical system [J]. European Urology, 2017, 71 (4): 643-647.

[36] Bragayrac L A N, Machuca V, Saenz E, et al. Transvesical laparoendoscopic single-site management of distal ureter during laparoscopic radical nephroureterectomy [J]. Journal of Endourology, 2021, 35 (5): 745-748.

[37] Kaouk J H, Haber G P, Autorino R, et al. A novel robotic system for single-port urologic surgery: First clinical investigation [J]. European Urology, 2014, 66 (6): 1033-1043.

[38] Hadzi-Djokić J, Colović V, Pejcić T, et al. Renal cell carcinoma in a horseshoe kidney [J]. Acta Chirurgica Iugoslavica, 2009, 56 (1): 97-99.

[39] Weizer A Z, Silverstein A D, Auge B K, et al. Determining the incidence of horseshoe kidney from radiographic data at a single institution [J]. The Journal of Urology, 2003, 170 (5): 1722-1726.

[40] Ubetagoyena Arrieta M, Areses Trapote R, Arruebarrena Lizarraga D. Renal position and fusion anomalies [J]. Anales de Pediatria (Barcelona, Spain, 2011, 75 (5): 329-333.

[41] Shao Z Q, Tan S F, Yu X H, et al. Laparoscopic nephron-sparing surgery for a tumor near the isthmus of a horseshoe kidney with a complicated blood supply [J]. Journal of International Medical Research, 2020, 48 (6): 300060520926736.

[42] Tkocz M, Kupajski M. Tumour in horseshoe kidney - different surgical treatment shown in five example cases [J]. Contemporary Oncology, 2012, 16 (3): 254-257.

[43] Stimac G, Dimanovski J, Ruzic B, et al. Tumors in kidney fusion anomalies: Report of five cases and review of the literature [J]. Scandinavian Journal of Urology and Nephrology, 2004, 38 (6): 485-489.

[44] Kochkin A D, Gallyamov E A, Medvedev V L, et al. Horseshoe kidney tumor laparoscopic surgery. First 19 cases [J]. Urologiia, 2019 (2): 36-39.

[45] LudwigW W, Gorin M A, Pierorazio P M, et al. Frontiers in robot-assisted retroperitoneal oncological surgery [J]. Nature Reviews Urology, 2017, 14: 731-741.

[46] Inoue T. Editorialcomment to robot-assisted laparoscopic partial nephrectomy for horseshoe kidney: A case report [J]. IJU Case Reports, 2019, 2 (6): 311-312.

[47] Tsivian A, Shtricker A, Benjamin S, et al. Laparoscopic partial nephrectomy for tumour excision in a horseshoe kidney [J]. European Urology, 2007, 51 (4): 1132-1133.

[48] AndersonB G, Wright A J, Potretzke A M, et al. Retroperitoneal access for robotic renal surgery [J]. International Braz j Urol, 2018, 44 (1): 200-201.

[49] LeeH H, Na J C, Yoon Y E, et al. Robot-assisted laparoendoscopic single-site upper urinary tract surgery with da vinci xi surgical system: Initial experience [J]. Investigative and Clinical Urology, 2020, 61 (3): 323-329.

[50] LeeH H, Yoon Y E, Kim Y S, et al. Retroperitoneal single-site robot-assisted partial nephrectomy using lapsingle vision advanced access platform: Initial three case reports [J]. Translational Andrology and Urology, 2020, 9 (2): 758-765.

[51] NaJ C, Lee H H, Yoon Y E, et al. True single-site partial nephrectomy using the SP surgical system: Feasibility, comparison with the xi single-site platform, and step-by-step procedure guide [J]. Journal of Endourology, 2020, 34 (2): 169-174.

[52] Neheman A, Kord E, Strine A C, et al. Pediatric partial nephrectomy for upper urinary tract duplication anomalies: A comparison between different surgical approaches and techniques [J]. Urology, 2019, 125: 196-201.

[53] Zaccaria L, Fichtenbaum E J, Minevich E A, et al. Long-term follow-up of laparoendoscopic single-site partial nephrectomy for nonfunctioning moieties of renal duplication and fusion anomalies in infants and children [J]. Journal of Endourology, 2020, 34 (2): 134-138.

[54] Aksenov L I, Granberg C F, Gargollo P C. A systematic review of complications of minimally invasive surgery in the pediatric urological literature [J]. The Journal of Urology, 2020, 203 (5): 1010-1016.

[55] Bukavina L, Mishra K, Calaway A, et al. Robotic partial nephrectomy: Update on techniques [J]. Urologic Clinics of North America, 2021, 48 (1): 81-90.

[56] Francavilla S, Abern M R, Dobbs R W, et al. Single-port robot assisted partial nephrectomy: Initial experience and technique with the da vinci single-port platform (IDEAL phase 1) [J]. Minerva Urology and Nephrology, 2022, 74 (2): 742-747.

[57] Kaouk J H, Haber G P, Autorino R, et al. A novel robotic system for single-port urologic surgery: First clinical investigation [J]. European Urology, 2014, 66 (6): 1033-1043.

[58] ShinT Y, Lim S K, Komninos C, et al. Laparoendoscopic single-site (LESS) robot-assisted partial nephrectomy (RAPN) reduces postoperative wound pain without a rise in complication rates [J]. BJU International, 2014, 114 (4): 555-561.

[59] Stolzenburg J U, Rai B P, Do M, et al. Robot-assisted technique for boari flap ureteric reimplantation: Replicating the techniques of open surgery in robotics [J]. BJU International, 2016, 118 (3): 482-484.

[60] SlaterR C, Farber N J, Riley J M, et al. Contemporary series of robotic-assisted distal ureteral reconstruction utilizing side docking position [J]. International Braz j Urol, 2015, 41 (6): 1154-1159.

[61] YangC, Jones L, Rivera M E, et al. Robotic-assisted ureteral reimplantation with boari flap and psoas hitch: A single-institution experience [J]. Journal of Laparoendoscopic & Advanced Surgical Techniques Part A,

2011,21(9):829-833.

[62] Schimpf M O,Wagner J R. Robot-assisted laparoscopic Boari flap ureteral reimplantation [J]. Journal of Endourology,2008,22(12):2691-2694.

[63] Bai Y C,Wei H B,Ji A L,et al. Reconstruction of full-length ureter defects by laparoscopic bladder flap forming [J]. Scientific Reports,2021,11(1):3970.

[64] Kaouk J H,Garisto J,Sagalovich D,et al. Robotic single-port partial prostatectomy for anterior tumors:Transvesical approach [J]. Urology,2018,118:242

[65] LoI S,Lee H Y,Chou Y H,et al. Robot-assisted extraperitoneal radical prostatectomy,single site plus two model [J]. Journal of Laparoendoscopic & Advanced Surgical Techniques Part A,2018,28(2):140-144.

[66] Garcia-Segui Alejandro,Laparoscopic adenomectomy:Evolution of the technique and results [J]. Arch Esp Urol,2017,70:695-706.

[67] NelsonR J,Chavali J S S,Yerram N,et al. Current status of robotic single-port surgery [J]. Urology Annals,2017,9(3):217-222.

[68] Mattevi D,Luciani L G,Vattovani V,et al. First case of robotic laparoendoscopic single-site radical prostatectomy with single-site VesPa platform [J]. Journal of Robotic Surgery,2018,12(2):381-385.

第四章
手术器械准备

在医学领域，技术的不断发展使得手术方法日益精密和微创。单孔腹腔镜手术器械是一项重要的创新，它使得外科医生能够通过一个小孔径切口进行高度复杂的腔镜手术。与传统腹腔镜手术相比，单孔腹腔镜手术具有微创、美容等明显优势，只是，在实施过程中仍面临操作空间受限、视野不佳等困难。为了确保单孔腹腔镜手术安全、顺利地开展，专用手术器械被成功研发并应用于临床。本节介绍单孔腹腔镜手术的器械准备，让腹腔镜外科医师更容易地适应新器械和技术，极大地降低单孔腹腔镜手术的技术门槛。

一、经脐切口标尺

经脐单孔腹腔镜手术中，为了获得更令人满意的术后切口美容效果，笔者团队研发了经脐切口专用标尺（图 4-1）。这一标尺能够根据不同手术的需求，帮助设计精准的环脐切口。

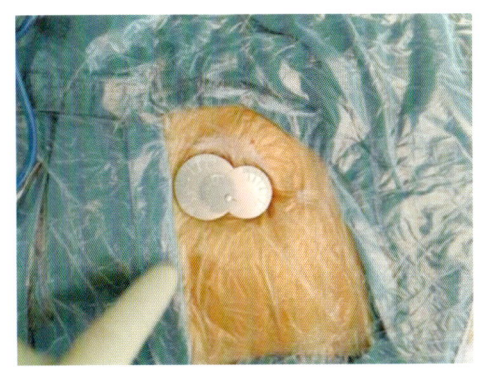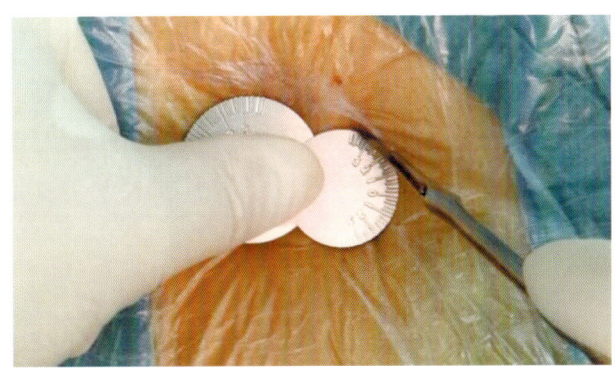

图 4-1　经脐切口标尺

二、单孔腹腔镜多通道接入设备

泌尿外科单孔腹腔镜手术是通过一个小孔径切口进行的腹腔镜手术，通常在切口内置入一种具备多通道的进入装置来完成手术。下面介绍几种常用的单孔腹腔镜多通道接入设备。

1. 欣易通单孔穿刺器

该单孔穿刺器包括套筒、硅胶主体和切口保护套通道。其套筒规格包括 5 mm、12 mm 和 15 mm，保护套通道有 60 mm 和 80 mm 两种规格。根据手术的需要，产品提供多种规格组合。硅胶主体具有柔软性，能为器械提供更大的活动度（图 4-2）。

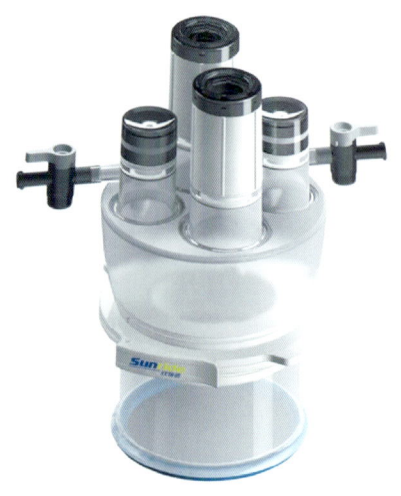

图 4-2　欣易通单孔穿刺器

2. Senport 单孔穿刺器

Senport 是由宁波胜杰康（Senscure）生物科技公司生产的一次性多通道腹腔接入系统，由穿刺针、穿刺套管、开创保护器和单孔平台组成。该系统提供五种不同规格的选项，以适应切口大小的需求（图 4-3）。

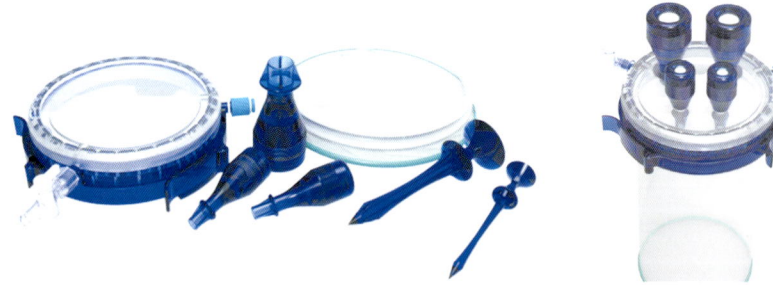

图 4-3　Senport 单孔穿刺器

3. GelPOINT™ 单孔穿刺器

这一装置由美国 Applied Medical 生产，其开发灵感源自腹腔镜手术辅助器械 GelPort，配备有 GelSeal 帽和伤口牵开器（图 4-4）。伤口牵开器可应用于 1.5～7 cm 大小的切口，适用于各种腹壁厚度。不同尺寸的外科器械可以通过 GelSeal 帽轻松引入腹腔，同时在去除 GelSeal 帽时，可将器官从腹腔中取出以进行外部吻合，或方便地取出较大的切除标本，如根治性肾脏切除标本。

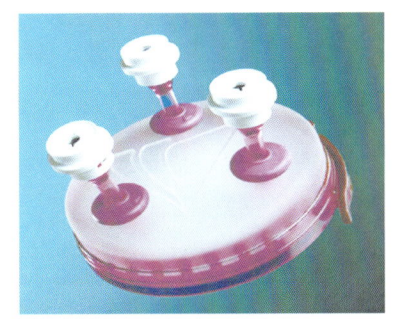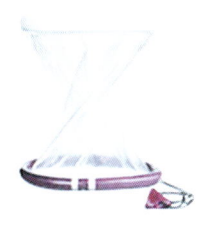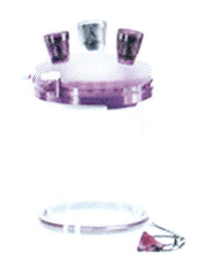

图 4-4 GelPOINT™ 单孔穿刺器

4. 英诺伟单孔穿刺器

该套管除了单独的进气通道外，还提供了 3~5 个可选的手术器械通道。套管外径的选择范围在 42~80 mm 之间（图 4-5）。

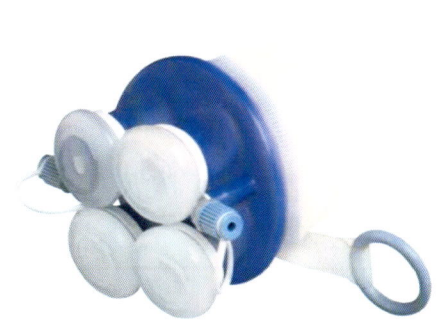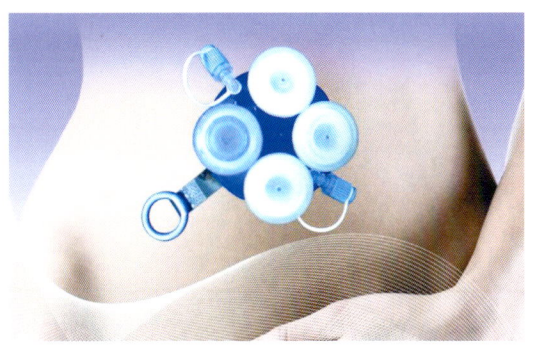

图 4-5 英诺伟单孔穿刺器

5. Octo-Port™（Dalim SurgNET）单孔穿刺器

其由一个 1~5 cm 大小的伤口牵开器组成，有两种配置适用于单孔腹腔镜的手术。一种配置包括一个封帽上有两个 10/12 mm 套管和一个 5 mm 套管。另一种配置包含一个 10/12 mm 套管和两个 5 mm 套管。套管的外凸高度各不相同，以防止手术器械在体外相互干扰碰撞。封帽采用柔软材料制成，具有一定的可活动性（图 4-6）。

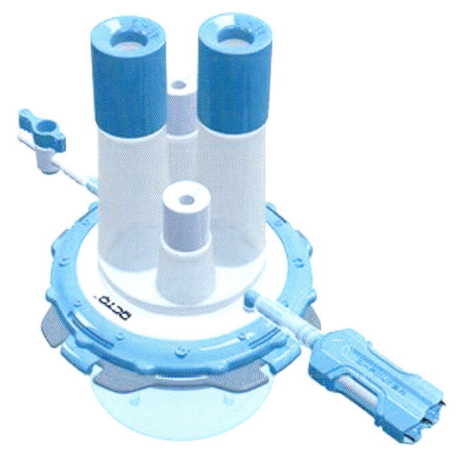

图 4-6 Octo-Port™（Dalim SurgNET）单孔穿刺器

三、常规单孔操作器械

单孔腹腔镜手术中，所有的手术器械和摄像设备都经过同一个切口进入腹腔，因此它们之间的碰撞和干扰会增加，这会导致操作者在操作器械时感到拥挤，类似于用筷子在一个狭小的容器内操作物体一样，即为"筷子效应"。为了克服"筷子效应"，医学界不断进行研究和创新，创制了包括预弯及可以旋转弯曲的器械。

1. 可弯曲的单孔腹腔镜手术器械

（1）Autonomy Laparo-Angle™（Cambridge Endoscopic Devices）器械：其前端有 7 个自由度，允许围绕它的轴旋转 360°。手柄上配备了一个可以在任何角度锁定的锁扣。该产品包括剪刀、电凝钩、持针器、分离钳等（图 4-7）。

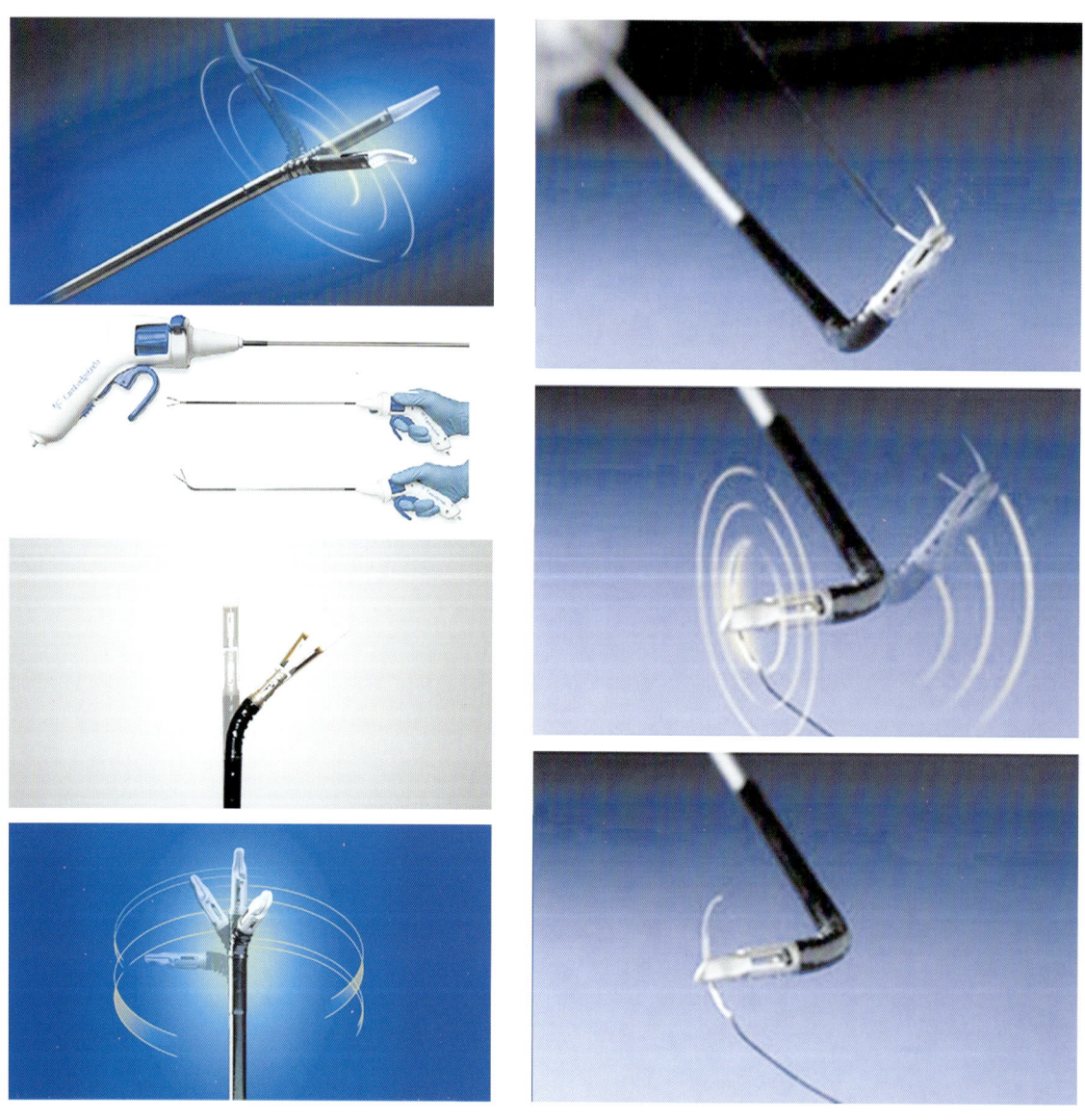

图 4-7　Autonomy Laparo-Angle™ 可弯曲的单孔腹腔镜手术器械

（2）Real Hand™（Novare Surgical Systems）手术器械：其设计基于 EndoLink 原理，它提供了 7 个自由度的运动。完整的产品系列包括双极电凝、各种类型的抓钳、分离钳、持针器等，所有这些产品都具备位置锁定功能。它们可以在直线位置或弯曲至 90°角时安全锁定（图 4-8）。

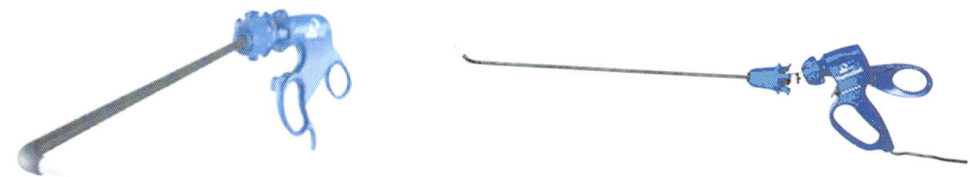

图 4-8　Real Hand™ 可弯曲的单孔腹腔镜手术器械

（3）Roticulator™ 手术器械：该系列包括分离钳、抓钳、剪刀等，可弯曲范围为 0～80°。即使在弯曲状态下，它也可以 360°旋转，并具有旋转位置锁定功能。当完全伸展时，它还可以用作直的硬镜，其直径为 5 mm（图 4-9）。

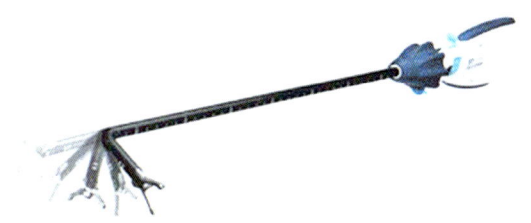

图 4-9　Roticulator™ 可弯曲的单孔腹腔镜手术器械

2. 预弯单孔腹腔镜手术器械

为了减轻单孔腹腔镜手术中器械在外部相互干扰的问题，Karl Storz 和 Olympus 公司共同设计和制造了预先弯曲的手术器械（图 4-10）。这些器械的设计减少了操作时的"筷子效应"，创造了更为操作友好的三角平面，从而降低了手术的复杂度。

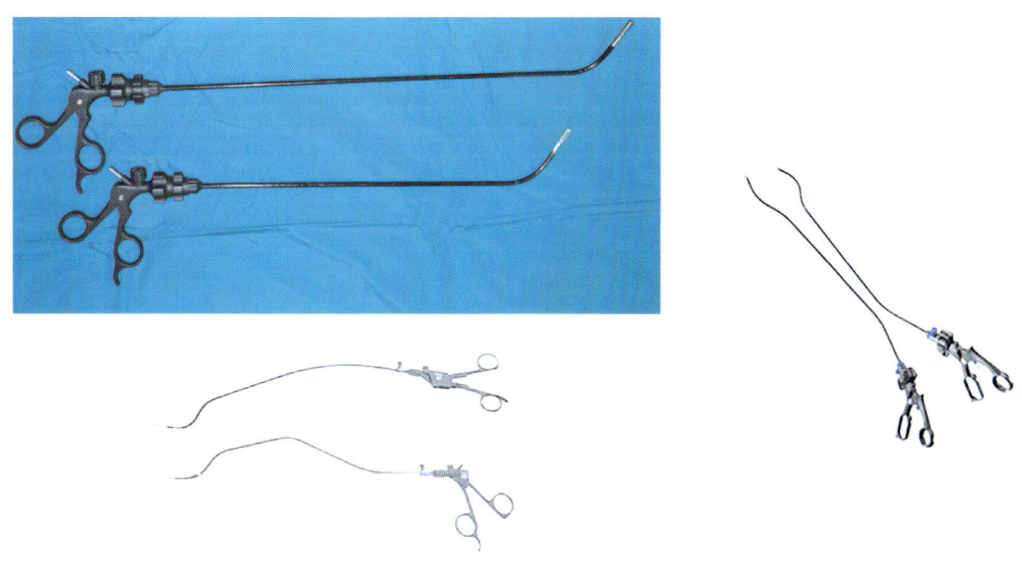

图 4-10　预弯单孔腹腔镜手术器械

3. 标准的腹腔镜器械

值得一提的是，传统标准的腹腔镜器械通常也可以有效地应用于单孔腹腔镜手术。标准腹腔镜器械与术者操作习惯保持一致，也更具性价比（图4-11）。在我们的临床实践中，初期确实会使用一些单孔腹腔镜的专用手术器械，但随着技术的不断成熟，可以成功地过渡到使用标准腹腔镜器械来执行单孔腹腔镜手术。仅在特殊情况下，如遇肥胖患者或手术操作受限的情况下，才会考虑使用一些加长的手术器械。我们相信，随着医生经验的积累，标准腹腔镜器械能够很好地满足单孔腹腔镜手术需求。

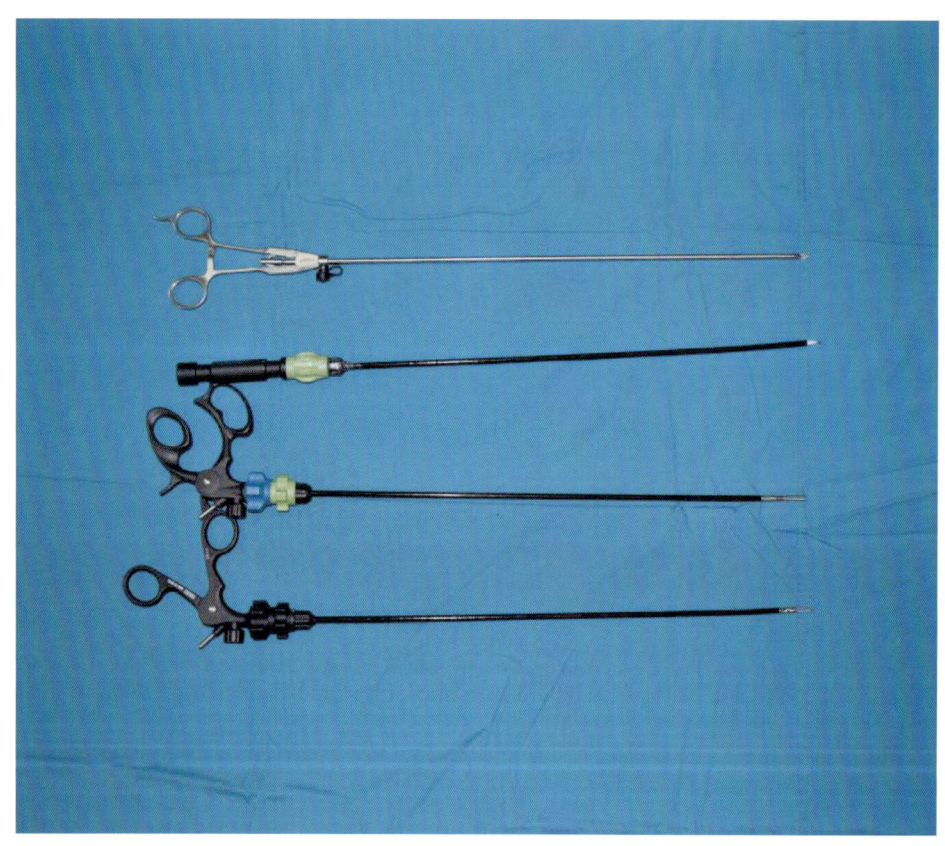

图4-11 标准腹腔镜器械

四、腔内撑开暴露器械

与普通腹腔镜手术相比，术中暴露常常是单孔腹腔镜手术初学者面临的难点，术中暴露是否良好直接影响到外科医生的视野和操作空间。我们团队在实际手术过程中不断总结和摸索，自制了腹腔内撑开暴露器械（图4-12），对手术区域的暴露起到了令人满意的效果。

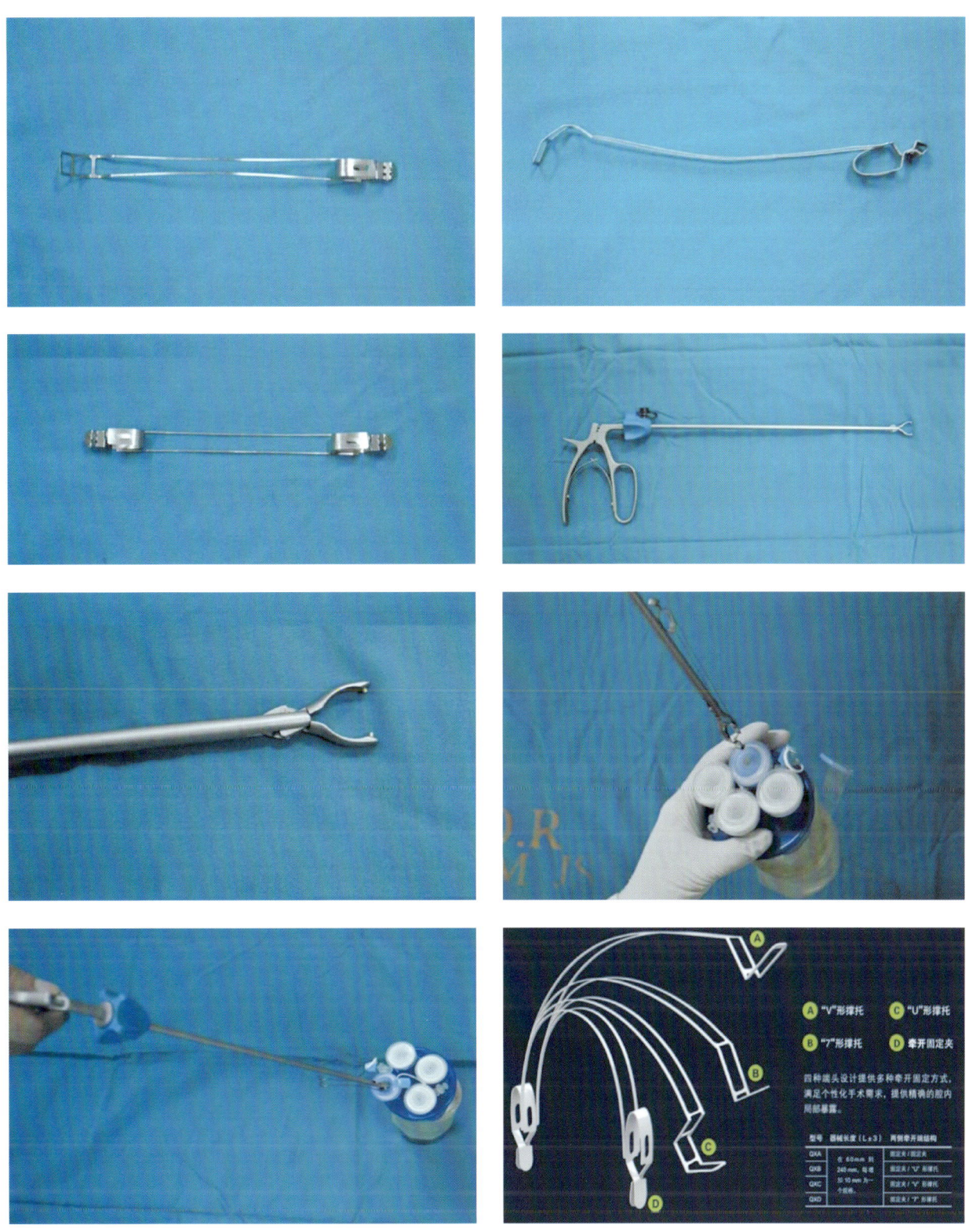

图 4-12 腹腔镜腔内撑开暴露器械

图4-13展示了腔内撑开暴露器械在泌尿外科手术中的应用。

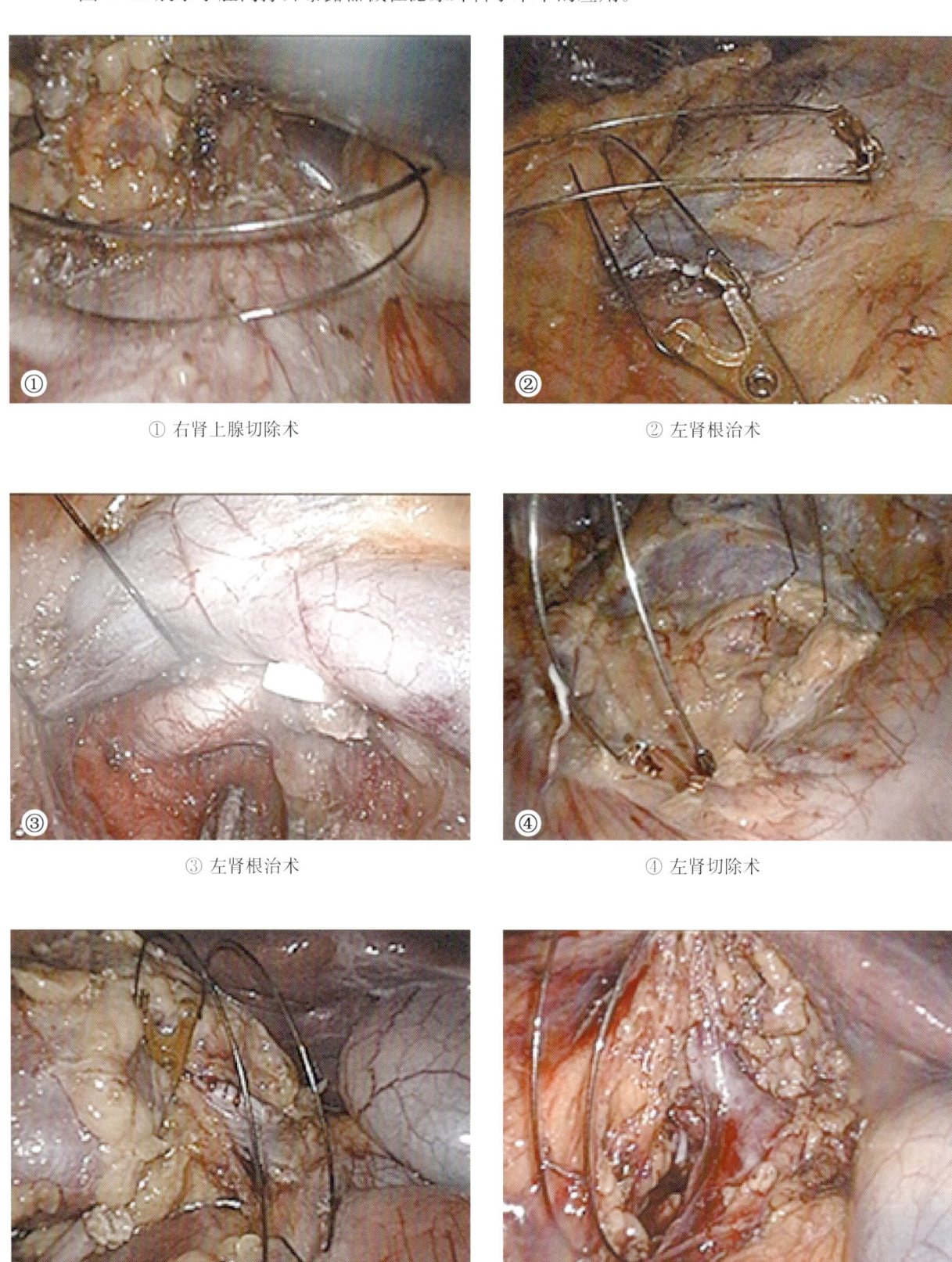

① 右肾上腺切除术

② 左肾根治术

③ 左肾根治术

④ 左肾切除术

⑤ 右肾部分切除术

⑥ 右肾根治术

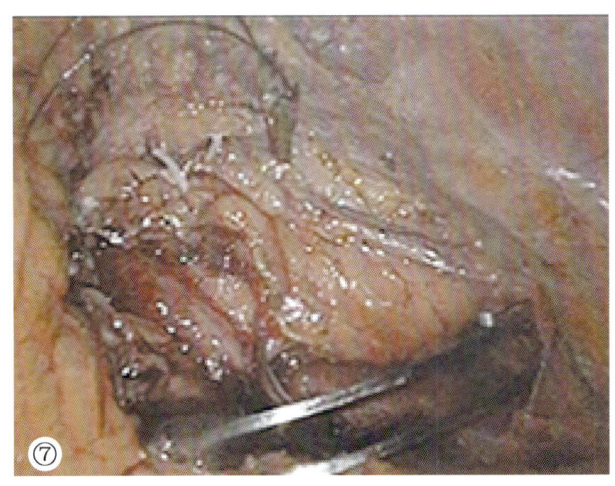
⑦ 左输尿管上段切开取石术

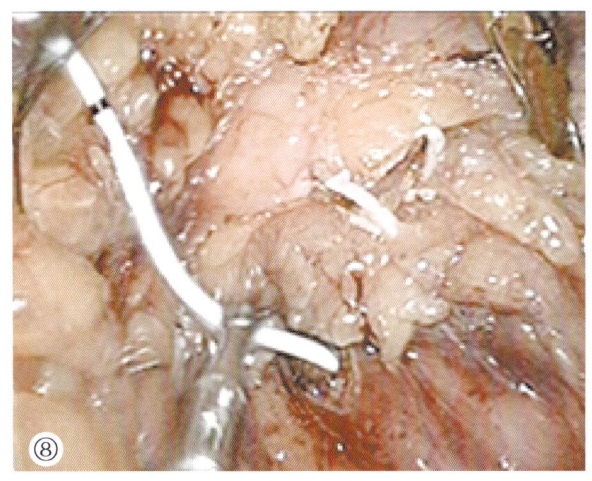
⑧ 置入双J管

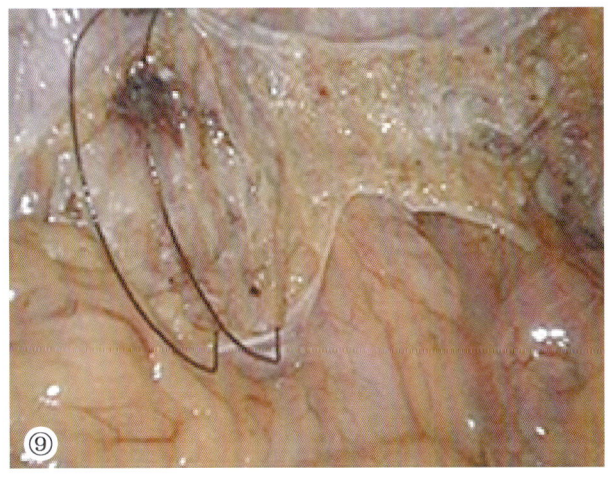
⑨ 膀胱根治术暴露输尿管

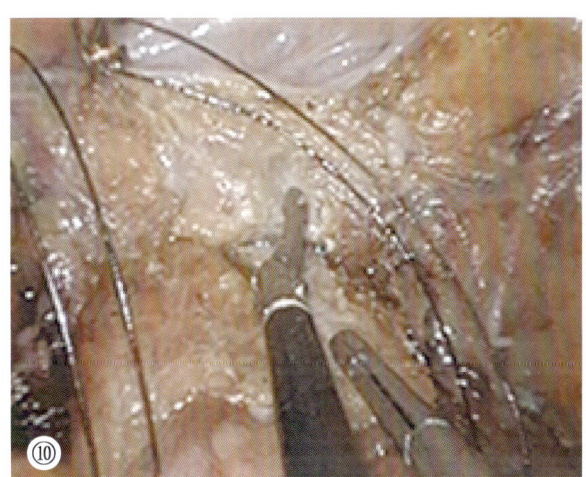
⑩ 膀胱根治术暴露膀胱后壁

图4-13 腹腔镜腔内撑开暴露器械的使用展示

五、经尿道辅助通道

在进行复杂的下尿路手术时，单孔腹腔镜操作可能面临暴露不足和操作困难等挑战，这是许多医生不选择采用单孔腹腔镜进行下尿路手术的主要原因。为了应对这一问题，我们进行了创新性的探索，采用经尿道辅助操作技术，自行设计了经尿道接入通道装置（图4-14）。通过这一通道，可以在维持腹腔内气压的同时，置入各种手术器械，协助医生进行牵拉、暴露、组织切割和分离等各种操作，从而有效地支持手术的顺利进行。

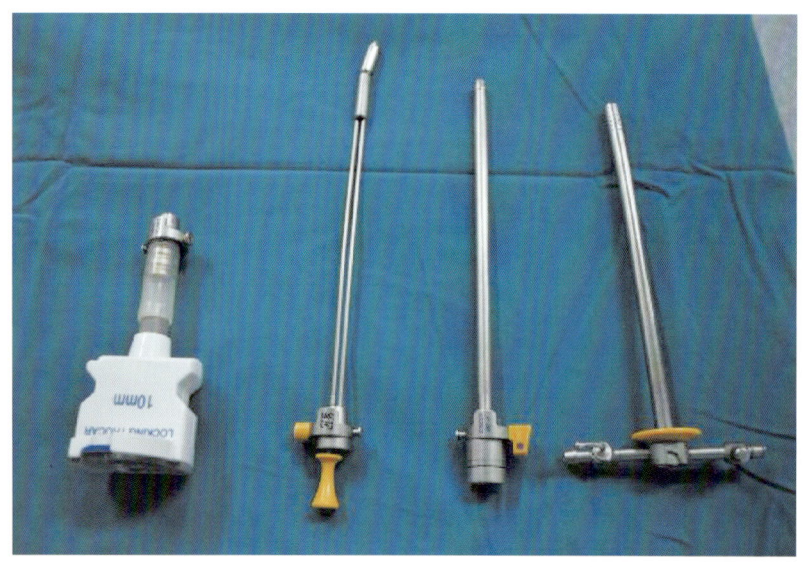

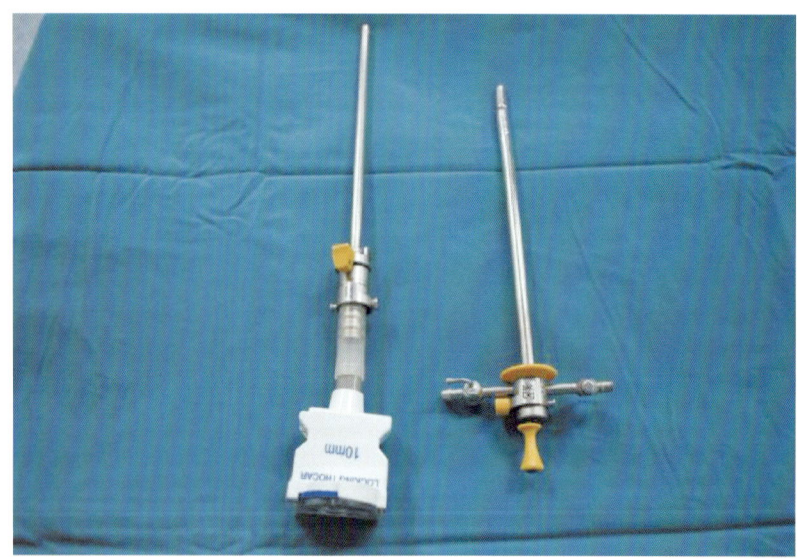

图 4-14 自制经尿道单孔腹腔镜辅助通道

六、机器人手术系统

1. Da Vinci 机器人

Da Vinci 机器人手术系统又称"内窥镜手术器械控制系统",其源自麻省理工学院(原名斯坦福研究学院)开发的机器人外科手术技术。美国 Intuitive Surgical 公司随后与 IBM、麻省理工学院和 Heartport 公司联手对该系统进行了进一步开发。目前美国 FDA 已经批准将达芬奇机器人手术系统用于成人和儿童的普通外科、胸外科、泌尿外科、妇产科、头颈外科以及心脏手术。达芬奇外科手术系统是一种高级手术机器人平台,其设计的理念是通过使用微创的方法实施复杂的外科手术。Intuitive Surgical 公司于 1996 年推出了第一代达芬奇机器人（da Vinci IS1000），2006 年推出的第二代机器人（da Vinci S）机械手臂活动范围更大了，允许医生在不离开控制台的情况下进行多图观察。2009 年在第二代机器人的基础上增加了双控制台、模拟控制器、术中荧光显影技术等功能，进而推出了第三代达芬奇 Si 系统（da Vinci Si）。第四代达芬奇 Xi 系统（da Vinci Xi）于 2014 年推出，在灵活度、精准度、成像清晰度等方面有了质的提高，它结合了人手的灵活性和腹腔镜系统的微创优势，机器人手臂具有 7 个自由度，可 540°旋转，使得原本在腹腔镜系统下因"筷子效应"难以完成的某些动作可较为容易地完成，可在狭小的空间完成更加精准的操作，其 10 倍放大的三维高清视野，让即使是细小的血管也能一目了然。

2. 国产腔镜单孔手术机器人（北京术锐单孔机器人手术系统）

近年来，国产机器人手术系统的研发取得了突破。北京术锐技术有限公司（国家高新技术企业），掌握连续体可形变手术执行臂的完整自主知识产权和手术机器人全链条核心关键技术，获中外各类专利 112 项，接受科技部、北京市科委、中关村等各级政府资助，以及国家投资开发集团和雷军先生所创顺为资本的支持，正全力推进通用型腔镜手术机器人的临床注册获批。

所研制的术锐腔镜手术机器人系统由三部分组成：医生控制台、床旁机械臂系统和成像系统、蛇形臂（图 4-15）。术者操控主控台车上的主操作器，对手术台车上装载的可形变手术工具和 3D 高清电子内窥镜进行遥操作控制，可完成多科室的单孔微创手术治疗。

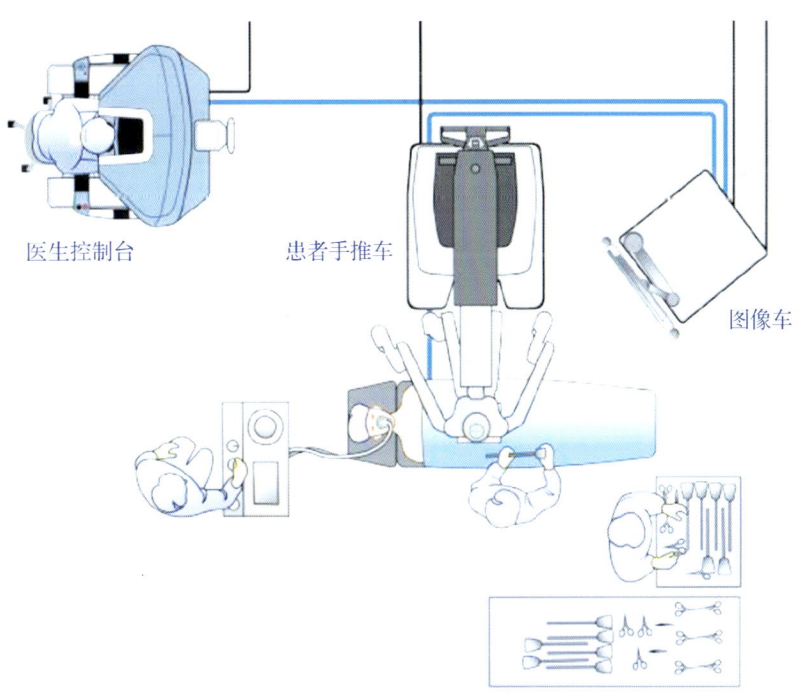

图 4-15　术锐机器人手术系统组成示意图

(1) 医生控制台：主刀医生坐在医生控制台，通过使用两个手动控制器（主控制器）和一套脚踏板来控制器械和内窥镜的所有动作。主刀医生在三维（3D）观察窗上观察内窥镜图像，该观察窗提供患者解剖部位和仪器的视图、图标及其他用户界面功能（图4-16）。

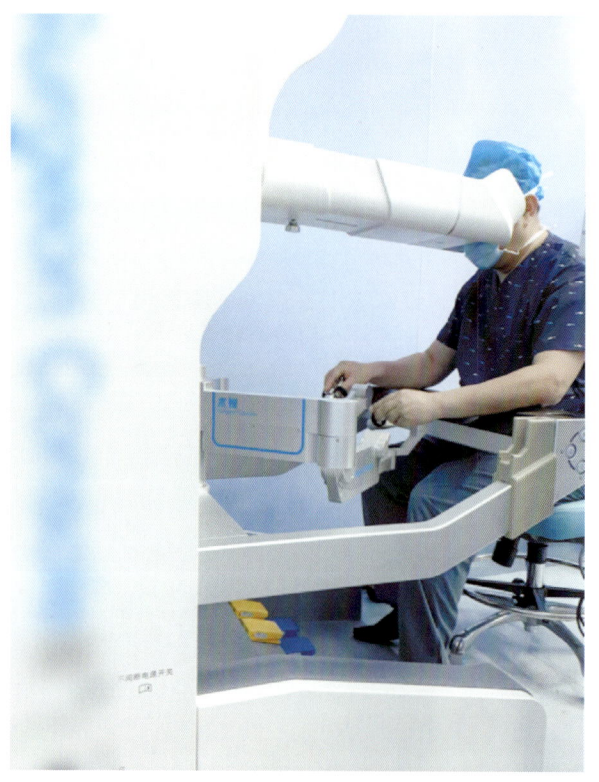

图4-16 术锐机器人系统的医生控制台

(2) 床旁机械臂系统：床旁机械臂系统（Patient Cart）是外科手术机器人的操作部件，其主要功能是为器械臂和摄像臂提供支撑。助手医生在无菌区内的床旁机械臂系统边工作，负责更换器械和内窥镜，协助主刀医生完成手术。为了确保患者安全，助手医生比主刀医生对于床旁机械臂系统的运动具有更高优先控制权（图4-17）。

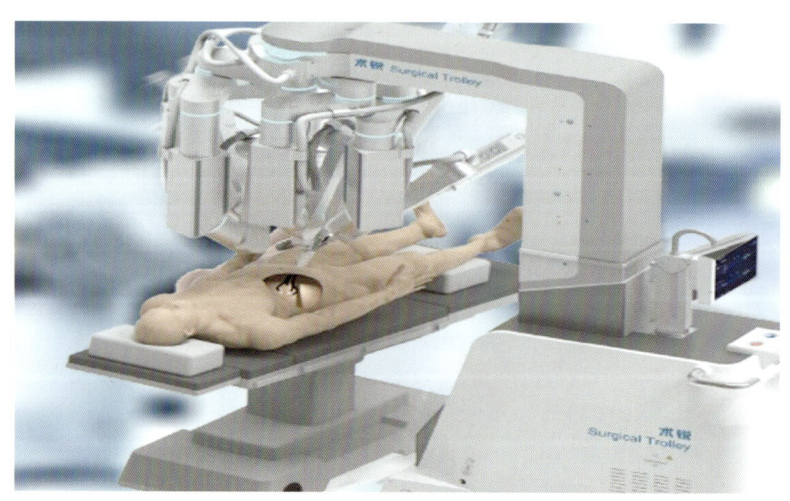

图4-17 术锐机器人床旁机械臂系统

（3）蛇形臂：手术工具采用基于对偶连续体机构的中美专利技术，负载良好、可靠性高、运动精准灵活；3D高清电子内窥镜采用八方向双构节体内翻展专利设计，视野调整范围大、成像清晰细腻、色彩还原性优异。术中操作时病人体外定位机械臂不偏摆，免去了定位机械臂术中碰撞的风险（图4-18）。

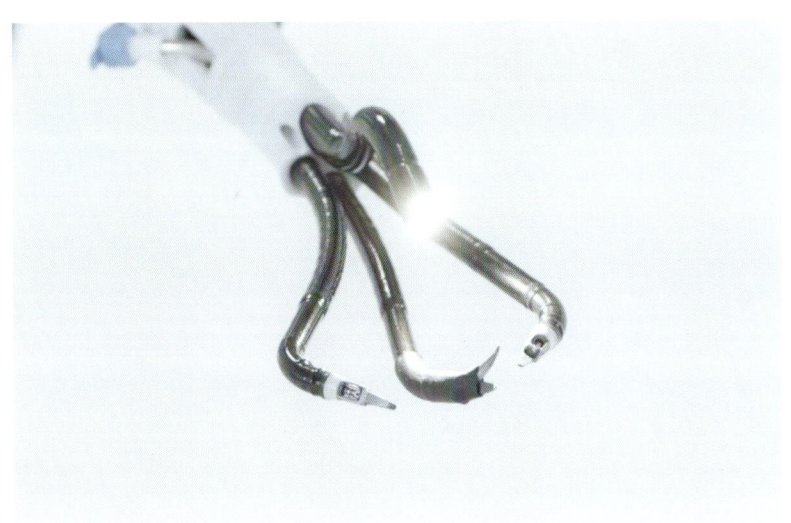

图4-18 术锐单孔机器人蛇形器械臂

术锐腔镜手术机器人整机通过了涉及32个相关标准、500多个检验项的严格检验，并于2020年底通过了国家食品药品监督管理总局医疗器械技术审评中心组织的创新医疗器械特别审查程序的审定。

自2021年起，术锐手术机器人已进入人体手术阶段，完成了亚洲首台纯单孔的机器人前列腺癌根治术和肾癌肾部分切除术，还被广泛用于妇科、普外、胸外等科室。在所完成的多例人体手术中，机器人术中操作精准，术后肿瘤病理切缘阴性，病人恢复迅速，充分体现出了单孔手术机器人赋能术者、微创治疗的先进性。

国外的单孔手术机器人现在尚未进入中国，作为最先进的手术机器人系统，完全原创的术锐单孔手术机器人真正做到了"尚未进口、即可替代"，既成为新时代下以"中国智造"新面貌参与国际竞争的产品，又成为中国百姓普惠高端医疗的利器。

参考文献

[1] https://senscure.net/productResearch/product/nonFrozen/56.html#Product

[2] https://www.appliedmedical.com/Products/Gelpoint

[3] https://www.innovexmed.cn/cn/product-show/7/1.html

[4] http://frankenman.com/Octo-Port-frankenman-international-limited-frankenman-surgical-products-chex-surgical-staplers.html

[5] Yoshiki N. Single-incision laparoscopic myomectomy: A review of the literature and available evidence [J]. Gynecology and Minimally Invasive Therapy, 2016, 5 (2): 54-63.

[6] 徐国江，王宁红，朱清毅，等. 自制尿道辅助器械在经脐单孔腹腔镜下尿路手术中的应用 [J]. 微创泌尿外科杂志，2018，7 (4)：221-224.

[7] 张超，魏勇，景泰乐，等. 国产单孔蛇形臂机器人手术系统在前列腺癌根治术中的初步应用 [J]. 中华腔镜泌尿外科杂志（电子版），2022，16 (4)：293-297.

[8] 朱清毅，张超，魏勇，等. 国产单孔蛇形臂机器人手术系统在经后腹腔肾肿瘤肾部分切除术和肾上腺肿瘤切除术中的初步应用 [J]. 海军军医大学学报，2022，43 (10)：1189-1193.

[9] 季倩莹，王俊，魏勇，等. 机器人辅助单孔腹腔镜前列腺根治性切除术中保留膀胱颈技术对术后尿控的效果研究（附视频）[J]. 机器人外科学杂志（中英文），2024，5 (1)：7-12.

[10] 沈百欣，倪斌，张俊麒，等. 机器人辅助经腹膜后入路单孔腹腔镜下活体供肾切取术：全球首例报道（附视频）[J]. 机器人外科学杂志（中英文），2024，5 (2)：233-237.

第二部分

术中难点及对策

第五章
术者及助手操作位置

一、上尿路手术的术者及一助操作位置

上尿路经脐单孔腹腔镜手术,术者和第一助手位于患者的腹侧,可以采用"坐姿"操作。第一助手("扶镜手")将腹腔镜镜头放置于 Single-Port 的最下面一个孔道中,手执腹腔镜的镜头(图5-1)。

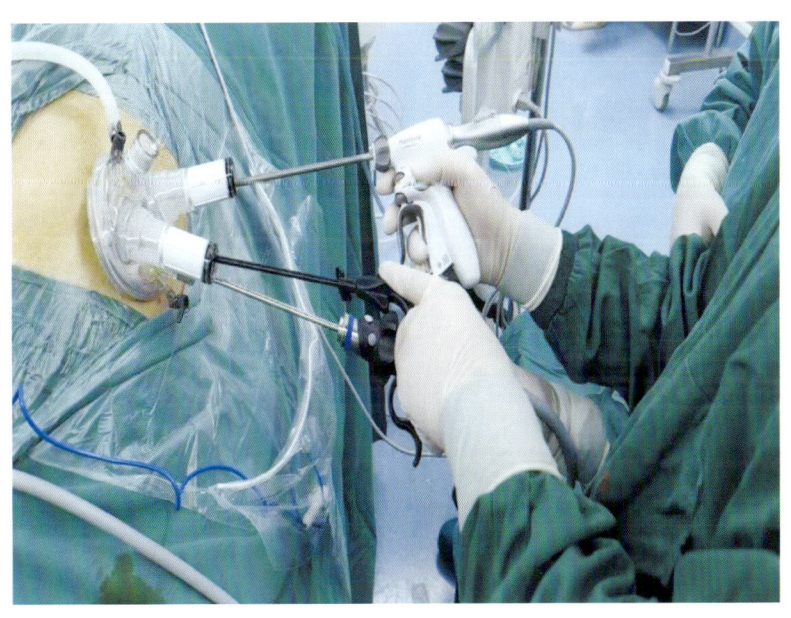

图 5-1　上尿路手术的术者及一助操作位置

二、下尿路手术的术者及一助操作位置

下尿路单孔腹腔镜手术,术者一般站在患者左侧(图5-2)。第一助手("扶镜手")站在患者头侧,余同上尿路手术。

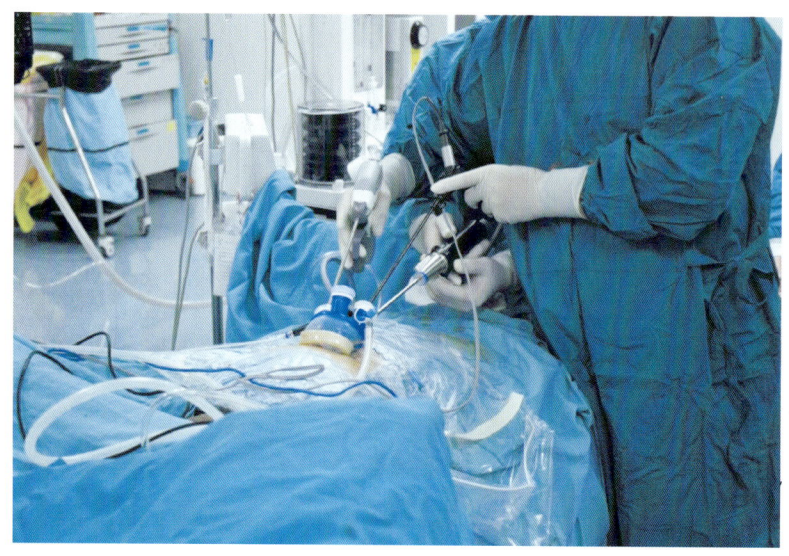

图5-2 下尿路手术的术者及一助操作位置

第六章 术中暴露

术中暴露是单孔腹腔镜手术至关重要的环节。良好的术中暴露有助于术者更清晰地观察目标组织和重要脏器，选择合适的操作空间，从而降低操作难度，提高手术的安全性，并节省手术时间。为了实现良好的术中暴露，术者可以采取一系列策略，包括：① 手术区域腹腔粘连松解；② 腹腔内撑开器辅助暴露；③ 经尿道辅助技术；④ 经单孔穿刺器辅助器械暴露；⑤ 磁性腔内暴露；⑥ 增加辅助通道暴露。

一、手术区域腹腔粘连松解

腹腔粘连通常是由于炎症、手术、外伤等原因引起的腹腔内组织之间的异常粘附。严重的腹腔粘连改变了腹腔的正常解剖结构，这会显著影响气腹的建立以及单孔腹腔镜下进行操作，大大增加腹腔镜手术的风险及相关并发症。因此，首要任务是先分离这些粘连，以确保手术区域的足够的空间及视野。疏松或膜状的粘连较容易分离，但致密的粘连，比如肠管的致密粘连，使得分离过程中极容易导致肠管受损，因此需要更加谨慎。其次，在处理良性疾病时，需要特别注意保护正常组织，不能因此切除或损伤正常器官。而在处理恶性肿瘤时，则应优先确保"无瘤原则"，强调不要过分保护正常组织器官。最常见的是腹壁与肠管的粘连，为避免肠管损伤，分离时注意应尽量朝向腹壁方向，而不是朝向肠管方向。

手术目标部位如右侧器官（右肾或右肾上腺等）临近肝脏时，可能会遇到肝脏与周围组织的粘连，应注意防止肝脏损伤。当遇到胃、十二指肠与肝脏之间形成的致密粘连，这种情况下要注意胃和十二指肠的损伤。在处理坚硬、致密、边界不清晰的粘连时，不应采用强行分离的方式。相反，可以使用血管钳夹住纱布球，进行钝性分离，将相对疏松的粘连逐渐松解。一旦较小面积的致密粘连变得辨识容易，可以采用电切或剪刀进行锐性分离，以避免对胃和十二指肠等周围组织造成潜在的损伤。这种策略有助于最小化手术风险，并确保手术的安全。

二、腹腔内撑开器辅助暴露

单孔腹腔镜手术通过单个小切口进行操作，尽管在许多情况下相对于常规腹腔镜提供了更美观的术后效果和更快的术后康复，但术中如何更好地暴露也成为其面临的技术难点之一。国内外学者已经提出多种方法来应对这一挑战，以寻找解决方案。日本学者 Misawa 等人使用一根宽度为 3~5 mm 的布带从单孔 port 中置入腹腔（图 6-1），布带通过直径 1 mm 的皮肤外针孔，被腹腔镜缝线穿引器（俗称"钩线针"，见图 6-2）或商用的小型环状牵引器从体外提拉。使用体外夹子或腹腔镜钳子在适当方向上拉动布带，能获得腹腔内脏器的良好暴露。

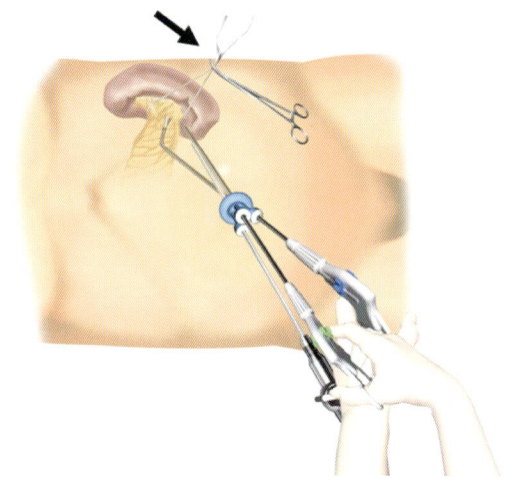

图 6-1　术中使用布带辅助暴露
(Takeyuki Misawa et al, 2011)

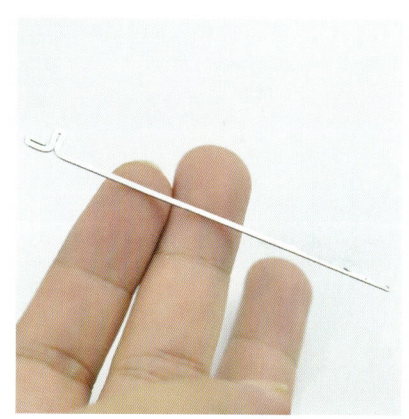

图 6-2　一种"钩线针"

腔内撑开暴露器也是解决该难点的一种重要方法之一。腹腔镜肾部分切除术中，显露肾血管是手术的关键点。笔者团队原创性研发了腔内撑开器并创新性地应用于手术实践，在不额外增加创伤的情况下，获得了良好的暴露效果（图 6-3）。在术中处理肾门及肾血管时置入自制腔内撑开暴露器，使其一端的无齿钳夹住无血管区域的筋膜，另一端的无齿钳钳夹或金属钩挑起对侧组织，使金属丝弯曲成弓形偏向腹侧，利用张力撑开术野。这一策略也可以应用于多种泌尿外科单孔腹腔镜手术，可以多角度暴露肾蒂、输尿管、膀胱及肿瘤等重要解剖结构。腔内撑开暴露器的应用见图 6-4。

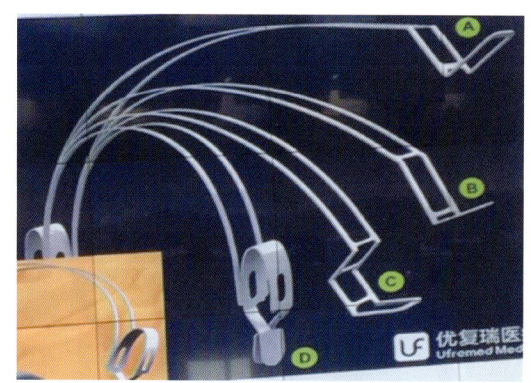
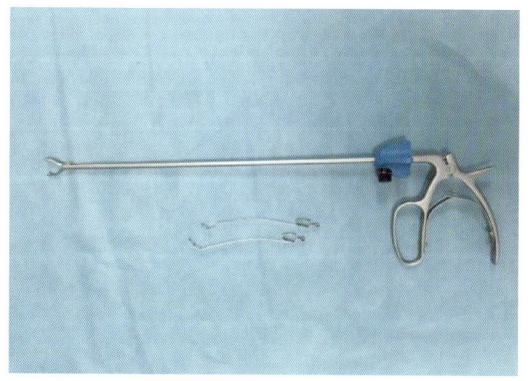

图 6-3　腔内撑开暴露器

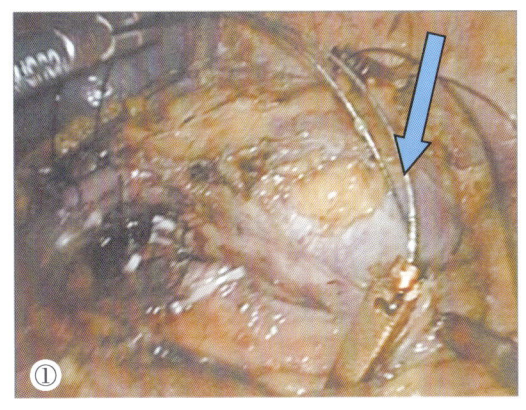
① 乳糜尿左肾周淋巴管剥脱术腔内暴露

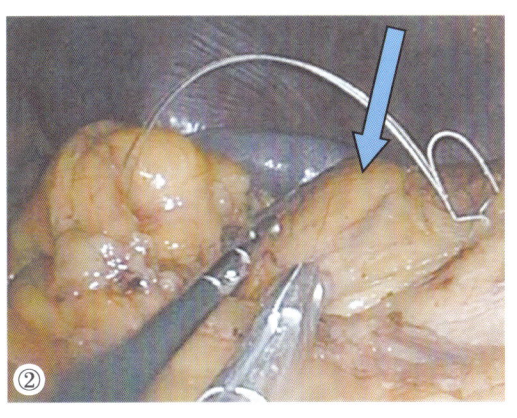
② 腹膜后肿瘤腔内暴露

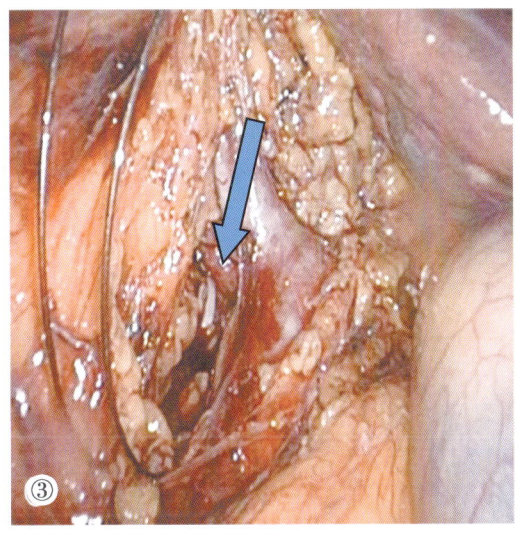
③ 肾根治术中腔内暴露肾血管

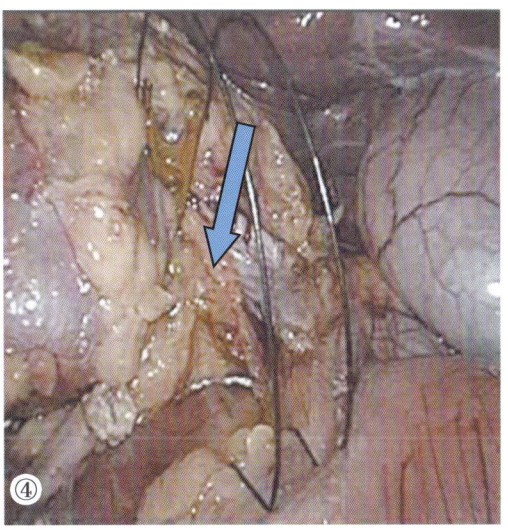
④ 肾部分切除术中暴露肾血管
（在不增加创伤的情况下，多角度地暴露手术视野）

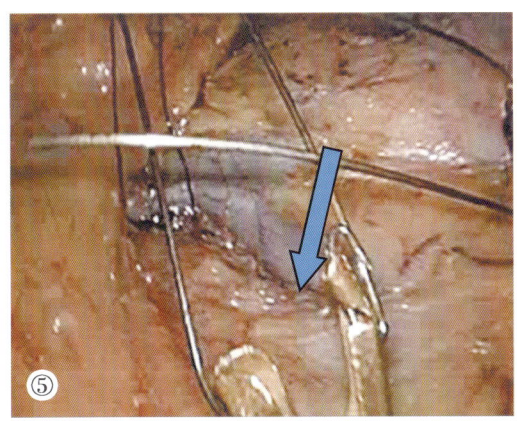
⑤ 肾部分切除术中腔内暴露器（十字暴露）

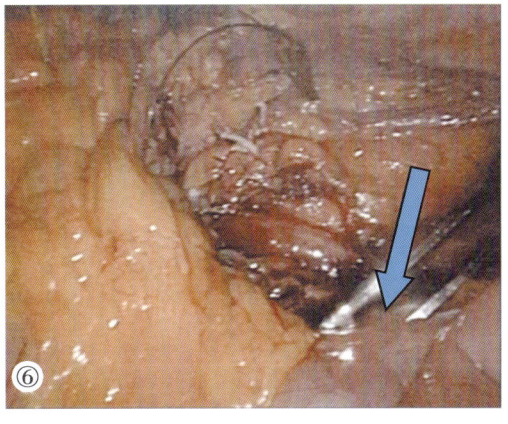
⑥ 术中暴露输尿管

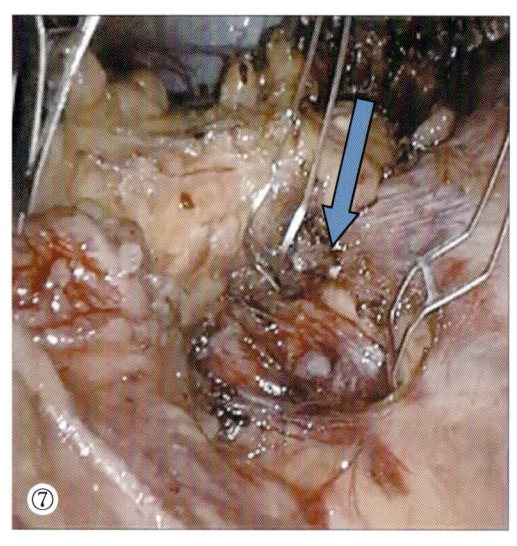
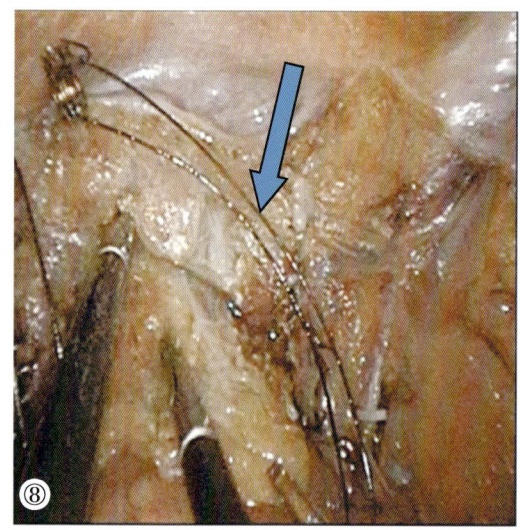

⑦ 腹膜后异位嗜铬细胞瘤术中暴露　　⑧ 根治性全膀胱切除术中膀胱后壁暴露

图 6-4　腔内撑开暴露器的术中应用

三、经尿道辅助技术

前列腺、膀胱等器官位于盆腔的深部，手术中会存在操作空间较小、技术难度较高等问题。经尿道辅助技术充分利用人体自然通道——尿道，无需额外的手术切口，同时有助于减少与单孔通道内器械的干扰。特别是逆行分离前列腺后方与直肠前壁时，通过经尿道辅助通道器械（图 6-5），可以与直肠保持平行，降低了直肠损伤的风险，进一步提高这一危险区域进行手术的安全性。助手可以通过尿道轻松地置入多种器械，完成包括改善手术视野、止血、辅助缝合以及组织分离等多种操作，从而提高手术安全、降低手术难度（图 6-5）。

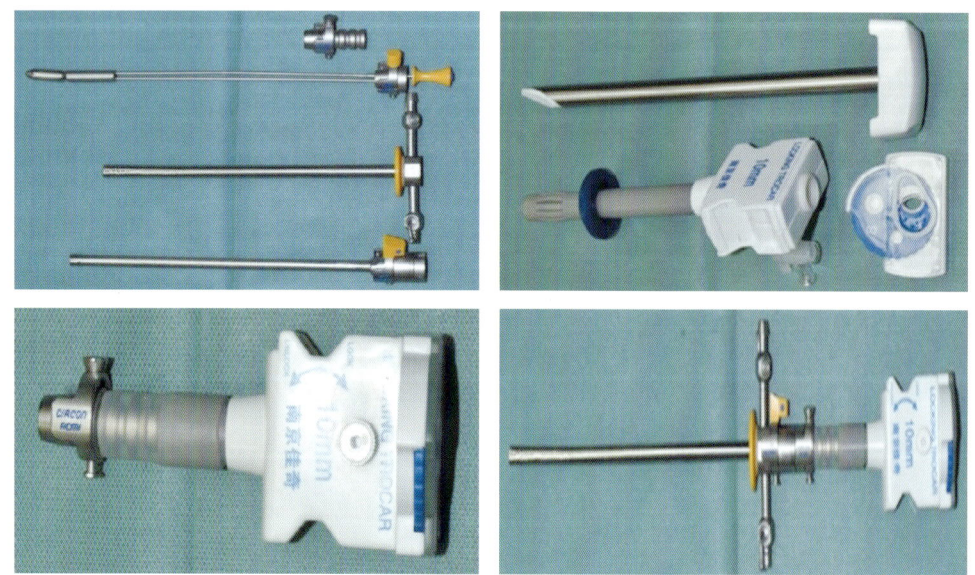

图 6-5　自制经尿道辅助通道器械

腹腔镜根治性全膀胱切除术中，需要在阴茎背血管复合体（dorsal vasculature complex，DVC）缝扎线的近端将其切断，向下分离至前列腺尖部，离断尿道周围的组织，以充分显露尿道。为降低操作难度及手术风险，助手这时可将自制的F25.6套管置于尿道内，通过该通道放入吸引器，以协助暴露和离断尿道后壁，同时压迫尿道断端止血，以完全游离前列腺尖部。对于前列腺与直肠之间粘连明显且分离困难的病例，可以通过该通道置入超声刀，在Denovilliers筋膜间逆行将前列腺后壁与直肠前壁分开（图6-6）。

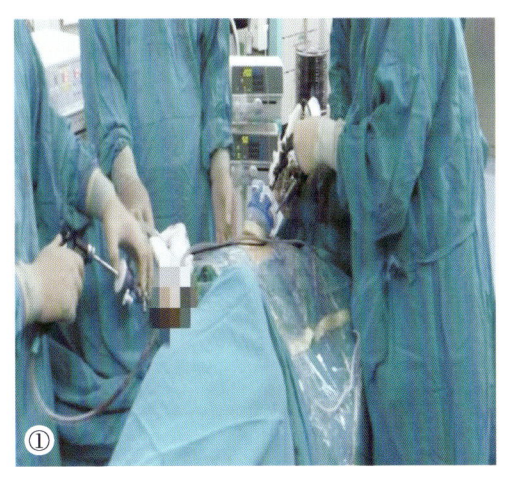

① 经尿道辅助术者站位

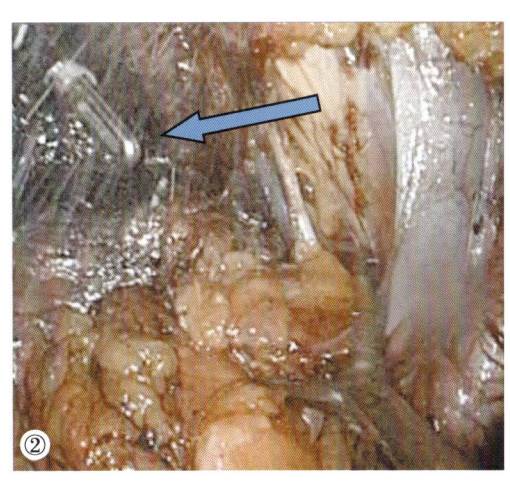

② 淋巴结清扫

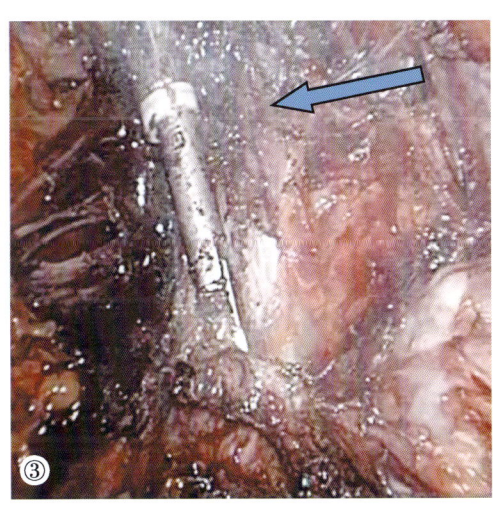

③ 经尿道辅助超声刀逆行切除前列腺

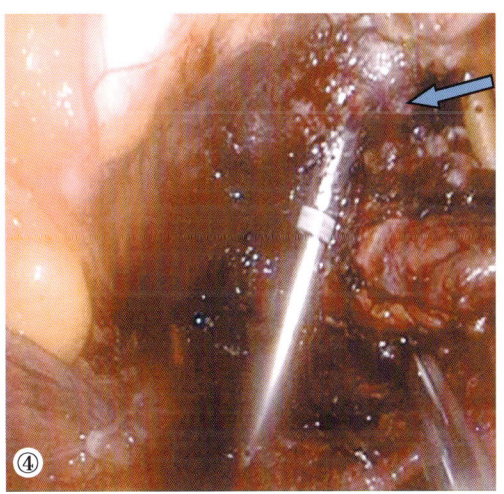

④ 全膀胱切除术

图6-6　经尿道辅助的术中应用

四、经单孔穿刺器辅助器械暴露

单孔腹腔镜手术中，手术器械和腹腔镜镜体通过单一切口进入，容易造成器械之间的相互干扰，即形成"筷子效应"。为了减轻"筷子效应"，可以使用一些特殊设计的器械经单孔穿刺器置入，如预弯器械和可弯器械以及加长器械等（图6-7）。

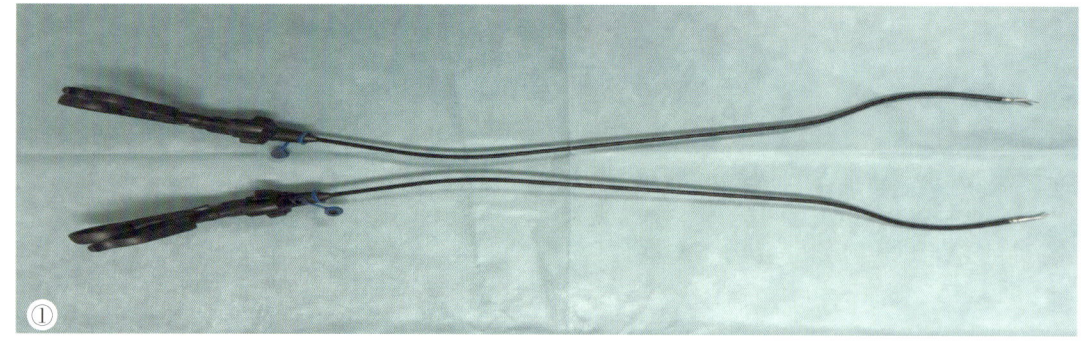

① 预弯器械

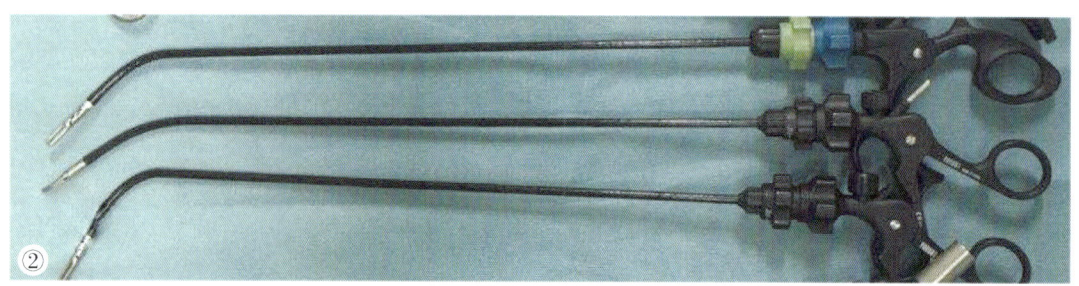

② 可弯器械

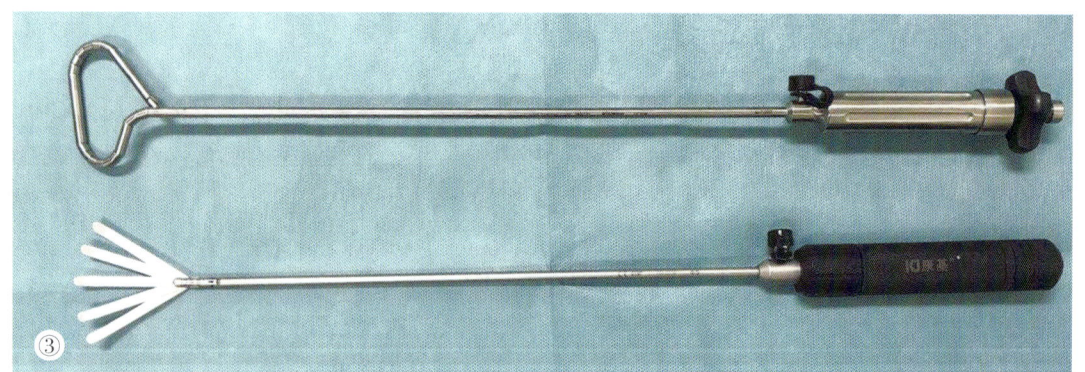

③ "金手指"及扇形拉钩

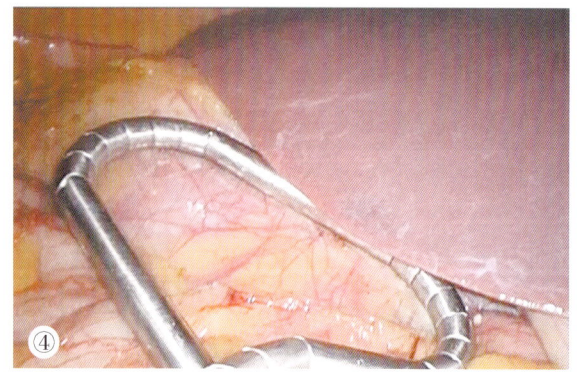 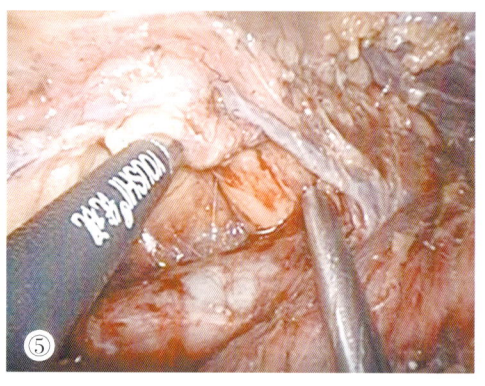

④ 经腹右肾上腺手术使用"金手指"挡肝　　⑤ 经腹手术加长可弯钳辅助暴露

图 6-7　特殊的辅助器械及术中应用

五、磁性腔内暴露

为了减少腹腔镜手术中的腹部穿刺通道数量，减轻"筷子效应"，美国加州 Levita Magnetic 公司研发了一款磁性牵开暴露系统，目前该系统已广泛应用于肾脏手术、前列腺手术等多种手术中。Steinberg 团队详细描述了该系统的使用（图6-8）。

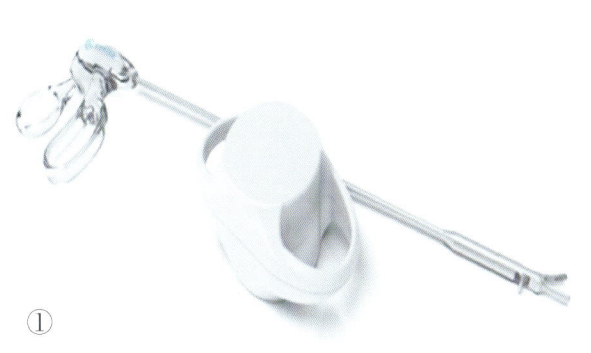

① 磁性腔内暴露器

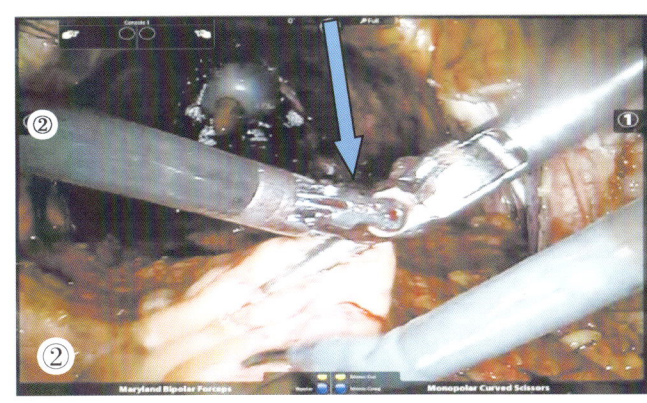

② 磁性暴露器提拉膀胱

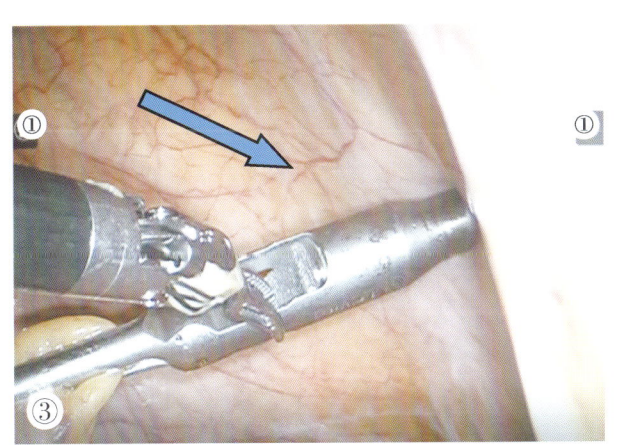

③ 抓取组织并移动到腹壁并被外部磁铁耦合

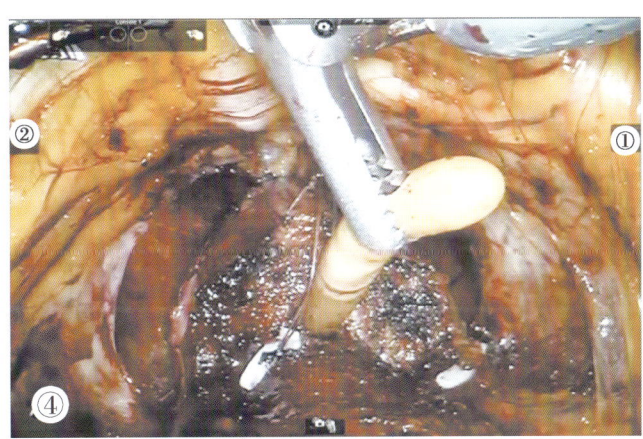

④ 磁性暴露器提拉尿管

图6-8　磁性腔内暴露器及术中应用

(Steinberg et al，2019)

六、增加辅助通道暴露

在使用上述方法均无法获得满意的术中暴露，或术中出现意外情况如术中出血时，可考虑增加辅助通道暴露。通过增加辅助通道，外科团队可以更好地应对单孔腹腔镜手术中的"筷子效应"，从而使手术更加安全，同时获得美容效果。

参考文献

[1] 龚连生，张阳德. 腹腔镜胆道外科手术中腹腔粘连的处理方法[J]. 中国现代医学杂志，2006，16（6）：886-888.

[2] 朱清毅，苏健，袁琳，等. 腔内撑开暴露器在经脐单孔腹腔镜下肾切除术中的应用[J]. 中华泌尿外科杂志，2017，38（3）：192-195.

[3] 鲁欣，张振声，杨波，等. 经尿道途径辅助下单孔腹腔镜猪全膀胱切除加回肠代膀胱术[J]. 第二军医大学学报，2011，32（10）：1065-1068.

[4] 朱清毅，沈露明，魏勇. 经尿道辅助单孔腹腔镜根治性膀胱切除加原位回肠新膀胱术的技术要点（"大家泌尿网"观看手术视频）[J]. 现代泌尿外科杂志，2022，27（10）：801-804.

[5] 魏勇，沈露明，胡海斌，等. 经尿道辅助单孔腹腔镜下根治性膀胱切除联合原位回肠新膀胱术的疗效及安全性[J]. 现代肿瘤医学，2023，31（9）：1706-1711.

[6] Misawa T，Sakamoto T，Ito R，et al. Single-incision laparoscopic splenectomy using the "tug-exposure technique" in adults：Results of ten initial cases[J]. Surgical Endoscopy，2011，25（10）：3222-3227.

[7] SteinbergR L，Johnson B A，Cadeddu J A. Magnetic-assisted robotic surgery to facilitate reduced-port radical prostatectomy[J]. Urology，2019，126：237.

[8] SteinbergR L，Johnson B A，Cadeddu J A. Magnetic-assisted robotic surgery：Initial case series of reduced-port robotic prostatectomy[J]. Journal of Robotic Surgery，2019，13（4）：599-603.

[9] Fulla J，Small A，Kaplan-Marans E，et al. Magnetic-assisted robotic and laparoscopic renal surgery：Initial clinical experience with the levita magnetic surgical system[J]. Journal of Endourology，2020，34（12）：1242-1246.

[10] Gurung P M，Witthaus M，Campbell T，et al. Transvesical versus transabdominal—which is the best approach to bladder diverticulectomy using the single port robotic system? [J]. Urology，2020，142：248.

[11] Yang C H，Lin Y S，Ou Y C，et al. Adult metaplastic hutch diverticulum with robotic-assisted diverticulectomy and reconstruction：A case report[J]. World Journal of Clinical Cases，2020，8（20）：4895-4901.

[12] Ashton A，Soares R，Kusuma V R M，et al. Robotic-assisted bladder diverticulectomy：Point of technique to identify the diverticulum[J]. Journal of Robotic Surgery，2019，13（1）：163-166.

[13] YoshimuraI，Uchida H，Nakayama A，et al. Robot-assisted bladder diverticulectomy sequentially followed by robot-assisted radical prostatectomy：A case series[J]. Journal of Robotic Surgery，2019，13（2）：227-230.

[14] Vedovo F，de Concilio B，Zeccolini G，et al. New technologies for old procedures：When firefly improves

robotic bladder diverticulectomy [J]. International Braz j Urol, 2019, 45 (5): 1080.

[15] Cacciamani G, De Luyk N, De Marco V, et al. Robotic bladder diverticulectomy: Step-by-step extravesical posterior approach—technique and outcomes [J]. Scandinavian Journal of Urology, 2018, 52 (4): 285-290.

[16] Cindolo L, Ingrosso M, Marchioni M, et al. Robot-assisted laparoscopic bladder diverticulectomy and greenlight laser anatomic vaporization of the prostate [J]. International Braz j Urol, 2018, 44 (2): 403-404.

[17] Dobbs R W, Halgrimson W R, Madueke I, et al. Single-port robot-assisted laparoscopic radical prostatectomy: Initial experience and technique with the da vinci© SP platform [J]. BJU International, 2019, 124 (6): 1022-1027.

[18] Vigneswaran H T, Schwarzman L S, Francavilla S, et al. A comparison of perioperative outcomes between single-port and multiport robot-assisted laparoscopic prostatectomy [J]. European Urology, 2020, 77 (6): 671-674.

[19] Robotic-assisted surgery for the treatment of urologic cancers: recent advances. Expert Rev Med Devices, 2020, 17 (6): 579-590.

[20] Kaouk J H, Bertolo R. Single-site robotic platform in clinical practice: First cases in the USA [J]. Minerva Urologica e Nefrologica=the Italian Journal of Urology and Nephrology, 2019, 71 (3): 294-298.

[21] Kaouk J, Garisto J, Eltemamy M, et al. Pure single-site robot-assisted partial nephrectomy using the SP surgical system: Initial clinical experience [J]. Urology, 2019, 124: 282-285.

[22] Amanov E, Nguyen T D, Markmann S, et al. Toward a flexible variable stiffness endoport for single-site partial nephrectomy [J]. Annals of Biomedical Engineering, 2018, 46 (10): 1498-1510.

[23] MauriceM J, Ramirez D, Kaouk J H. Robotic laparoendoscopic single-site retroperitioneal renal surgery: Initial investigation of a purpose-built single-port surgical system [J]. European Urology, 2017, 71 (4): 643-647.

[24] Komninos C, Tuliao P, Koo K C, et al. Obesity is not associated with increased operative complications in single-site robotic partial nephrectomy [J]. Yonsei Medical Journal, 2015, 56 (2): 382-387.

[25] Komninos C, Tuliao P, Rha K H. Current status of robotic laparoendoscopic single-site partial nephrectomy [J]. International Journal of Urology, 2014, 21 (10): 954-959.

[26] Faddegon S, Granberg C, Tan Y K, et al. Minimally invasive pyeloplasty in horseshoe kidneys with ureteropelvic junction obstruction: A case series [J]. International Braz j Urol, 2013, 39 (2): 195-202.

[27] HarrowB R, Bagrodia A, Olweny E O, et al. Renal function after laparoendoscopic single site pyeloplasty [J]. The Journal of Urology, 2013, 190 (2): 565-569.

[28] Seideman C A, Bagrodia A, Gahan J, et al. Robotic-assisted pyeloplasty: Recent developments in efficacy, outcomes, and new techniques [J]. Current Urology Reports, 2013, 14 (1): 37-40.

[29] Cestari A, Buffi N M, Lista G, et al. Feasibility and preliminary clinical outcomes of robotic laparoendoscopic single-site (R-LESS) pyeloplasty using a new single-port platform [J]. European Urology, 2012, 62 (1): 175-179.

[30] Olweny E O, Park S K, Tan Y K, et al. Perioperative comparison of robotic assisted laparoendoscopic single-site (LESS) pyeloplasty versus conventional LESS pyeloplasty [J]. European Urology, 2012, 61 (2): 410-414.

[31] Samarasekera D, Stein R J. Robotic-assisted laparoscopic approaches to the ureter: Pyeloplasty and ureteral reimplantation [J]. Indian Journal of Urology, 2014, 30 (3): 293-299.

[32] Greco F, Pini G, Alba S, et al. Minilaparoendoscopic single-site pyeloplasty: The best compromise between surgeon's ergonomy and patient's cosmesis (IDEAL phase 2a) [J]. European Urology Focus, 2016, 2 (3): 319-326.

[33] Steinberg R L, Johnson B A, Cadeddu J A. Ureteral reconstruction using the DaVinci SP robotic platform: An initial case series [J]. Journal of Endourology Case Reports, 2019, 5 (2): 60-63.

[34] Heo J E, Kang S K, Koh D H, et al. Pure single-site robot-assisted pyeloplasty with the da vinci SP surgical system: Initial experience [J]. Investigative and Clinical Urology, 2019, 60 (4): 326-330.

[35] Kang S K, Jang W S, Kim S W, et al. Robot-assisted laparoscopic single-port pyeloplasty using the da vinci SP© system: Initial experience with a pediatric patient [J]. Journal of Pediatric Urology, 2019, 15 (5): 576-577.

[36] Lim S K, Shin T Y, Kim K H, et al. Laparoendoscopic single-site (LESS) robot-assisted nephroureterectomy: Comparison with conventional multiport technique in the management of upper urinary tract urothelial carcinoma [J]. BJU International, 2014, 114 (1): 90-97.

[37] Bansal D, Cost N G, Bean C M, et al. Comparison of pediatric robotic-assisted laparoscopic nephroureterectomy and laparoendoscopic single-site nephroureterectomy [J]. Urology, 2014, 83 (2): 438-442.

[38] Merseburger A S, Herrmann T R W, Shariat S F, et al. EAU guidelines on robotic and single-site surgery in urology [J]. European Urology, 2013, 64 (2): 277-291.

[39] Park S Y, Rha K H, Autorino R, et al. Laparoendoscopic single-site nephroureterectomy for upper urinary tract urothelial carcinoma: Outcomes of an international multi-institutional study of 101 patients [J]. BJU International, 2013, 112 (5): 610-615.

第七章 手术入径与对策

一、机器人辅助单孔腹腔镜肾部分切除术

(一) 手术入径与步骤

1. 肾动脉阻断下肾部分切除术(经腹膜后途径)

(1) 清脂:首先从上至下清除腹膜后脂肪,辨认肾周筋膜、腹膜反折和腰大肌等解剖标志。

(2) 游离肾动脉及其分支:纵向打开Gerota筋膜及肾周脂肪囊,沿腰大肌向前、上方分离肾脏背侧面,在腰大肌深面识别肾动脉搏动,一般于腰大肌内侧弓状韧带水平位置识别肾门部肾动脉,仔细游离肾动脉,备阻断。

(3) 游离肾脏、显露肿瘤:根据影像学检查提示,在肿瘤病变部位沿肾脏表面打开肾周脂肪直至暴露瘤体,充分游离肿瘤周围的肾周脂肪。需要根据肿瘤的位置和大小,考虑进针角度及缝合的难度,充分游离肾脏。

(4) 阻断肾动脉并切除肿瘤:用Bulldog血管夹阻断肾动脉并开始计时;然后用电剪刀距离肿瘤0.5 cm的正常肾脏组织开始剪除肿瘤,钝性分离和锐性分离相结合,助手持吸引器帮助暴露并吸净创面渗出,保持术野清晰,以利肿瘤完整切除。

(5) 创面缝合:创面彻底止血,将3号臂的双极窗钳更换为持针器,置入2-0倒刺缝线,提前在线尾端固定Hem-o-lok夹1枚,一般采取分层缝合创面。第一层缝合肾髓质;第二层缝合肾皮质,每针穿出肾包膜后收紧缝线并用Hem-o-lok夹固定(如肿瘤位置较表浅,可选择单层缝合;如肿瘤位置较深,存在集合系统破损时则先用3-0倒刺缝线连续缝合关闭集合系统)。缝合完成后移除血管阻断夹,开放夹闭的肾动脉并降低气腹压力(降低至5~8 mmHg)观察创面,确保创面无渗血及活动性出血。

(6) 取出标本、关闭切口:局部创面放置止血纱布,留置腹膜后引流管,取出标本,逐层关闭手术切口。

2. 肾动脉无阻断下肾部分切除术（经腹膜后途径）

（1）清脂：首先从上至下清除腹膜后脂肪，辨认肾周筋膜、腹膜反折和腰大肌等解剖标志。

（2）游离肾脏、显露肿瘤：切开肾 Gerota 筋膜，根据术前影像结果提示，打开肾周脂肪，暴露瘤体，充分游离肿瘤周围的肾周脂肪。

（3）切除肿瘤：用电剪刀距离肿瘤 0.5 cm 的正常肾脏组织先电凝标志切除界限，然后开始切除肿瘤，助手使用吸引器吸除创面的出血，保持视野清楚，完整切除肿瘤。

（4）创面缝合：创面止血，将 3 号臂的双极窗钳更换为持针器，置入 2-0 倒刺缝线，提前在线尾端固定 Hem-o-lok 夹 1 枚，连续缝合创面，穿出肾包膜收紧缝线时可用 Hem-o-lok 夹固定，缝合完成后开放夹闭的肾动脉并降低气腹压力（降低至 5~8 mmHg）观察创面，确保创面无渗血及活动性出血。

（5）取出标本、关闭切口：局部创面放置止血纱布，留置腹膜后引流管，取出标本，关闭手术切口。

3. 分支肾动脉阻断下肾部分切除术（经腹膜后途径）

（1）清脂：首先从上至下清除腹膜后脂肪，辨认肾周筋膜、腹膜反折和腰大肌等解剖标志。

（2）游离肾动脉及其分支：纵向打开 Gerota 筋膜及肾周脂肪囊，沿腰大肌向前、上方分离肾脏背侧面，在腰大肌深面识别肾动脉搏动，于腰大肌弓状韧带水平位置仔细解剖肾动脉，游离肾动脉及其分支。

（3）游离肾脏、显露瘤体：打开肾周脂肪，沿肾脏表面游离，完整暴露出瘤体。

（4）阻断肾动脉分支并切除肿瘤：用 Bulldog 血管夹夹闭供应瘤体的分支并开始计时；然后用电剪刀距离肿瘤 0.5 cm 开始切除肿瘤。

（5）创面缝合：将 3 号臂的双极窗钳更换为持针器，采用 2-0 倒刺缝线连续缝合创面，如存在集合系统损伤时则分层缝合集合系统；缝合完成后开放夹闭的肾动脉分支并降低气腹压力（降低至 5~8 mmHg）观察创面，创面无渗血及活动性出血。

（6）取出标本、关闭切口：局部创面放置止血纱布，留置腹膜后引流管，取出标本，关闭手术切口。

4. 术中超声辅助完全内生性肾肿瘤切除术（经腹膜后途径）

（1）清脂：首先从上至下清除腹膜后脂肪，辨认肾周筋膜、腹膜反折和腰大肌等解剖标志。

（2）游离肾动脉：纵向打开 Gerota 筋膜，沿腰大肌向前、上方分离肾脏背侧面，在腰大肌深面识别肾动脉搏动，一般于腰大肌内侧弓状韧带水平位置仔细解剖可发现肾动脉，仔细游离肾动脉，备阻断。

（3）游离肾脏、定位肿瘤：打开肾周脂肪，沿肾脏表面游离暴露术前影像提示肿瘤部位，进一步充分游离肾脏。

术中腔内超声定位：腔内超声探头经 Trocar 伸入，于肾脏表面进行探查，首先确定肿瘤位置并判断肿瘤大小及深度，之后用电剪刀于肿瘤周围 0.5 cm 予电凝作标记（图 1-3）。

（4）阻断肾动脉并切除肿瘤：用 Bulldog 血管夹夹闭肾动脉并开始计时；然后用电剪刀肾表面标记的位置切开肿瘤表面肾实质，呈"球冠状"完整切除肿瘤。

(5)创面缝合:将3号臂的双极窗钳更换为持针器,置入2-0倒刺缝线,提前在线尾端固定Hem-o-lok夹1枚,分层缝合创面,第一层缝合肾髓质,第二层缝合肾皮质全层,每针穿出肾包膜后收紧缝线并用Hem-o-lok夹固定。

(6)取出标本、关闭切口:局部创面放置止血纱布,留置腹膜后引流管,取出标本,关闭手术切口。

(二)术后处理

(1)术后心电监护,监测呼吸、血压、脉搏等生命体征;观察伤口引流管的引流量,引流量大并且为鲜红的血液,若伴有生命体征的不稳定,要考虑到术后大出血的可能,应积极处理。

(2)术后严格卧床1~2周,3个月内不宜进行剧烈活动或重体力劳动。

(3)如果出现尿瘘,应该保持引流管通畅并放置输尿管支架管和导尿管。

二、机器人辅助单孔腹腔镜根治性半尿路切除术

(一)手术入径与步骤

1. 根治性半尿路切除术(经腹膜外途径)

(1)清脂:从上至下清除腹膜后脂肪,辨认肾周筋膜、腹膜反折和腰大肌等解剖标志。

(2)游离肾门部:纵向打开Gerota筋膜,沿腰大肌表面向前、上方分离肾脏背侧面,于肾下极水平解剖暴露出输尿管,Hem-o-lok夹闭输尿管;然后在腰大肌深面识别肾动脉搏动,一般于腰大肌弓状韧带水平位置解剖可发现肾动脉,仔细游离肾动脉,确认无误后使用Hem-o-lok将肾动脉夹闭后离断,游离肾门部时应注意有无肾异位动脉,如发现异位动脉处理方法同上;然后进一步游离并暴露位于动脉下方的肾静脉,游离肾静脉后同样使用Hem-o-lok夹闭后离断。

(3)游离肾脏:沿肾门部间隙进一步游离肾脏背侧,向上至隔下,向下至髂窝水平;沿Gerota筋膜内侧向肾脏腹侧的肾旁前间隙游离,如果有迷走血管用Hem-o-lok予以结扎离断,继续向腹侧和下极游离并与背侧会合;最后从肾上腺的外侧缘开始游离肾上极,完整保留肾上腺;向下推压肾上极,完全游离肾脏;降低气腹压力(降低到5~8 mmHg)检查手术区域无明显出血。

(4)调整体位,转换机位:撤出机械臂和镜头,调整手术床使患者头低脚高30°、健侧斜卧位45°,180°转换机械臂,镜头向脚侧30°朝上,重新定泊。

(5)游离并切除输尿管:充分游离输尿管全长至膀胱壁内段,距离输尿管膀胱连接处0.5 cm,袖套状切除部分膀胱,并予3-0倒刺线缝合膀胱,检查手术区域并止血。

(6)取出标本、缝合切口:腹膜后膀胱壁缝合处及肾窝处各放置引流管1根,从腰部切口引出并妥善固定,将标本装入标本袋后,根据标本的大小决定是否扩大腰部切口,将标本从腰部切口完整取出。仔细逐层关闭手术切口。

2. 根治性全尿路切除术（经腹腔途径）

（1）显露 Gerota 筋膜：首先沿 Toldt 线打开侧腹膜，右肾切除时由髂血管直至结肠肝曲，将结肠从 Gerota 筋膜向前内侧推开，完全显露 Gerota 筋膜，随后打开 Gerota 筋膜；游离结肠后应注意深部的十二指肠及腔静脉。若肝脏遮挡明显，可用"金手指"托起肝脏下缘暴露视野，或者置入腔内撑开暴露器，帮助暴露手术视野。

（2）游离输尿管：于髂血管旁游离出患侧输尿管，予 Hem-o-lok 夹闭输尿管，后继续沿输尿管向上游离至肾下极水平。

（3）解剖输尿管中下段：向下游离输尿管，充分游离输尿管至膀胱入口处，并距离输尿管开口 0.5 cm 袖套状切除输尿管开口处部分膀胱壁。

（4）缝合膀胱切口：评估手术难易程度，如有暴露困难此时可选择经尿道膀胱置入辅助通道，手术无暴露困难，选择用 3-0 倒刺缝线全层缝合膀胱切口处。

（5）调整体位、转换机位：调整体位，取头高脚低位，180°转换机器人机械臂的机位，重新定泊。随后将输尿管的近端提起来，向肾门部分离，此时可以清楚显露出来肾动脉和肾静脉继续游离肾脏的其余部分，如果有迷走血管用 Hem-o-lok 予以结扎离断，直至整个肾脏完全游离。

（6）肾门的处理：在肾门部分离肾血管的过程中肾静脉是位于肾动脉的前方，可以提起输尿管，首先将肾脏下极和背侧充分游离，然后从肾静脉的后方再将肾动脉解剖出来并用 Hem-o-lok 夹闭，然后分离出肾静脉用 Hem-o-lok 夹闭并离断，解剖肾血管有困难时可考虑使用直线切割闭合器将肾动静脉整体处理；继续游离患侧肾脏，将标本整体切除并置入标本袋内。

（7）取出标本：分别在肾窝及盆腔各放置引流管 1 根，从脐部切口引出，并妥善固定，根据标本的大小决定是否扩大脐部切口，将标本从脐部切口完整取出，肾周脂肪较多时可在标本袋内将肾周脂肪清除后取出标本。

3. 根治性全尿路切除术（经腹腔途径＋尿道辅助暴露）

（1）游离输尿管下段：沿 Toldt 线打开侧腹膜，将结肠从 Gerota 筋膜向前内侧推开，于髂血管旁游离出输尿管，继续向下游离输尿管，充分游离输尿管至膀胱入口处，予 Hem-o-lock 夹夹闭下端输尿管，并距离输尿管开口 0.5 cm 袖套状切除输尿管开口处部分膀胱壁。

（2）置入经尿道辅助通道：在膀胱镜直视下经尿道及膀胱切口置入斑马导丝至腹腔内，沿导丝置入自制经尿道辅助通道至盆腔。

（3）经尿道辅助暴露、逆行切除肾及输尿管：调整体位，取头高脚低位，180°转换机器人机械臂的机位，在经尿道途径辅助暴露下，自下而上逆行游离输尿管至肾盂，再分别游离肾脏的腹侧及背侧，解剖出肾脏血管，用电动切割闭合器切割或 Hem-o-lok 夹处理可靠，继续充分游离肾脏。

（4）缝合膀胱切口：调整体位，再次取头低脚高位，180°重新转换机器人机械臂的机位，撤出经尿道辅助通道，并用 3-0 倒刺线全层缝合膀胱。

（5）取出标本、缝合切口：分别在肾窝及盆腔放置引流管各 1 根，从脐部切口引出，妥善固定，将标本装入标本袋后取出。

(二) 术后处理

(1) 术后监测患者血压、心跳、呼吸，记录引流管引流量，记录 24 小时尿量。

(2) 术后禁食，肠道恢复通气后可少量进食流质。

(3) 引流管的引流量少于 20 ml 时可以拔除。一般先拔除肾窝处引流管；另一根引流管等一周左右拔除导尿管后再予以拔除。

三、机器人辅助单孔腹腔镜全膀胱根治性切除术

(一) 手术入径与步骤

(1) 游离双侧输尿管：探查腹腔，先于右侧髂血管分叉处打开侧腹膜，寻及右侧输尿管，电剪刀向下锐性游离至输尿管膀胱连接处，向上游离至跨越髂血管上方 2 cm 处，距离右输尿管下段膀胱壁处予 Hom-o-lok 结扎。同法游离、处理左输尿管。

(2) 分离膀胱及前列腺：从膀胱后壁与腹膜间隙游离膀胱后壁至膀胱直肠间隙至前列腺尖部，同时游离双侧精囊；然后于脐内侧皱襞之间切开腹膜，分离膀胱前壁及侧壁，用电剪分离膀胱前壁间隙，向前游离至前列腺表面，清除表面的脂肪组织；在前列腺两侧切开盆侧筋膜，沿耻骨方向扩大切口至耻骨联合，显露前列腺尖部，2-0 倒刺缝线缝扎背侧血管复合体。

游离膀胱两侧壁，沿着髂内动脉游离膀胱上动脉，用 Hem-o-lok 夹闭后离断。向前列腺方向游离并切断输精管，牵拉其远端游离精囊将输精管、精囊腺提起，紧靠输精管壶腹部和精囊腺切开 Denovillier 筋膜并分离 Denovillier 间隙；牵住输精管将膀胱向对侧牵拉，膀胱侧韧带用 Hem-o-lok 夹闭后离断，将前列腺侧韧带完全离断至前列腺尖部；抽出导尿管，Hem-o-lok 夹闭尿道后在远端切断尿道，远端尿道予以缝扎，需要行尿道途径辅助时可不予缝扎，留置尿管亦可。

(3) 清扫淋巴结：分别清扫两侧盆腔淋巴结，范围至少包括髂总淋巴结、髂内淋巴结和闭孔淋巴结，清扫双侧淋巴结时操作一定要特别仔细，避免闭孔神经及血管损伤。

必要时使用经尿道辅助器械，助手从尿道置入自制辅助通道，置入无损伤钳或吸引器辅助暴露，先清扫右侧淋巴结：沿右侧髂外动脉表面切开腹膜，向上方至近内环部，头侧至髂总动脉分叉处；打开髂外动脉血管鞘，单极电剪刀仔细游离髂外动脉和髂总动脉前面与外侧的淋巴脂肪组织，注意保护生殖股神经；然后打开右侧髂内动脉血管鞘，仔细游离髂内动脉主干，沿髂内动脉游离并结扎切断其分支（脐动脉与膀胱上动脉），清扫右侧髂内动脉周围淋巴脂肪组织；切开右侧髂外静脉血管鞘，仔细游离髂外静脉内侧的淋巴结脂肪组织，向髂外静脉后方和远端继续游离直至耻骨支，游离过程中避免损伤闭孔神经，仔细游离闭孔神经、闭孔血管，向下清扫闭孔淋巴结脂肪组织。同法清扫左侧淋巴结。

(二) 不同术式处理

1. 女性根治性膀胱切除不同点

分离双侧输尿管同男性患者相关处理。分离输尿管后，在内环口附近切断子宫圆韧带，提起子

宫角，在输卵管伞及卵巢外侧切开卵巢韧带。在卵巢内侧游离阔韧带，并保留卵巢血供；在子宫颈两侧离断子宫动脉，将子宫拉向对侧，切断主韧带，将子宫移向前方暴露骶韧带，充分电凝后切断，输卵管和卵巢拉向前上方，显露子宫后方空间，于基底部切断阔韧带及切开腹膜，切口横过子宫直肠窝前壁；游离膀胱前壁、离断输尿管及膀胱侧韧带同男性患者，分离至膀胱颈部两侧，紧贴子宫颈切开阴道穹窿部两侧，环绕子宫颈横断阴道穹窿部后壁；离断膀胱颈部同男性患者相关处理，于阴道穹窿部切断阴道前壁，将膀胱、子宫及附件一并切除。3-0 可吸收线缝合关闭阴道开口。

2. 双侧输尿管同侧腹壁造口

局部创面彻底止血，查无活动出血，放置止血纱布，3-0 倒刺线闭合尿道残端，撤除机械臂，经脐部单孔通道将膀胱标本取出体外，拔除 4 号臂 12 mm 通道。

将双侧输尿管于扣夹夹闭处剪断，从右侧 4 号臂 12 mm 通道位置造口处拉出体外，注意输尿管无扭曲、成角，保持 1 cm 长输尿管露出腹壁皮肤；置入 F8 单 J 管作输尿管支架，用 5-0 可吸收线固定输尿管于腹外斜肌腱膜两针；将两侧输尿管各剪开约 0.5 cm 后 V 型缝合，然后将合并的开口用 5-0 可吸收线与腹壁皮肤乳头型外翻缝合，完成后直接粘贴造口袋。

3. 回肠膀胱术（Bricker）

经手术切口通道取出膀胱，离断双侧输尿管，残端送术中病理。并将回肠提出体外，距回盲部 15 cm 向近端取约 20 cm 回肠，注意保护系膜血供；用直线切割闭合器将回肠断端侧侧吻合恢复肠道连续性后放回腹腔；碘伏彻底冲洗截取肠管后，将左侧输尿管用 4-0 可吸收线吻合在肠管系膜对侧缘，并置入 F8 的输尿管支架，同法完成右侧输尿管吻合；将回肠输出道远端开口从右下腹造口处拖出并外翻缝合，完成回肠膀胱输出道的腹壁造口，其内置入 F20 的蕈状引流管。

4. 回肠原位膀胱术

将回肠提出体外，距回盲部 20 cm 向近端选择 50 cm 回肠，保留肠系膜血管，用直线切割闭合器将回肠残端行侧侧吻合恢复肠道连续性，间断吻合肠系膜切缘，放入腹腔；将游离的回肠沿管腔纵轴切开去管化，肠道切缘以 2-0 可吸收线连续锁边缝合，吻合成 U 型新膀胱，其内置入 F20 的蕈状引流管，远端适当缩窄形成膀胱颈口；在新膀胱右侧壁切开约 0.6 cm，将右侧输尿管拉入新膀胱内，4-0 可吸收线将输尿管末端与新膀胱黏膜及肌层间断缝合固定，管壁与新膀胱浆膜间断缝合 6 针固定。同法吻合左侧输尿管。两侧输尿管开口分别插入 F6 双 J 管；将新膀胱放入腹腔内，机器人辅助下行远端与膜部尿道 3-0 倒刺可吸收线作连续缝合可靠，重新留置 F22 三腔尿管，水囊注水 20 ml，牵引尿管并适当固定。

（三）术后处理

（1）一般处理：禁食，持续胃肠减压至胃肠功能恢复，监测各种生命体征。

（2）予以控制革兰阴性菌为主的抗生素，积极纠正并维持酸、碱、水、电解质平衡。

（3）营养支持：估计术后短期内不能恢复口服饮食的患者，应给予肠外营养。

（4）维持各引流管的畅通，生理盐水间断代膀胱冲洗 5~7 天；原位膀胱患者 1 周左右拔除腹腔引流管，2 周左右拔除导尿管，2 个月后拔除双 J 管；回肠造口患者 1 周左右拔除腹腔引流管，4 周左右拔除输尿管支架管；输尿管造口患者腹腔引流少于 20 ml 时拔除腹腔引流管。

四、机器人辅助单孔腹腔镜前列腺根治性切除术

(一) 手术入径与步骤

1. 中叶突出前列腺根治性切除术(经腹膜外途径)

(1) 分离耻骨后间隙:游离 Retzius 间隙,用电剪刀将膀胱颈及前列腺表面的脂肪及结缔组织充分的清除,以利于前列腺尖部及膀胱颈部解剖。显露盆内筋膜、耻骨前列腺韧带、耻骨弓等解剖标志。

(2) 切开盆内筋膜:沿着两侧的盆壁在靠近前列腺侧面的位置用电剪刀切开盆内筋膜;将盆内筋膜切开扩大至耻骨前列腺韧带,在靠近耻骨前列腺韧带附着于耻骨的位置将耻骨前列腺韧带予以切断,显露背侧静脉复合体;切断耻骨前列腺韧带时要紧贴耻骨且不宜过深,以防损伤背侧静脉复合体。

(3) 缝扎背静脉复合体(DVC):助手于尿道内放置 F24 金属尿道探条,并向后方轻轻按压使得背静脉复合体在金属探子按压的张力下伸直利于缝合;使用 2-0 可吸收缝线的弯针对静脉复合体进行 8 字缝扎。

(4) 横断膀胱颈:在前列腺膀胱连接部 12 点位置用机器人单极电剪刀横行切开,在膀胱颈部肌纤维与前列腺腺体之间的平面向下和两侧钝锐性游离,横断膀胱颈前壁后暴露尿道并退出导尿管,经尿道置入 F20 金属尿道探条,用探条向上翘起牵引前列腺,使膀胱颈后唇与前列腺之间有一定的层次;仔细辨认双侧输尿管开口以防误伤,在输尿管开口与前列腺之间横断膀胱颈后壁。

(5) 前列腺中叶突出的处理:在术前影像学的基础上,了解中叶突出程度;打开膀胱颈前壁后,使用金属尿道探条将前列腺挑起,先解剖膀胱颈两侧,再用双极窗钳向上提起突出的前列腺中叶,仔细观察输尿管开口的位置,沿突出的中叶边缘仔细剥离腺体至膀胱颈完全离断;游离过程中注意保护双侧输尿管开口,术前放置双侧输尿管内支架有助于避免输尿管损伤。如膀胱颈口较大,需做"网拍"样缝合或"鱼嘴"样缝合加以重建。

(6) 游离双侧输精管和精囊:切开膀胱颈后唇,继续向深部分离脂肪结缔组织,显露双侧的输精管和精囊腺;电凝与输精管伴行的小动脉后切断两侧的输精管,提起远端输精管残端持续向头侧牵引,助手使用吸引器将膀胱颈朝下按压,同时间断吸引尿液,游离精囊,并可通过将尿道扩张条上提或左右摆动,以更好地暴露双侧精囊腺。

(7) 分离前列腺背侧:将游离后的精囊提起,在近精囊基底部水平切开狄氏筋膜,钝性分离前列腺和直肠前间隙。沿直肠前间隙向深部水平分离,注意避免损伤直肠。

(8) 分离结扎前列腺侧韧带:将精囊和输精管向前上方提起可显露前列腺的血管束,从前列腺侧后方分离前列腺血管束,用 Hem-o-lok 结扎后离断。紧贴前列腺包膜离断前列腺侧韧带直至前列腺尖部。

(9) 横断背深静脉丛、尿道及前列腺尖部:使用电剪刀切断已经结扎的背深静脉丛;显露尿道,剪断尿道前壁。经尿道辅助向前及两侧牵拉前列腺显露尿道侧壁及后壁;紧贴前列腺尖部切

断尿道。

（10）膀胱尿道吻合：吻合前应仔细观察膀胱颈口与双侧输尿管开口的距离，避免缝扎双侧输尿管开口。采用 3-0 可吸收倒刺缝线连续缝合进行尿道膀胱吻合，在缝合过程中助手使用金属尿道探条帮助辨认尿道切缘及确认缝合位置，可通过调整金属尿道帮助术者暴露最佳缝合角度；从 5 点处开始缝合后壁，缝合 3~4 针后收紧缝线。放置 F22 三腔气囊导尿管，继续连续缝合前壁，缝合完成后再次收紧缝线，吻合完成后行膀胱注水试验测漏。

（11）取出标本、关闭手术切口：将前列腺标本经过脐部切口取出，放置盆腔引流管 1 根。手术切口应予以分层缝合，皮肤表面以 4-0 微荞线褥式缝合。

2. 机器人单孔腹腔镜前列腺癌根治术（全尿道保留技术）

（1）分离耻骨后间隙：游离 Retzius 间隙，将膀胱颈及前列腺表面的脂肪及结缔组织充分的清除，以利于前列腺尖部及膀胱颈部解剖，显露盆内筋膜、耻骨前列腺韧带、耻骨弓等解剖标志。

（2）切开盆内筋膜：沿着两侧的盆壁在靠近前列腺侧面的位置切开盆内筋膜；将盆内筋膜切开扩大至耻骨前列腺韧带，在靠近耻骨前列腺韧带附着于耻骨的位置将耻骨前列腺韧带予以切断，显露背侧静脉复合体；切断耻骨前列腺韧带时要紧贴耻骨且不宜过深，以防损伤背侧静脉复合体。

（3）缝扎背静脉复合体（DVC）：2-0 V-Loc 倒刺线对背静脉复合体进行 8 字缝扎。

（4）保留全尿道：① 沿着垂直平面解剖性分离前列腺与膀胱颈，并向两侧延伸。沿解剖层面分离射精管后结扎，于筋膜外分离侧韧带（如需保留性神经则在筋膜内分离）并用 Hem-o-lok 结扎，直至前列腺尖部；② 显露双侧的输精管和精囊，切断两侧的输精管，提起远端输精管残端持续向头侧牵引，游离精囊；③ 沿侧方用腹腔镜电铲或自制铲状装置钝性分离前列腺后壁与 Denonvilliers 筋膜，完全游离前列腺后壁；尿道前列腺底部用铲状装置缓慢钝性预分离，随后分离暴露尖部尿道，沿前列腺两侧叶前壁连接处纵行切开，钝锐性结合缓慢分离尿道侧方的前列腺组织；④ 沿尿道后方将前列腺两侧叶拖至同一侧，暴露射精管后凝切或缝合，取出前列腺组织，自尿管注入亚甲蓝，行尿道测漏试验，如发现尿道损伤，以 4-0 可吸收线缝合。

（5）取出标本、关闭手术切口：将前列腺标本经单孔切口取出，放置盆腔引流管，关闭手术切口。

3. 机器人单孔腹腔镜前列腺癌根治术（脱套式功能尿道保留技术）

（1）分离耻骨后间隙：游离 Retzius 间隙，将膀胱颈及前列腺表面的脂肪及结缔组织充分的清除，以利于前列腺尖部及膀胱颈部解剖。显露盆内筋膜、耻骨前列腺韧带、耻骨弓等解剖标志。

（2）切开盆内筋膜：沿着两侧的盆壁在靠近前列腺侧面的位置切开盆内筋膜；将盆内筋膜切开扩大至耻骨前列腺韧带，在靠近耻骨前列腺韧带附着于耻骨的位置将耻骨前列腺韧带予以切断，显露背侧静脉复合体；切断耻骨前列腺韧带时要紧贴耻骨且不宜过深，以防损伤背侧静脉复合体。

（3）缝扎背静脉复合体（DVC）：2-0 V-Loc 倒刺线对背静脉复合体进行 8 字缝扎。

(4) 脱套法保留尿道：① 沿着垂直平面解剖性分离前列腺与膀胱颈，暴露尿道，沿尿道表面用"自制小铲"钝性分离；② 显露双侧的输精管和精囊，切断两侧的输精管，提起远端输精管残端持续向头侧牵引，游离精囊；于筋膜外分离侧韧带（如需保留性神经则在筋膜内分离）并用 Hem-o-lok 结扎，直至前列腺尖部；将游离后的精囊提起，在近精囊基底部水平切开狄氏筋膜，钝性分离前列腺背侧和直肠前间隙；③ 暴露前列腺尖部尿道，继续用"自制小铲"钝性分离，直至前列腺完全脱套。测量全尿道长度，分别于基底部和尖部离断尿道，完全保留功能尿道。

(5) 尿道端端吻合：采用 3-0 可吸收倒刺缝线连续缝合尿道，在缝合过程中助手使用金属尿道探条帮助辨认尿道切缘及确认缝合位置，可通过调整金属尿道帮助术者暴露最佳缝合角度；从 5 点处开始缝合后壁，缝合 3~4 针后收紧缝线。放置 F22 三腔气囊导尿管，继续连续缝合前壁，缝合完成后再次收紧缝线，吻合完成后行膀胱注水试验测漏。

(6) 取出标本、关闭手术切口：将前列腺标本经单孔切口取出，放置盆腔引流管，关闭手术切口。

4. 机器人单孔腹腔镜前列腺根治性切除术（经腹腔途径）

(1) 耻骨后间隙分离：打开膀胱前壁腹膜，横断脐尿管，游离 Retzius 间隙至前列腺尖部。将膀胱颈及前列腺表面的脂肪组织充分清除。

(2) 切开盆内筋膜：沿着两侧的盆壁在靠近前列腺侧面的位置用打开盆内筋膜；将盆内筋膜切开扩大至耻骨前列腺韧带，在靠近耻骨前列腺韧带附着于耻骨的位置予以切断，显露背侧静脉复合体。

(3) 缝扎背静脉复合体（DVC）：2-0 可吸收缝线的弯针对静脉复合体进行 8 字缝扎可靠。

(4) 横断膀胱颈：使用电剪刀横断膀胱颈前壁，解剖出尿道并退出尿管，经尿道置入 F20 金属尿道探条，用探条向上挑起前列腺。仔细解剖膀胱颈部尿道，横断膀胱颈后壁。

(5) 游离双侧输精管和精囊：游离输精管后切断，将远端输精管残端持续向头侧牵引，游离精囊，此时可通过将尿道扩张条上提或左右摆动，以更好地暴露双侧精囊腺；将游离后的精囊提起，切开狄氏筋膜后层，钝性分离前列腺和直肠前间隙。如前列腺体积偏大（大于 50 g），解剖前列腺后方及精囊往往比较困难，此时不可勉强操作以免损伤直肠，可待前列腺尖部离断后，经尿道途径置入 Trocar，逆行切除前列腺。

(6) 分离结扎前列腺侧韧带：将精囊和输精管向前上方提起，从前列腺侧后方分离，用 Hem-o-lok 结扎前列腺侧韧带后切断。

(7) 离断背深静脉丛、尿道及前列腺尖部：用电剪刀切断已经结扎的背深静脉丛。解剖出尿道，剪断尿道前壁；经尿道辅助向前及两侧牵拉前列腺显露尿道侧壁及后壁，紧贴前列腺尖部切断尿道；通过尿道插入自制的专用尿道 Trocar，置入器械逆行将前列腺尖部后方与直肠之间尚未分离开的组织完全分离，使前列腺及双侧精囊完全游离，置入标本袋内放置在不影响操作的髂窝内，待手术结束时取出。

(8) 盆腔淋巴结清扫：从尿道置入自制通道，置入无损伤钳或吸引器辅助暴露，先清扫右侧淋巴结；沿右侧髂外动脉表面切开腹膜至膀胱外侧壁水平，向头侧打开髂总动脉血管鞘至分叉处，充分显露髂总动脉分叉及内侧髂内静脉；打开髂外动脉血管鞘，单极电剪刀仔细游离髂外动脉和髂总动脉前面与外侧的淋巴脂肪组织；于右侧髂外动脉的内下方仔细游离髂外动脉外侧淋巴脂肪组织，清扫过程中注意保留生殖股神经；然后打开右侧髂内动脉血管鞘，仔细游离髂内动脉主干，沿髂内动脉游离其分支（脐动脉与膀胱上动脉），清扫右侧髂内动脉周围淋巴脂肪组织；切开右侧髂外静脉血管鞘，仔细游离髂外静脉内侧的淋巴结脂肪组织，向髂外静脉后方和远端继续游离直至耻骨支，游离过程中避免损伤闭孔神经。仔细游离闭孔神经、闭孔血管，向下清扫闭孔淋巴结脂肪组织，同法清扫左侧淋巴结。

（9）膀胱尿道吻合：采用 3-0 可吸收倒刺缝线连续缝合，吻合膀胱和尿道，从 5 点处开始缝合后壁，缝合 3~4 针后退出尿道辅助 Trocar，放置 F22 三腔气囊导尿管，继续缝合余下的吻合口，收紧缝线，适当牵引导尿管，膀胱注水测漏。

（10）取出标本关闭脐部手术切口：将切除的前列腺标本经过脐部切口取出，放置盆腔引流管 1 根。

(二) 术后处理

（1）术后常规生命体征检测，保持水、电解质平衡。使用抗生素预防感染。
（2）术后禁食至肠功能恢复，腹膜外途径术后第一天可少量进食。
（3）保持引流管通畅，观察每日的引流量，24 小时引流液小于 20 ml 时可以拔除。
（4）保持导尿管至术后 2 周左右拔除。

(三) 术中要点

（1）打开盆侧筋膜时不宜与前列腺包膜过近，以免损伤包膜下血管后发生严重出血。
（2）如果前列腺中叶突出比较明显，可先将膀胱颈部两侧的组织分离，然后再解剖膀胱颈的后壁，可获得较好的暴露。
（3）如果前列腺体积较大后方暴露欠佳时，可稍微游离双侧精囊腺，不必勉强充分游离，通过尿道途径辅助逆行解剖前列腺尖部及精囊腺，可极大简化操作，降低直肠损伤风险。
（4）吻合时如张力较大，可降低气腹压力（降低到 8 mmHg）或者经尿道辅助将膀胱颈口向下方适当牵拉减张后再行缝合。
（5）清扫淋巴结时需先确认同侧输尿管；发生闭孔反射时，在要求麻醉加强肌松的同时，尽量使用双极电凝，然后再用剪刀剪开，可有效避免。

五、机器人辅助单孔腹腔镜左侧供肾取出术（经腹膜后途径）

(一) 手术步骤

（1）清脂：首先从上而下整块清除腹膜后脂肪并翻转至髂窝，显露肾周筋膜、腹膜反折和腰大肌等解剖标志。
（2）游离肾、输尿管及肾血管：纵向打开 Gerota 筋膜，紧贴腰大肌前方肾下极平面寻及输尿管，向下游离输尿管至髂前上棘髂总水平，注意保护输尿管血供，保留输尿管周围组织，此时不离断输尿管；切开肾周脂肪囊，沿肾包膜表面充分游离肾脏，保留肾上极暂不离断（悬吊固定作用)。沿腰大肌游离左侧肾窦周围组织,注意结扎淋巴管,防止淋巴漏。在腰大肌内侧弓状韧带水平识别肾门部肾动脉,打开肾动脉鞘,向近心端游离肾动脉至腹主动脉根部;解剖肾静脉,首先于肾静脉下方充分游离性腺静脉,使用 3 枚 Hem-o-lok 夹闭后离断。然后于肾静脉内上方暴露左肾上腺中央静脉,同法使用 3 枚 Hem-o-lok 夹闭后离断。继续沿肾包膜游离肾上极,保留肾上腺。在输尿管与髂血管交界处离断输尿管;进一步处理肾蒂血管,于肾动脉近心端,腹主动脉根部上 1 枚钛夹、2 枚 Hem-o-lok 夹闭后离断,尽可能保留足够的肾动脉长度。将已充分游离的肾静脉近心端上 2 枚 Hem-o-lok 夹闭后离断,注意保留足够的肾静脉长度。

(3) 最后通过单孔切口将供肾取出进行体外灌注。

(二) 术后处理

(1) 术后密切监测患者血压、心率及呼吸等生命体征,记 24 小时引流管引流量及尿量。

(2) 术后 8 小时后可饮少量温水,无不适可酌情进食流质。

(3) 术后 72 小时引流管的引流量少于 20 ml 时可酌情予拔除。

第八章 术中出血处理

腹腔镜手术以其微创性、加速康复和减少创伤而受到患者的广泛欢迎，目前已经成为多数泌尿外科手术的首选方式，但术中血管损伤导致的出血，仍然是腹腔镜手术面临的一个棘手问题。根据调查显示，血管损伤在泌尿外科腹腔镜手术中的总体发生率介于0.5%~3%之间。

根据出血来源的不同，腹腔镜手术中的出血情况一般可以分为以下三种类型：渗血、静脉出血和动脉出血，对每种类型的出血通常需要采取不同的处理方法。① 渗血：通常源自细小血管和小静脉的微小破口。处理渗血，可采用压迫止血及双极电凝止血。对于小血管破口，轻度的手术区域压迫可能足以止血。对于难以通过压迫止血的情况，可以使用双极电凝止血来封闭小血管或小静脉，防止继续出血。② 静脉出血：相对于渗血，静脉出血可能涉及较大的静脉，需要更慎重地处理。静脉性出血可通过升高气腹压力减缓出血速度。在升高腹腔内压后，可以进行手术区域的压迫，以确认静脉破损的大小和位置，然后选择合适的止血方法。③ 动脉出血：较大的动脉出血是一种严重的情况，需要迅速而有效地处理。

一、术中动脉出血处理

大血管损伤是腹腔镜术中最危险的并发症之一。随着腹腔镜技术的普及，越来越多的医生可能在术中面对大血管损伤的困境和挑战。在剥离、切割脂肪和结缔组织过程中，一些因素可能导致大血管的损伤，如术前未仔细研究影像片，未将影像与实际手术区域充分结合，或操作不够谨慎，这些情况会使血管损伤的风险升高。在未完全探明的区域不正确使用超声刀、电钩等器械，或者过度用力牵拉纤维结缔组织，这些因素都可能在大血管显露之前就导致严重的出血，最终导致手术区域的失控。

肾动脉、肾脏以下的主动脉和髂动脉是泌尿系手术中损伤风险较高的大动脉。与静脉不同的是，大多数腹膜后泌尿系统肿瘤与动脉结构位置相近，但通常不发生浸润。外科医生需要对手术解剖和侧支循环牢固掌握。肠系膜上动脉的侧支循环是纤细的，一旦损伤后出血，必须对该血管进行修复。肠系膜上动脉损伤案例已有报道，其结果往往是灾难性的，会导致肠坏死和死亡。

在腹腔镜手术中，如果不慎损伤了较大的动脉，导致血液迅速涌出并使视野变得模糊，应采取冷静而迅速的措施来应对情况。以下是可以选择的处理方法：

① 钳夹或使用吸引器或使用纱布压迫止血：有学者认为血管出血后迅速而正确的钳夹血管出血点来控制出血尤为关键。若无法辨认出血点，切忌盲目"乱夹"，不要慌乱，应立即使用吸引器将创面上的血液迅速吸净，以尽量恢复视野的清晰度。如果吸引器吸引不能保持视野清晰，可放置纱布来轻压出血部位，以临时止血。可以运用腔镜纱布对出血点进行压迫，并结合吸引器吸引等方法，同时增加腹腔内气压以增大操作空间。对出血点进行压迫的同时间断进行吸引器吸引，以维持手术区域的清晰视野。待情况稳定后，逐渐移开纱布以重新辨认出血部位。需要注意的是：持续抽吸可能会减低腹腔内的压力，从而可能加剧出血。

② 仔细辨认出血部位：一旦视野清晰，需要仔细辨认出血部位，这有助于确定出血的原因和程度。先前的学者提出评估出血严重程度的标准如下：0级，快速持续出血，危及生命的动脉或猛烈的出血；1级，缓慢出血/渗血，需要加强止血的持续伤口出血；2级，轻微渗血，可自行止血或仅需按压止血的出血；3级，无活动性出血。需要注意的是：如果在手术过程中出现严重的大量出血，术野即刻丢失，难以在短时间内控制止血，必须严密监测患者的生命体征，并做好迅速进行开放手术的准备以确保患者的安全。必要时请血管外科医师术中协助处理。

③ 用分离钳夹闭或缩小血管破口：如果能够明确出血的来源，可以使用分离钳夹闭或缩小血管破口，以减少出血量。但在进行此步骤时，切忌在辨认不清楚的情况下盲目采取行动，这样容易加重现有血管损伤或造成新的损伤。

④ 增加穿刺孔：术野暴露不佳或需要下一步操作如腔镜下缝合的情况下，可以考虑增加腹腔镜穿刺孔，便于术者或助手更好地暴露和处理出血部位。

⑤ 腔镜下修复血管：应结合患者的病情、血管损伤的程度、术者经验和水平，评估远期获益与术中风险，来决定使用钛夹、Hem-o-lok夹闭或腔镜下对血管损伤进行缝合修补。修补血管时，应尽量沿血管纵轴方向进针缝合血管，避免因血管腔狭窄，影响脏器的血液供应。如为动脉破裂出血，可先用动脉血管钳夹闭血管破口上下两端。先夹闭近心端，后夹闭远心端，出血得到控制后，使用4-0血管缝线行8字缝合或连续缝合血管破口。必要时可将氧化纤维素止血纱布填压在受损血管壁处。

动脉出血案例及处理见图8-1。

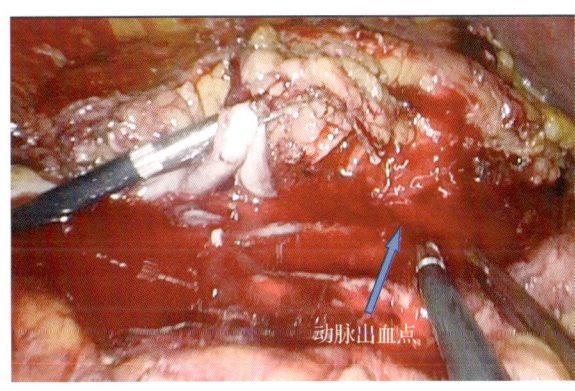
① 动脉出血

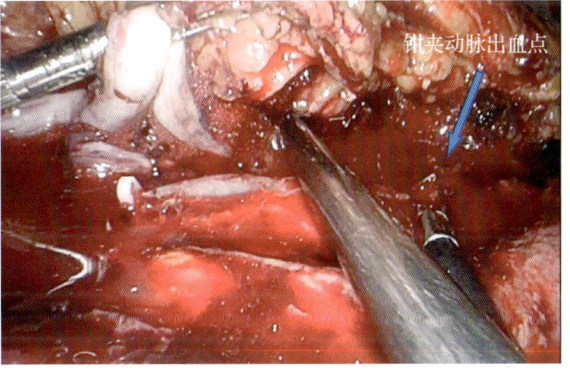
② 钳夹出血的动脉同时吸引器吸去积血

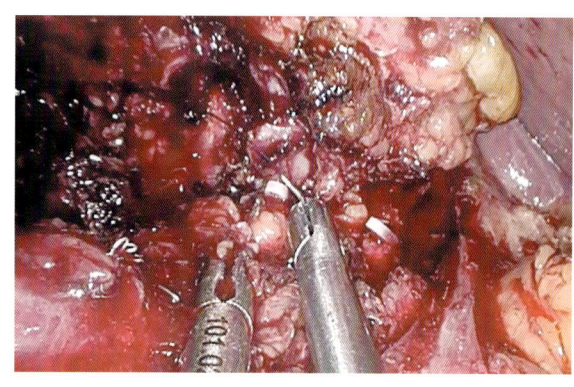 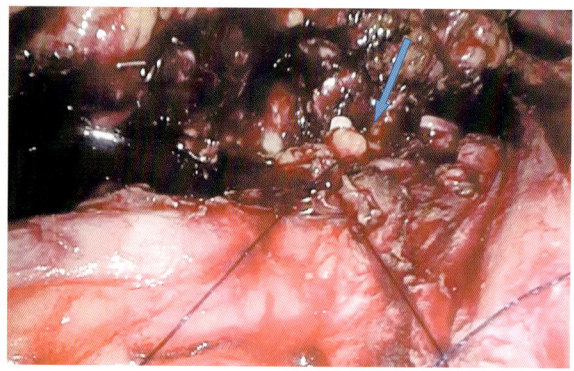

③ 钳夹出血点同时缝合破损血管　　　　　　　④ 缝合完成的动脉出血

图 8-1　动脉出血及处理

二、术中静脉出血处理

血管损伤是腹腔镜手术的常见并发症，其中大血管损伤包括较大静脉的损伤是术中严重并发症之一。静脉管壁薄、弹性较差，比较容易受损伤。相对于动脉，静脉的出血具有以下特点：① 出血较慢；② 增加气腹压力可更有效地减少出血。上海长海医院许传亮教授等归纳了"一'加'、二'压'、三'夹'、四'缝'"的处理静脉出血的四字口诀。一"加"是指在静脉损伤出血时，可首先增加气腹压力以减少静脉的出血。相关实验已证明，气腹压力控制在 20 mmHg 以下时，气体栓塞的风险不会增加。后续再行压迫止血后对出血点进行钳夹或缝合（参考上节动脉出血的处理方法）。郑州大学第一附属医院泌尿外科王声政等认为，静脉损伤破口如果小于 5 mm，可用双极钳钳夹后用 Hem-o-lok 直接夹闭；若破口大于 5 mm，建议用 4-0 血管缝线连续缝合闭合静脉破口。临床实践中，使用尾线带 Hem-o-lok 的缝线，在缝合第一针后，牵拉带 Hem-o-lok 的尾线，有利于止血及保持视野的清晰。

腹腔镜肾上腺切除术中需要注意避免肾静脉、下腔静脉等较大静脉的损伤。向肝内方向分离肾上腺肿瘤时，要注意避免损伤肝右静脉。向肾门方向游离肿瘤时，要格外小心以防止肾门部血管的损伤。解剖上，左侧肾上腺中央静脉汇入左肾静脉，在游离左肾上腺中央静脉时可造成左肾静脉撕裂引起出血。右侧肾上腺切除手术存在比左侧更高的出血风险，这是因为在该侧进行手术时，损伤肾上腺静脉或下腔静脉的可能性更高。右肾上腺中央静脉汇入下腔静脉，不慎操作可造成右肾上腺中央静脉汇入下腔静脉夹角处撕裂导致严重的出血。因此，如果需要进行双侧肾上腺切除手术，建议首先进行腹腔镜下左侧肾上腺切除。这样，即使在右侧肾上腺切除过程中需要转为开腹手术，患者至少能够从左侧腹腔镜手术中获益。

腹腔镜肾癌根治术中游离肾静脉时，注意要完全游离肾静脉的上下角，避免结扎不全后切断引起出血。当游离并结扎左肾静脉时，需要特别注意三支重要的左肾静脉的属支——肾上腺中央静脉、生殖腺静脉和腰静脉，这三支静脉属支可单独结扎。操作时动作要轻柔避免造成静脉出血，尤其在静脉与静脉的连接处。上海长海医院许传亮教授等认为如果术中发生了肾静脉损伤出血，应完全打开血管鞘，剔除血管表面的结缔组织和脂肪，使血管与周围组织更好地显露，这样可以减少周围组织和血管的损伤。

在腹腔镜根治性前列腺切除手术中，血管的意外损伤通常发生于套管放置、盆腔淋巴结切除、更换器械时，对髂血管或腹壁下血管等造成意外损伤。先前的研究表明，附属的阴部动脉也可能受到损伤。尽管这些血管的意外损伤的发生概率相对较低，为0~1%，但一旦发生且术中未及时发现，可能需要二次手术。Guillonneau等报道了3例腹壁下动脉的撕裂或撕断，这些情况都是在术后才被发现的，最终需要行二次手术干预和输血。因此，在手术结束之前降低气腹压力，并通过直视下缓慢拔出套管，能提高术中及时发现率。对于插入Veress针或套管穿刺部位的出血，可以采用内镜下直接电凝或钳夹或环状缝合来止血。需要谨慎小心地进行内镜下凝固止血，因为操作不慎可能会导致迟发性内脏损伤。对于前腹壁较大血管的损伤或持续出血，腹腔镜下缝合出血血管的近端和远端或使用Endoclose装置等方法通常足以应对。背静脉丛和前列腺血管蒂是腹腔镜根治性前列腺切除术中两个主要的出血部位。通过充分结扎背静脉丛和仔细切断前列腺血管蒂，可以有效避免大部分严重出血。由于气腹的存在，血管的真实出血程度可能会被低估，因此再次强调在手术结束前必须降低气腹压力，并检查视野中的出血情况。未被察觉的静脉出血可能导致盆腔血肿的形成，尽管一定程度的血肿是可以理解的，但较大的血肿可能引起发热、感染、排尿相关症状、尿潴留、盆腔疼痛和吻合口破裂等并发症。

肾静脉出血案例一及处理见图8-2。

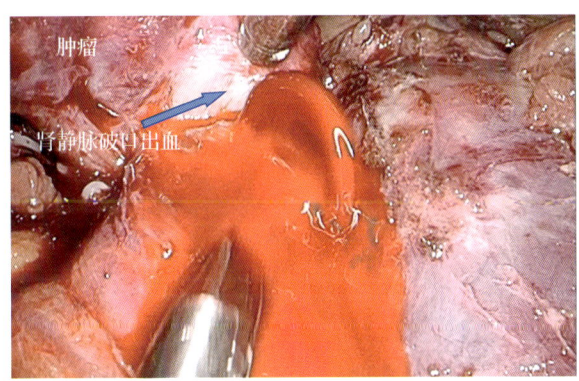

① 肾静脉出血

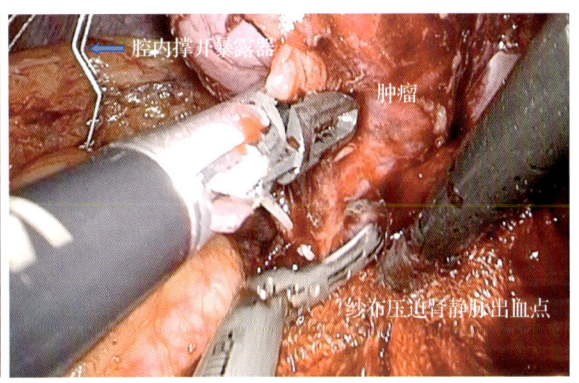

② 在腔内撑开暴露器的辅助下，纱布压迫肾静脉出血点同时超声刀切除肿瘤

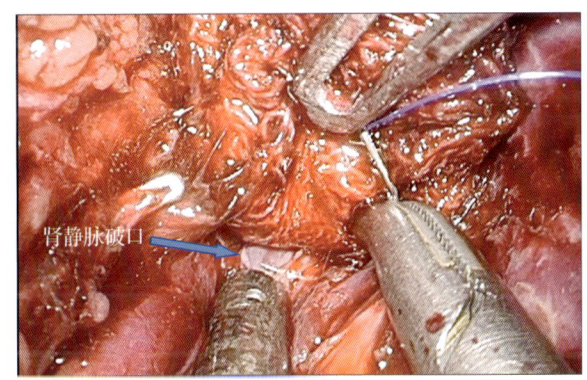

③ 开始缝合肾静脉破口（出血点进行纱布压迫的同时间断进行吸引器吸除积血）

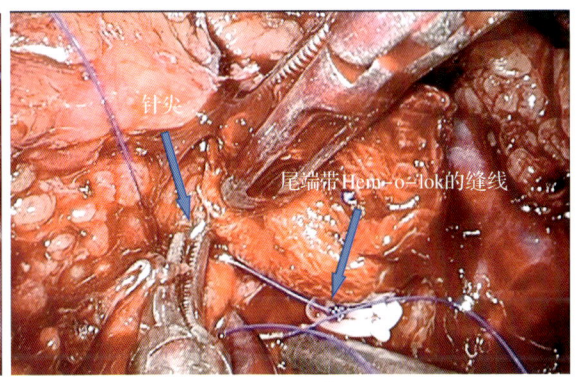

④ 使用尾端带Hem-o-lok的线缝合肾静脉破口（分离钳夹住针尖辅助出针）

图8-2 肾静脉出血及处理之一

肾静脉出血案例二及处理见图 8-3。

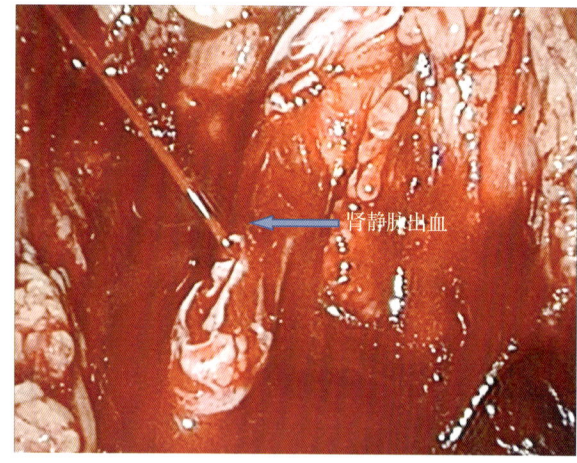

① 左肾静脉断端出血

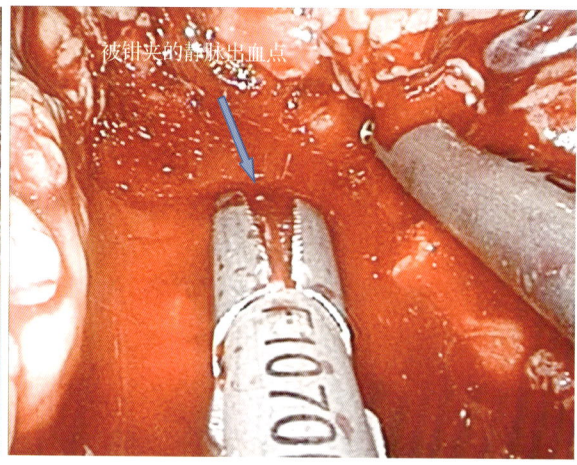

② 吸引器吸引的同时钳夹左肾静脉出血点

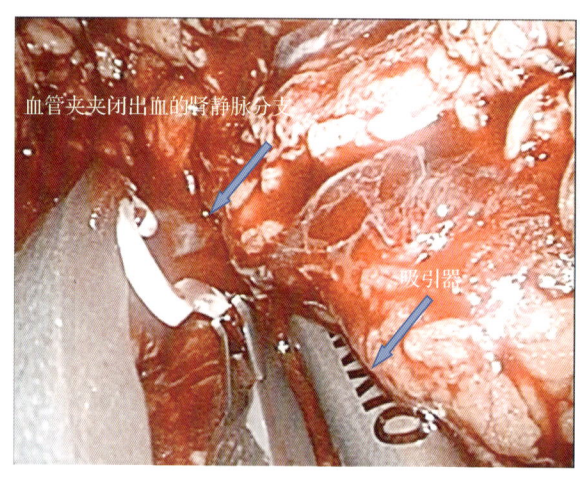

③ 寻找并发现出血为肾静脉分支静脉出血，Hem-o-lok 夹闭出血的肾静脉分支静脉

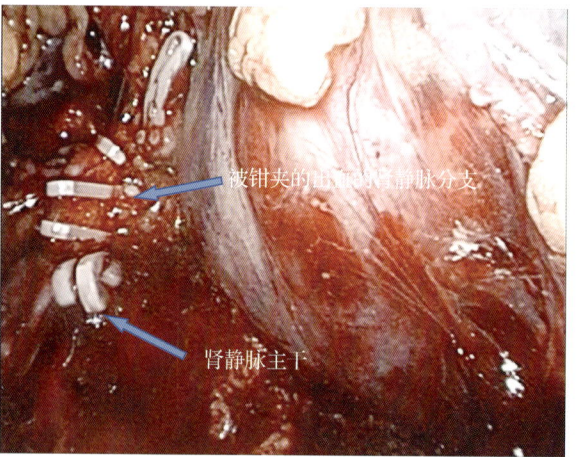

④ Hem-o-lok 夹闭出血的肾静脉分支静脉

图 8-3　肾静脉出血及处理之二

下腔静脉损伤是腹腔镜手术静脉损伤中较为严重的并发症之一。下腔静脉的损伤多发生于分离肾静脉根部和清扫肾门区淋巴结时。肿瘤、炎症等周围组织的病变可引起下腔静脉与周围组织的粘连，肿瘤直接压迫或侵犯下腔静脉引起下腔静脉变形移位，或某些先天性解剖变异，上述情况会增加损伤下腔静脉的风险。在进行下腔静脉与周围组织的分离过程中，如果操作不当或当周边区域发生出血，过于仓促和没有明确方向的止血措施也可能导致继发下腔静脉损伤的风险增加。解剖腔静脉的过程中应保持谨慎的手术技巧。为了防止撕脱伤，在解剖主要血管结构时应避免过度张力。与开放手术一样，下腔静脉是一条脆弱的血管，解剖下腔静脉时必须格外小心，仔细分离周围组织，以识别血管结构的边界。

Thiel 等人提出腔静脉损伤后的几个处理步骤：首先在评估腔静脉损伤程度时应保持气腹。维持腹腔内压力可以减少腔静脉的出血，其原理被认为是由于气腹对腔静脉的对称性压迫。然后外科医生使用一只手的吸引器清除积血来识别损伤部位，另一只手使用弯钳或直钳闭合血管出血处。一旦出血点被夹闭，止血可以通过血管夹夹闭或缝线缝合来实现。林海星等人认为，当腔静脉破口较小时，使用 Lapro-Clip 可吸收生物夹（12 mm）夹闭破口，能大大缩减修补时间及修补难度。当腔静脉破口较大时，建议使用 5-0 无损伤血管缝线"8"字缝合或连续缝合修补腔静脉破口。需要注意的是，如果评估在腔镜下处理出血困难，则应进行开放手术。在剖腹手术之前，在出血部位放置一个 4 cm×4 cm 的纱布垫是有帮助的，一旦获得开放通道，就可以快速压迫和识别损伤。如术者不具备相应能力，在血管手术经验丰富的外科医生到来之前，则使用直接压力进行出血部位的压迫。

在腔静脉损伤中，下腔静脉被离断是极其严重的术中并发症。Mcallister 等报道了两例腹腔镜下右侧肾切除术中将下腔静脉误认为肾静脉，导致了下腔静脉被离断。这两例均为经腹膜后腔途径的，他们分析导致此意外发生的原因是术中腹腔镜镜头的错误旋转和腹膜后途径定位标志物的缺乏。在他们的病例中这种损伤没有出现在经腹腔途径肾切除术中，可能是因为腹腔内存在更多的解剖标志，有助于手术定位。这两例腔静脉离断患者最后均由血管外科医生行开放腔静脉修补手术。

下腔静脉出血案例及处理见图 8-4。

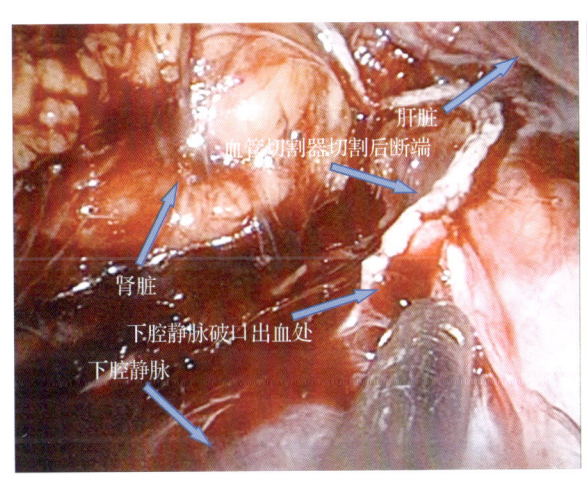

① 下腔静脉出血

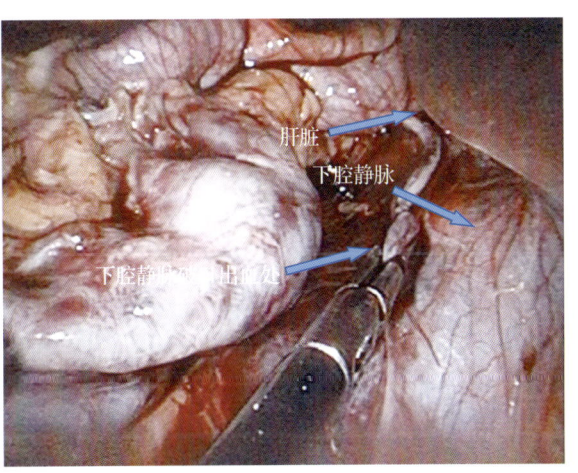

② 钳夹下腔静脉出血处

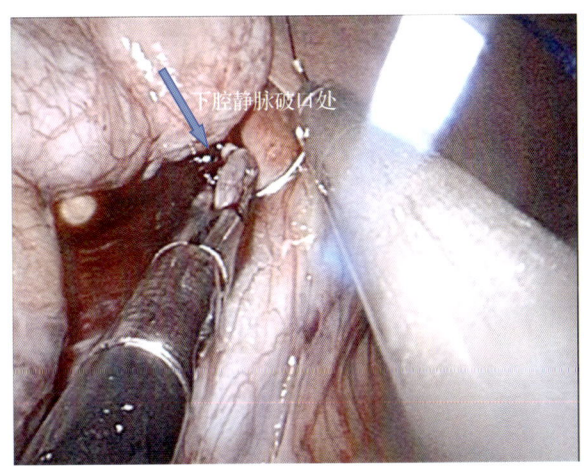

③ 钳夹并开始缝合下腔静脉破口处

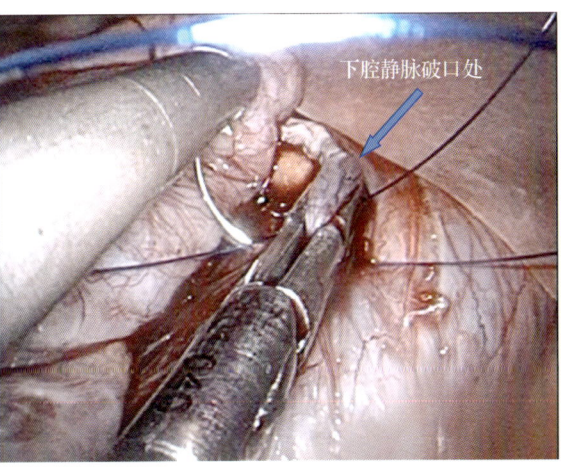

④ "8"字缝合腔静脉破口

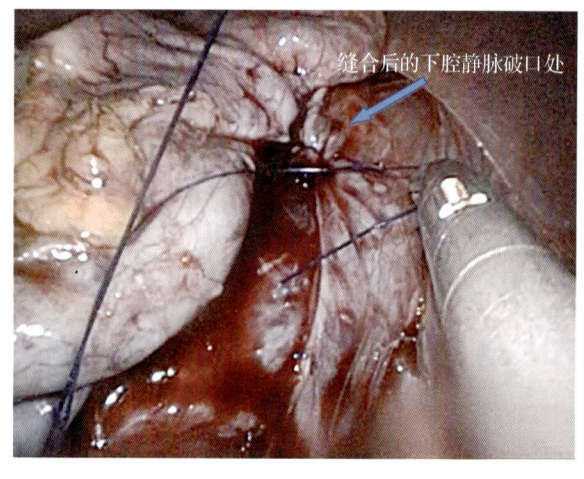
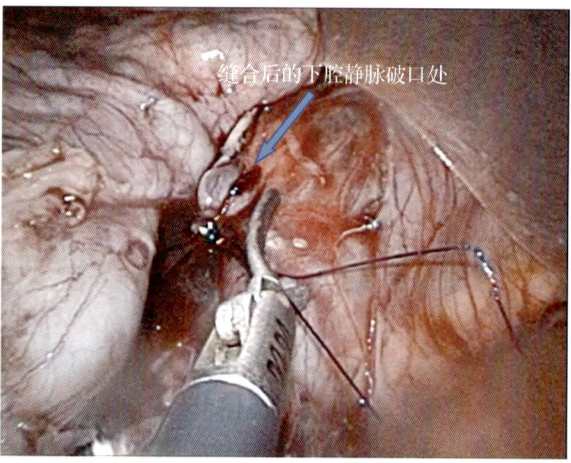

⑤ 腔静脉破口缝合完成后打结　　　　　　　⑥ 腔静脉破口缝合完成后剪线

图 8-4　下腔静脉出血及处理

参考文献

［1］许传亮，张振声，杨波，等．后腹腔镜根治性肾切除术肾静脉及属支损伤的处理及预防［J］．微创泌尿外科杂志，2013，2（1）：27-29.

［2］巢伟，邹军荣，邹晓峰．腹腔镜下肾部分切除术减少出血策略研究进展［J］．赣南医学院学报，2022，42（3）：310-314，320.

［3］郭健．腹腔镜肾切除术中大出血的手术配合［J］．护理研究，2009，23（S1）：41.

［4］成伟，代满雄．腹腔镜胰十二指肠切除术中出血特点及处理［J］．中国实用外科杂志，2022，42（5）：3.

［5］丁明霞，冯宁翰，熊晖，等．泌尿外科腹腔镜手术围手术期出血防治专家共识［J］．现代泌尿外科杂志，2021，26（6）：463-468.

［6］宁晨，杨培谦，吉正国，等．腹腔镜下肾部分切除术后出血危险因素分析［J］．中国医刊，2015，50（11）：41-44.

［7］巴明臣，陈训如．腹腔镜手术与腹膜后大血管损伤［J］．中华外科杂志，1999，37（11）：697-699.

［8］田毅君，屠晓华，叶剑青，等．腹腔镜肾部分切除术中肾动脉损伤的处理［J］．临床泌尿外科杂志，2021，36（8）：653-656.

［9］王声政，张雪培，朱照伟，等．机器人辅助腹腔镜手术中静脉损伤的原因及处理［J］．临床泌尿外科杂志，2018，33（6）：443-445.

［10］林海星，林国伟，李清林，等．后腹腔镜手术中下腔静脉损伤的处理与预防［J］．微创泌尿外科杂志，2018，7（3）：163-165.

［11］陈露，高铁，崔心刚，等．腹腔镜泌尿外科手术中下腔静脉损伤的处理及探讨（附4例报告）［J］．腹腔镜外科杂志，2011，16（6）：424-426.

［12］宋祖煊．肾和肾上腺肿瘤术中下腔静脉损伤4例报告［J］．创伤外科杂志，2001，3（1）：57.

［13］徐刚，黎衍敏，邹晓峰，等．泌尿外科耻骨上辅助经脐单孔腹腔镜手术并发症的临床分析［J］．临床泌尿外科杂志，2017，32（3）：174-177.

[14] 曲发军，崔心刚，高轶，等. 泌尿外科传统腹腔镜手术严重并发症的分析（附2800例报告）[J]. 腹腔镜外科杂志，2011，16（9）：700-704.

[15] Sandadi S, Johannigman J A, Wong V L, et al. Recognition and management of major vessel injury during laparoscopy [J]. Journal of Minimally Invasive Gynecology, 2010, 17 (6)：692-702.

[16] Meraney A M, Samee A A E, Gill I S. Vascular and bowel complications during retroperitoneal laparoscopic surgery [J]. The Journal of Urology, 2002, 168 (5)：1941-1944.

[17] Thiel R, AdamsJ B, Schulam P G, et al. Venous dissection injuries during laparoscopic urological surgery [J]. The Journal of Urology, 1996, 155 (6)：1874-1876.

[18] McAllister M, Bhayani S B, Ong A, et al. Vena caval transection during retroperitoneoscopic nephrectomy: Report of the complication and review of the literature [J]. The Journal of Urology, 2004, 172 (1)：183-185.

[19] CastilloO A, Peacock L, Vitagliano G, et al. Laparoscopic repair of an iliac artery injury during radical cystoprostatectomy [J]. Surgical Laparoscopy, Endoscopy & Percutaneous Techniques, 2008, 18 (3)：315-318.

[20] Castillo O A, Abreu S C, Mariano M B, et al. Complications in laparoscopic radical cystectomy. The South American experience with 59 cases [J]. International Braz j Urol, 2006, 32 (3)：300-305.

[21] Nordestgaard A G, Bodily K C, Osborne R W Jr, et al. Major vascular injuries during laparoscopic procedures [J]. American Journal of Surgery, 1995, 169 (5)：543-545.

[22] SafiK C, Teber D, Moazen M, et al. Laparoscopic repair of external iliac-artery transection during laparoscopic radical prostatectomy [J]. Journal of Endourology, 2006, 20 (4)：237-239；discussion239.

[23] Chiantera V, Erdemoglu E, Vercellino G, et al. Laparoscopic management of external iliac artery injury using yasargil clamps and intracorporeal suture [J]. Journal of Minimally Invasive Gynecology, 2011, 18 (4)：516-519.

[24] Jafari M D, Pigazzi A. Techniques for laparoscopic repair of major intraoperative vascular injury: Case reports and review of literature [J]. Surgical Endoscopy, 2013, 27 (8)：3021-3027.

[25] DavidsonP J, van den Ouden D, Schroeder F H. Radical prostatectomy: Prospective assessment of mortality and morbidity [J]. European Urology, 1996, 29 (2)：168-173.

[26] Loughlin K R. Complications of urologic surgery and practice: diagnosis, prevention, and management [M]. New York: Informa Healthcare, 2007.

[27] Dillioglugil O, Leibman B D, Leibman N S, et al. Risk factors for complications and morbidity after radical retropubic prostatectomy [J]. The Journal of Urology, 1997, 157 (5)：1760-1767.

[28] Gregori A, Simonato A, Lissiani A, et al. Laparoscopic radical prostatectomy: Perioperative complications in an initial and consecutive series of 80 cases [J]. European Urology, 2003, 44 (2)：190-194；discussion194.

[29] Artibani W, Grosso G, Novara G, et al. Is laparoscopic radical prostatectomy better than traditional retropubic radical prostatectomy? an analysis of peri-operative morbidity in two contemporary series in Italy [J]. European Urology, 2003, 44 (4)：401-406.

[30] Salomon L, Levrel O, Anastasiadis A G, et al. Outcome and complications of radical prostatectomy in patients with PSA < 10 ng/ml: Comparison between the retropubic, perineal and laparoscopic approach [J]. Prostate Cancer and Prostatic Diseases, 2002, 5 (4)：285-290.

[31] BrownJ A, Dahl D M. Transperitoneal laparoscopic radical prostatectomy in patients after laparoscopic prosthetic mesh inguinal herniorrhaphy [J]. Urology, 2004, 63 (2)：380-382.

[32] Stolzenburg J U, Rabenalt R, Do M, et al. Categorisation of complications of endoscopic extraperitoneal and laparoscopic transperitoneal radical prostatectomy [J]. World Journal of Urology, 2006, 24 (1): 88-93.

[33] Vallancien G, Cathelineau X, Baumert H, et al. Complications of transperitoneal laparoscopic surgery in urology: Review of 1, 311 procedures at a single center [J]. The Journal of Urology, 2002, 168 (1): 23-26.

[34] ChandlerJ G, Corson S L, Way L W. Three spectra of laparoscopic entry access injuries [J]. Journal of the American College of Surgeons, 2001, 192 (4): 478-490; discussion 490-491.

[35] Penfield A J. How to prevent complications of open laparoscopy [J]. Journal of Reproductive Medicine, 1985, 30 (9): 660-663.

[36] Rassweiler J, Sentker L, Seemann O, et al. Laparoscopic radical prostatectomy with the Heilbronn technique: An analysis of the first 180 cases [J]. The Journal of Urology, 2001, 166 (6): 2101-2108.

[37] Rozet F, Galiano M, Cathelineau X, et al. Extraperitoneal laparoscopic radical prostatectomy: A prospective evaluation of 600 cases [J]. The Journal of Urology, 2005, 174 (3): 908-911.

[38] GillI S, Kavoussi L R, Clayman R V, et al. Complications of laparoscopic nephrectomy in 185 patients: A multi-institutional review [J]. The Journal of Urology, 1995, 154 (2 Pt 1): 479-483.

[39] Siqueira T M, Kuo R L, Gardner T A, et al. Major complications in 213 laparoscopic nephrectomy cases: The Indianapolis experience [J]. The Journal of Urology, 2002, 168 (4 pt 1): 1361-1365.

[40] Asensio J A, Forno W, Roldán G, et al. Visceral vascular injuries [J]. The Surgical Clinics of North America, 2002, 82 (1): 1-20.

第三部分

单孔蛇形臂机器人手术系统

第九章 单孔蛇形臂机器人手术难点及对策

一、单孔蛇形臂机器人手术难点

1. 空间限制与操作精度

由于手术器械需要通过单一的切口进入，主刀医生需要控制机械臂在相对有限的空间内进行操作，这就要求对器械的操控要非常精准，避免对患者组织造成不必要的损伤。蛇形机械臂的设计虽然能够弯曲和适应狭小的空间，但蛇形臂需要展开后进行正常手术操作，这也增加了操作的复杂性，主刀医生需要熟练掌握器械的弯曲角度和力度，以确保手术效果。

2. 器械的协调与配合

在单孔手术中，多个器械需要同时进入并协同工作，这要求医生对器械的运动轨迹有清晰的预判和精准的控制，以避免器械之间的干扰和碰撞。由于视野的局限性和蛇形机械臂的特性，医生在术中很难直接观察到器械之间的相对位置，因此需要依赖机器人系统的视觉反馈和导航功能，尽可能避免手术器械之间的相互干扰，以确保手术的顺利进行。

本中心通过前期经验总结发现 4 号臂的使用对助手的辅助过程干扰极大，且 4 号臂不在手术视野中，术中辅助操作时容易造成副损伤，因此建议不使用 4 号臂。

3. 术中视野的局限

单孔手术的视野相对较小，主刀医生很难获取到手术区域的全面信息，这增加了手术的难度和风险。医生需要充分利用机器人系统的高清摄像头和放大功能，结合术前影像学评估和自身的手术经验，通过不断调整摄像头的角度、焦距和远近来获取最佳的手术视野。同时，助手的辅助暴露在游离深部组织时也至关重要，充分暴露术野可大大减轻术者操作的难度。

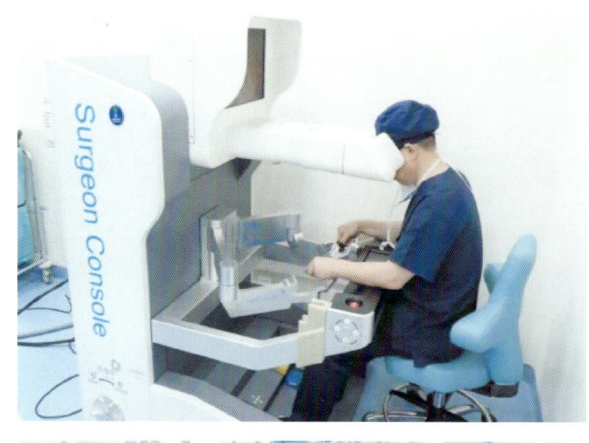
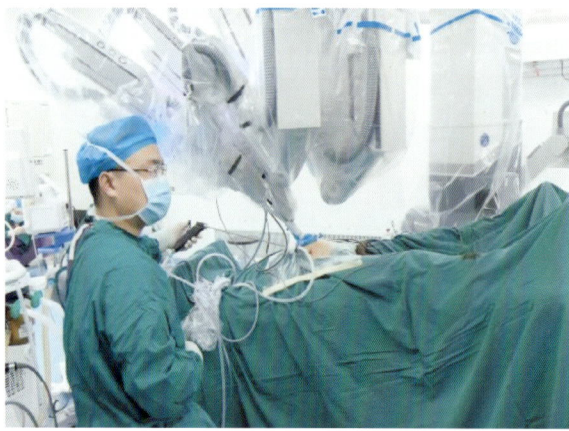
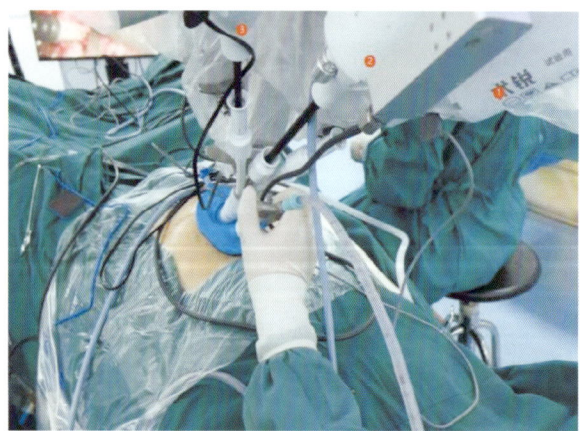
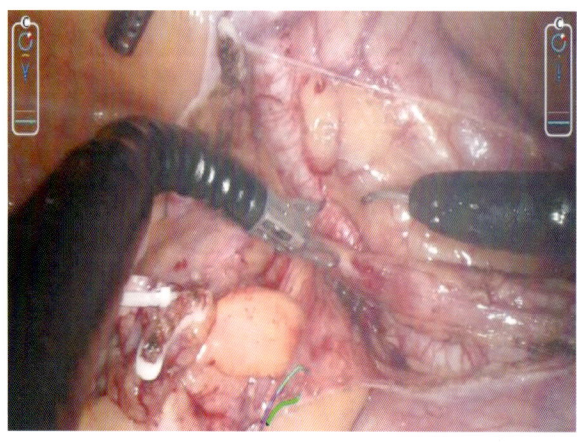

图9-1 术锐机器人辅助单孔腹腔镜手术过程

二、围手术期准备

单孔蛇形臂机器人手术的术中难点和注意事项涉及多个方面，需要医生和团队成员具备丰富的手术经验和专业技能，同时还需要充分利用机器人系统的优势，确保手术的安全性和成功率。

1. 术前规划与准备

医生在术前需要对患者的病情进行全面评估，制定详细的手术方案，包括手术切口的位置、大小以及器械的进出路径等。

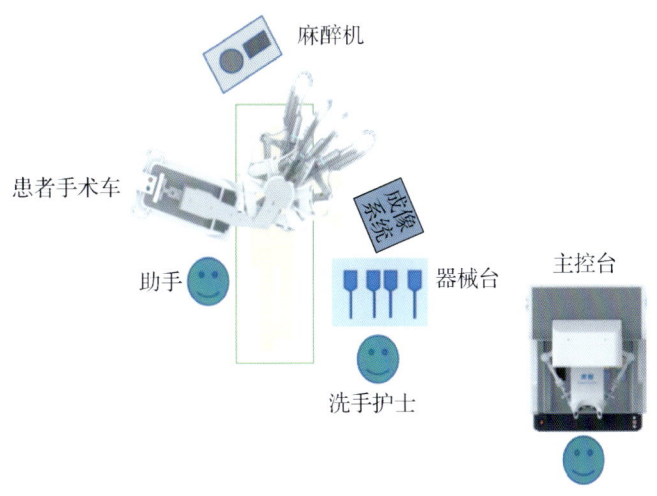

图 9-2　上尿路手术机器人摆放

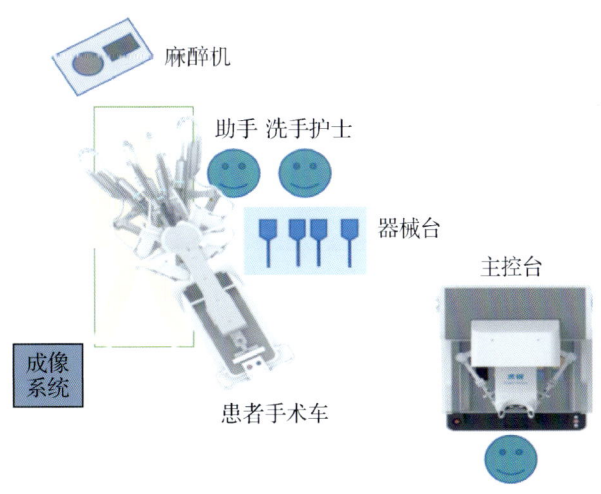

图 9-3　下尿路手术机器人摆放

医生还需要对机器人系统进行充分的调试和测试，确保系统的稳定性和准确性，避免因系统故障而影响手术效果。

2. 术中实时监测与调整

医生在术中需要实时监测患者的生命体征，包括心率、血压、血氧饱和度等，及时发现并处理可能出现的异常情况。

医生还需要根据手术进展的实际情况，对机器人系统的参数进行实时调整，以确保手术的顺利进行。

3. 团队协作与沟通

单孔蛇形臂机器人手术是一个整团队工作，需要医生、护士和机器人操作员之间的密切配合和沟通。

医生需要向团队成员明确传达手术方案和操作要求，确保团队成员对手术过程有清晰的认识和理解。同时，医生还需要及时回应团队成员的反馈和建议，根据实际情况做出调整。

4. 术后护理与随访

虽然机器人手术具有诸多优势，但术后护理和随访同样重要。医生需要对患者进行详细的术后指导和护理，包括饮食、活动、用药等方面的注意事项。

医生还需要定期对患者进行随访，了解患者的恢复情况，及时发现并处理可能出现的并发症或问题。

三、术者的操作技巧与注意事项

术者在操作单孔蛇形臂机器人手术系统时，需要保持冷静与专注，合理利用机器人系统的优势，注意手术区域的保护，保持与团队成员的沟通，注意控制手术时间。这些有助于确保手术的安全性和成功率。

1. 保持冷静与专注

术中操作对术者的心理素质要求极高。术者需要保持冷静，不被突发情况所干扰，专注于手术操作。面对可能出现的意外情况，术者需要迅速作出判断，调整手术策略，确保手术的安全进行。

2. 合理利用机器人系统的优势

蛇形臂的设计使得机器人系统具有出色的灵活性和精确度。术者需要充分利用这些优势，通过精确控制器械的运动轨迹和力度，实现精准的手术操作。同时，术者还需要熟悉机器人系统的各项功能，如视觉反馈、导航定位等，以便在术中灵活应用。

3. 注意手术区域的保护

在操作过程中，术者需要时刻关注手术区域的组织结构，避免对重要器官或血管造成损伤。使用机器人系统时，由于视野的局限性，术者需要更加小心谨慎，确保器械的运动轨迹不会超出安全范围。

4. 保持与团队成员的沟通

术中操作时，术者需要与团队成员保持紧密的沟通，及时反馈手术进展和遇到的问题。对于需要团队成员协助的操作，术者需要明确指示，确保团队成员能够准确理解并执行。

5. 注意手术时间的控制

虽然机器人手术具有诸多优势，但长时间的手术操作仍可能对患者造成不利影响。术者需要合理安排手术时间，确保手术在患者能够耐受的范围内完成。对于复杂的手术，可以考虑分阶段进行，以减轻患者的负担。

四、助手的操作技巧与注意事项

在手术过程中，无论是手术者还是助手，都需要严格遵守各项注意事项，确保手术的安全和顺利进行。同时，团队成员之间的密切配合和沟通也是保障手术成功的关键。

1. 充分准备与术前沟通

手术者和助手应提前了解手术方案、步骤和可能出现的并发症，做好充分的术前准备。术前与手术团队、麻醉师和护士进行充分沟通，明确各自职责，确保手术过程中的协同合作。

2. 严格遵循无菌操作

所有参与手术的人员必须严格遵守无菌操作规范，穿戴整洁的手术服、手套、口罩等防护用品。保持手术区域的无菌状态，避免细菌污染，降低感染风险。

3. 精准配合与传递器械

助手应熟悉手术器械和物品，准确传递手术者所需的器械和物品。在传递器械时，要注意避免触碰手术区域，保持器械的无菌状态。

4. 密切关注手术进展

助手应时刻关注手术进展，密切观察手术者的操作，以便及时协助和调整。注意观察患者的生命体征变化，如心率、血压等，发现异常情况及时报告。

5. 保持手术区域清晰

及时清理手术区域的血迹、体液等，保持手术视野清晰。避免手术区域被无关物品遮挡，确保手术者能够清晰看到手术部位。

6. 尊重手术者的权威和决策

助手应尊重手术者的权威和决策，避免在手术过程中提出不当的建议或干扰手术者的操作。在遇到问题时，应及时向手术者请教或寻求帮助，确保手术顺利进行。

7. 保持冷静应对突发情况

在手术过程中，如遇突发情况或意外事件，助手应保持冷静，迅速协助手术者进行处理。紧急情况下，及时通知其他团队成员，共同应对，确保患者安全。

8. 术后整理与记录

手术结束后，助手应协助整理手术器械和物品，确保手术室的整洁和卫生。准确记录手术过程和患者情况，为术后护理和随访提供依据。

五、手术入路和切口选择

单孔蛇形臂机器人在泌尿外科手术中的应用日益广泛，其独特的优势使得手术更加精确和安全。在手术过程中，手术入路和切口的选择至关重要，以下是一些关于经腹腔入路、经腹膜外入路和经腹膜后入路的选择以及切口选择技巧的建议。

1. 经腹腔入路

手术入路选择：经腹腔入路适用于大多数泌尿外科手术，特别是涉及膀胱、前列腺等器官的手术。这一入路可以提供较宽的手术视野，便于机器人操作。

切口选择技巧：切口通常位于脐部跨脐纵行切口或环脐切口，亦可以根据术式、手术区域、体表距离等因素选择腹直肌外侧缘定制切口。利用单孔技术，通过一个小的切口插入蛇形臂机器人。选择切口时应避开明显的血管和神经，以减少术中出血和损伤风险。

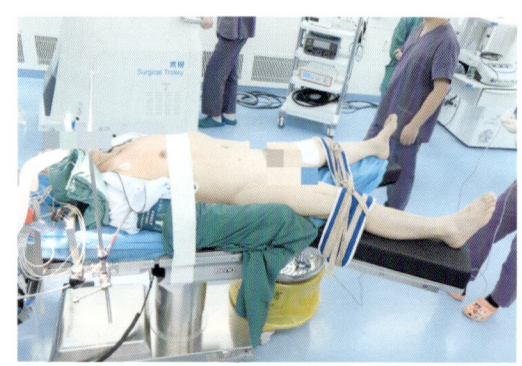 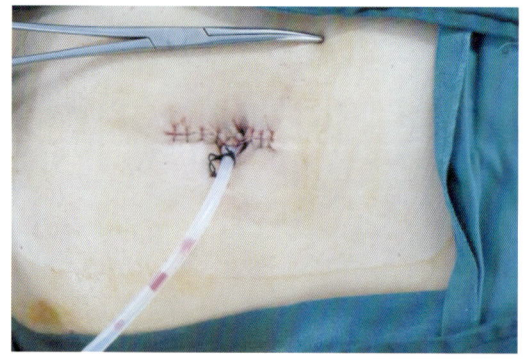

图 9-4　经腹入路手术切口

2. 经腹膜外入路

手术入路选择：经腹膜外入路主要用于避免腹腔干扰或减少腹腔并发症的手术。它通常适用于下尿路手术，如前列腺根治性切除术等等。

切口选择技巧：切口位置通常选择脐部向下纵行正中切口。切口大小 3～5 cm，也可根据标本大小进行切口大小的个性化定制，既要保证机器人的顺利进入和操作，又要尽量减小对周围组织的损伤。

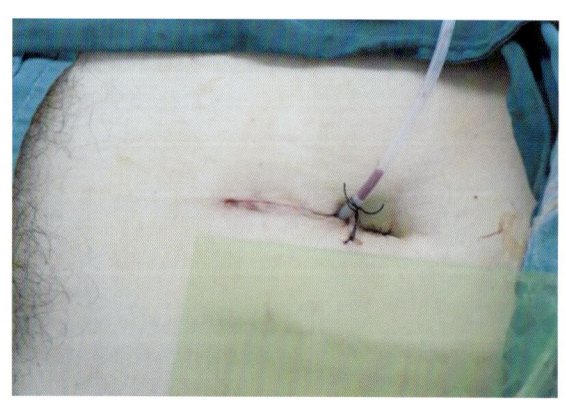

图 9-5　经腹膜外入路手术切口

3. 经腹膜后入路

手术入路选择：腹膜后入路适用于涉及肾上腺、腹膜后肿瘤等手术。这一入路能够直接到达腹膜后区域，减少对其他腹腔器官的干扰。

切口选择技巧：切口位置通常位于侧腰部或背部，根据手术需要确定。在选择切口时，应充分考虑患者的解剖特点和手术需求，确保切口位置既便于操作又安全。

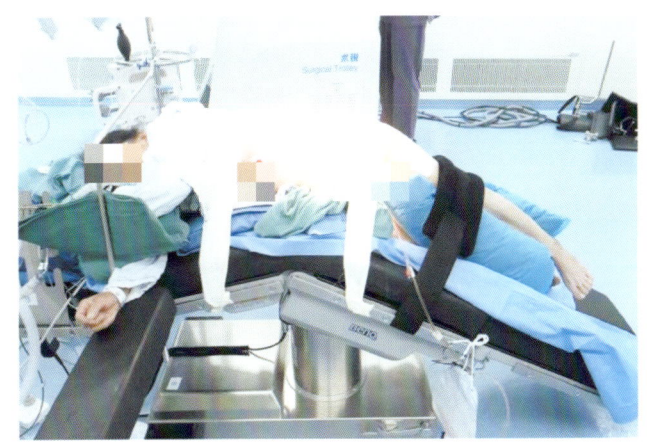
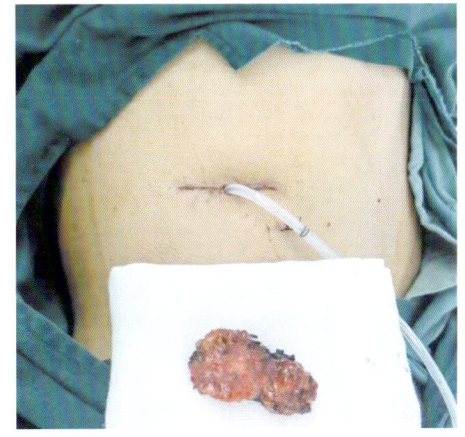

图 9-6　经腹膜后入路手术切口

无论选择哪种入路，都需要注意以下几点：

（1）确保切口位置清洁无菌，减少感染风险。

（2）在选择切口时，应充分考虑患者的体形、年龄和过去的手术史等因素，以确保手术的顺利进行。

（3）术中应密切关注患者的生命体征和手术进展，及时调整手术策略。

通过合理的手术入路和切口选择，结合单孔蛇形臂机器人的优势，可以进一步提高泌尿外科手术的效率和安全性，为患者带来更好的治疗效果。

六、术中出血的处理技巧与注意事项

在单孔蛇形臂机器人手术过程中，术中出血是一个常见的挑战，需要手术团队具备高超的处理技巧和严格的注意事项。

1. 处理技巧

（1）预先规划：在手术开始前，应详细评估患者的血管解剖结构，预测可能出现的出血点，并制定相应的止血策略。

（2）精细操作：利用蛇形臂机器人的灵活性和精确性，进行精细操作，以最小化对周围组织的损伤，减少出血的可能性。

（3）及时止血：一旦发现出血，应迅速利用机器人臂上的工具进行止血操作，如电凝、夹闭或缝合等。

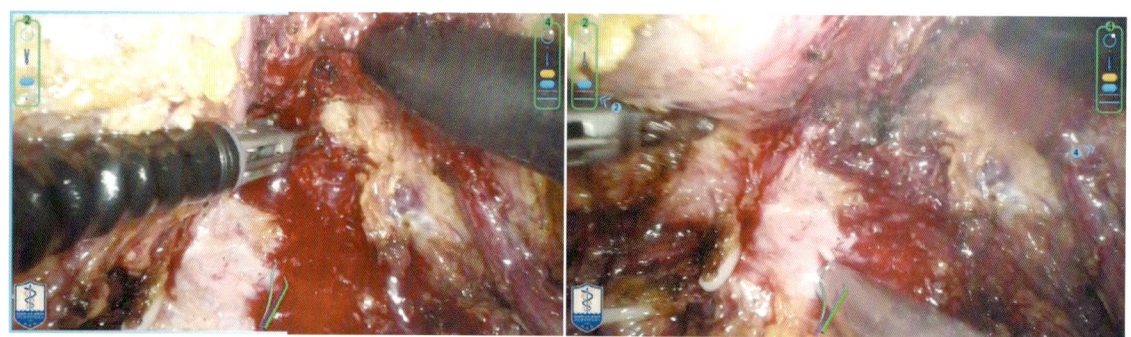

能量平台电凝止血

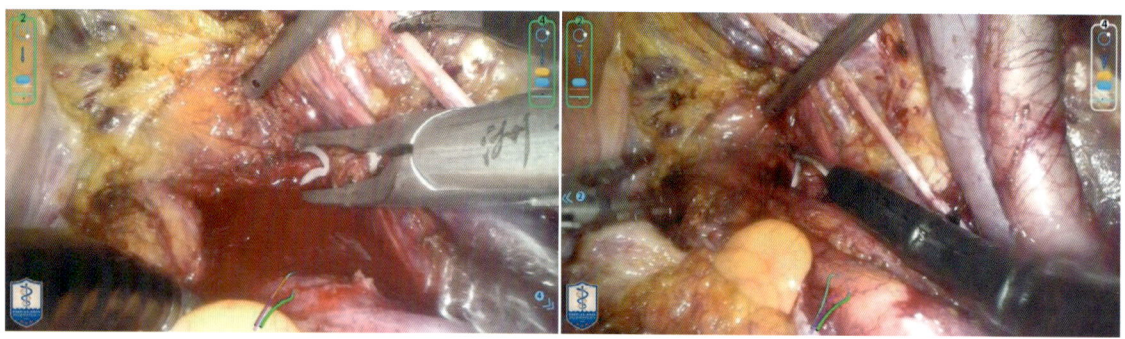

锁扣夹夹闭止血

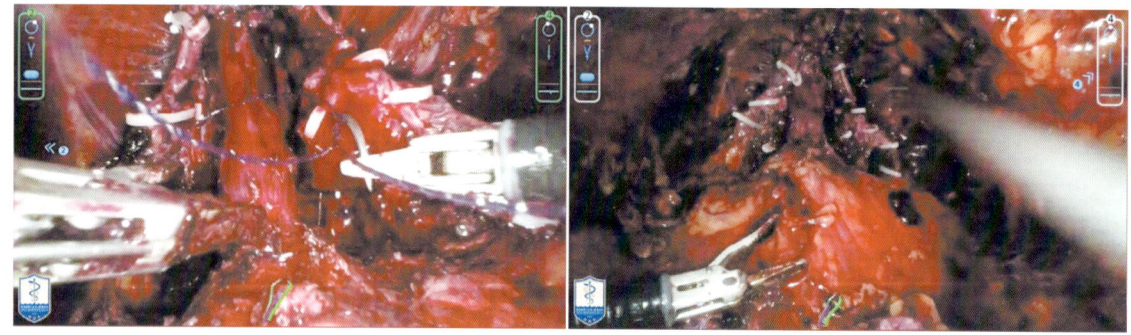

缝扎止血

图 9-7　止血操作

（4）控制血压：术中可通过调整患者的血压水平，减少出血的风险。在不影响手术效果的前提下，适当降低血压有助于止血。

2. **注意事项**

（1）保持视野清晰：确保手术视野始终清晰，以便及时发现并处理出血点。如有必要，可适时调整机器人的视角和焦距。

（2）避免过度牵拉：在操作过程中，应避免过度牵拉组织，以免引发或加重出血。

（3）团队配合：手术团队成员之间应保持良好的沟通与协作，确保在出血发生时能够迅速、有效地进行应对。

（4）术后观察：手术后应对患者进行密切观察，及时发现并处理可能出现的延迟性出血。

总之，处理单孔蛇形臂机器人术中出血需要手术团队具备高超的技巧和执行严格的注意事项。通过预先规划、精细操作、及时止血以及注意团队配合和术后观察，可以有效降低出血的风险并保障手术的成功。

七、盆腔淋巴结清扫术中技巧

1. 术前准备

详细评估：全面评估患者的病情、盆腔解剖结构以及可能的手术风险。

机器人调试：确保蛇形臂机器人的功能正常，特别是机械臂的灵活性和精确度。

2. 手术操作

精准定位：利用机器人的三维视觉系统，精确定位盆腔淋巴结的位置和范围。

稳定控制：通过机器人的稳定控制系统，确保在清扫淋巴结时能够保持稳定的操作力度和速度。巡回护士应灵活调整机械臂的操作方向，清扫左右两侧盆腔淋巴结过程中应动态调整机械臂，通过调整机械臂的方向和深度，确保机器人的最佳操作位置与需要清扫的淋巴结区域相一致，进而最大程度地发挥机械臂操作精准性。

3. 淋巴结清扫

逐层清扫：按照淋巴结的分布层次，逐层进行清扫，确保清扫的彻底性。

避免损伤：在清扫过程中，要特别注意避免损伤重要的血管和神经。

实时反馈：利用机器人的实时反馈系统，及时调整操作策略，确保手术的安全进行。

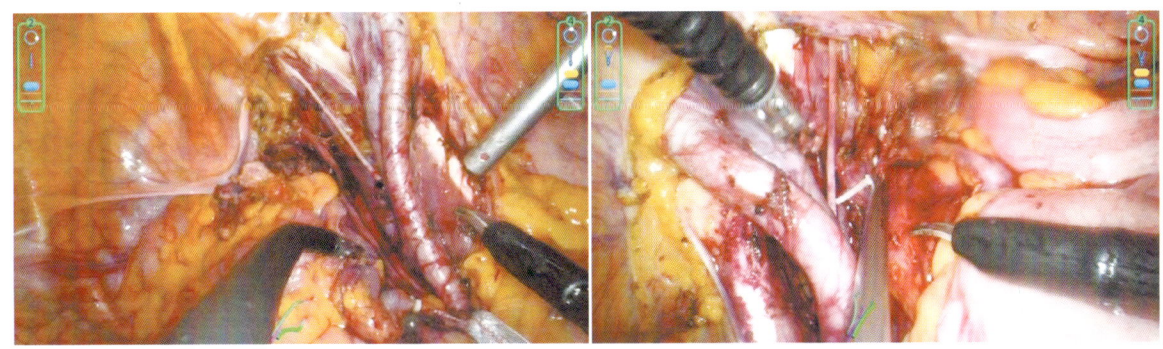

图 9-8　盆腔淋巴结清扫

4. 术后处理

仔细止血：清扫完成后，要对手术区域进行仔细的止血处理，防止术后出血。

预防感染：术后要给予患者适当的抗生素以预防感染。

康复指导：对患者进行康复指导，包括饮食、活动等方面的建议，促进患者早日康复。

八、大范围手术机器调整难点

在进行大范围手术时（如双侧盆腔淋巴结清扫），单孔蛇形臂机器人的术中机器调整是至关重要的环节。以下将详细阐述机器在术中移动的位置、方向和深度等的调整难点。

1. 位置调整

初始位置确定：根据术前规划，确定机器人进入体内的初始位置，确保能够顺利到达手术区域。

术中位置微调：随着手术的进行，根据清扫淋巴结的具体需求，逐步微调机器人的位置，确保其能够覆盖并有效操作手术区域。

2. 方向调整

弯曲角度控制：根据手术部位和淋巴结的位置，精确控制蛇形臂的弯曲角度，使其能够顺利进入并适应手术区域的形态。

指向精准度：在调整方向时，确保蛇形臂的指向精准，能够直接指向并接触目标淋巴结，提高手术的准确性和效率。

3. 深度调整

层次感知：通过影像技术和医生的临床经验，准确判断蛇形臂在体内的深度，确保其在正确的手术层次操作。

避免深浅不当：深度过深可能导致不必要的组织损伤或并发症，深度过浅则可能无法达到预期的手术效果。因此，医生需要精细调整蛇形臂的深度，确保其在最佳的操作层面。

4. 实时调整与反馈

术中实时监控：通过影像系统和机器人自带的传感器，实时监控蛇形臂的位置、方向和深度，确保其在术中始终保持正确的操作状态。

及时调整策略：根据实时监控的反馈，及时调整机器人的调整策略，以适应手术中的变化，确保手术的顺利进行。

单孔蛇形臂机器人在较大范围盆腔淋巴结清扫手术中的术中机器调整是一项复杂而精细的工作，需要医生具备丰富的手术经验和技能，以及精准的判断和调整能力。通过合理的位置、方向和深度调整，可以确保机器人在术中能够高效、准确地完成手术任务，提高手术效果和患者的生活质量。

总之，单孔蛇形臂机器人手术系统在不同入路的泌尿外科手术中都有其独特的手术技巧和注意事项。医生需根据患者的具体情况和手术需求，选择合适的手术入路，并掌握相应的手术技巧和注意事项，以确保手术的安全性和成功性。同时，团队成员的密切协作和患者的术后护理也是手术成功的关键。

参考文献

[1] 魏勇,沈露明,沈百欣,等.运用国产单孔机器人手术系统完成腹膜后入路单孔肾上腺切除术的初步经验(附视频)[J].机器人外科学杂志(中英文),2024,5(1):13-19.

[2] 魏勇,沈露明,杨健,等.运用国产单孔机器人手术系统完成腹膜外入路前列腺根治性切除术的初步经验[J].南京医科大学学报(自然科学版),2023,43(8):1156-1160.

[3] 朱清毅,张超,魏勇,等.国产单孔蛇形臂机器人手术系统在经后腹腔肾肿瘤肾部分切除术和肾上腺肿瘤切除术中的初步应用[J].海军军医大学学报,2022,43(10):1189-1193.

[4] 叶孙益,彭鼎,景泰乐,等.国产单孔蛇形臂机器人辅助腹腔镜行肾部分切除术初步经验[J].临床泌尿外科杂志,2022,37(9):661-664.

[5] 彭鼎,景泰乐,叶孙益,等.国产单孔机器人手术系统用于经腹膜外泌尿外科手术的安全性和效果研究[J].中华泌尿外科杂志,2022,43(8):581-586.

[6] 张超,魏勇,景泰乐,等.国产单孔蛇形臂机器人手术系统在前列腺癌根治术中的初步应用[J].中华腔镜泌尿外科杂志(电子版),2022,16(4):293-297.

[7] 张超,王正,张宗勤,等.国产单孔蛇形臂机器人手术系统在零缺血肾部分切除术中的初步应用[J].中华泌尿外科杂志,2022,43(2):132-137.

[8] Zhang C,Wang Z,Jing T L,et al. Robot-assisted single-port retroperitoneal partial nephrectomy with a novel purpose-built single-port robotic system with deformable surgical instruments[J]. World Journal of Urology,2024,42(1):134.

[9] Jing T L,Peng D,Yao X L,et al. Single-port robot-assisted radical prostatectomy with the novel Shurui single-port robotic surgical system[J]. Journal of Endourology,2023,37(10):1105-1112.

[10] Peng D,Jing T L,Yao X L,et al. Preliminary experience of partial nephrectomy through a new single-port surgical robot system[J]. Journal of Endourology,2023,37(5):535-541.

[11] Guo Z C,Shi Y Q,Song Z J,et al. Single-incision robotic assisted surgery: A non-randomized cohort pilot study on a novel surgical platform in colorectal surgery[J]. International Journal of Surgery,2023,109(11):3417-3429.

[12] Wang Z,Zhang C,Xiao C W,et al. Initial experience of laparoendoscopic single-site radical prostatectomy with a novel purpose-built robotic system[J]. Asian Journal of Urology,2023,10(4):467-474.

第十章 单孔蛇形臂机器人辅助泌尿外科手术示例

一、单孔蛇形臂机器人辅助回肠原位膀胱术

1. 装机与定泊

首先连接定位臂与多通道鞘管,移动手术平台至床旁放置于患者左侧位置,使机械臂旋转杆处于切口上方;水平旋转机械臂旋转杆,使得多通道鞘管方向指向手术目标区域;然后通过调整手术平台的高度,使得多通道鞘管位于切口上方;将多通道鞘管与单孔通道进行连接,打开气腹(气腹压选择13~15 mmHg),首先进入蛇形内窥镜,直视下分别进入并展开蛇形机械臂。为避免术中助手辅助干扰,常规使用三个机械臂,一般3号臂使用蛇形内窥镜、2号臂使用双极抓钳蛇形机械臂和4号臂使用单极剪刀蛇形机械臂,同时助手可通过多通道鞘管的辅助孔置入普通腹腔镜器械进行辅助。测量切口至目标术区的距离大于7 cm,调整多通道鞘管进入体内的深度至合适深度。调节多通道鞘管的角度对准膀胱区域,一般与患者矢状线呈140°~150°的夹角(图10-1)。

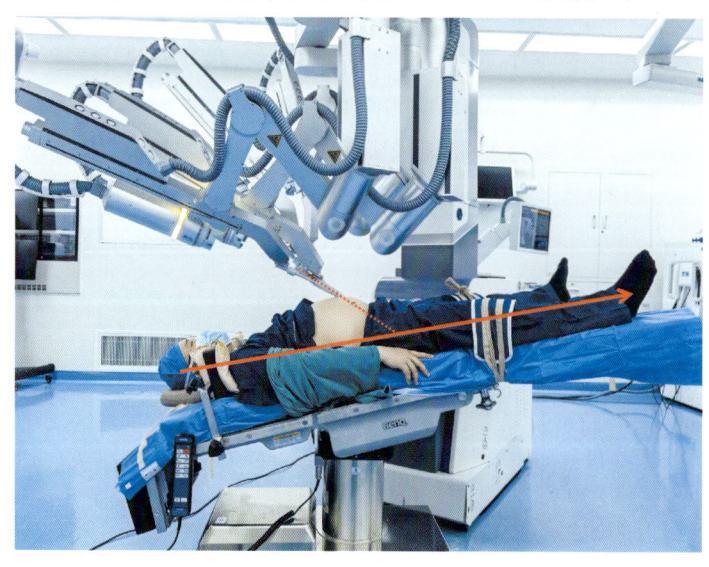

图10-1 手术平台装机与定泊

2. 手术步骤

(1) 游离右侧输尿管

探察腹腔，先于右侧髂血管分叉处打开侧腹膜，寻及右侧输尿管，电剪刀向下锐性游离至输尿管膀胱连接处、向上游离至跨越髂血管上方 2 cm 处，距离右输尿管下段膀胱壁处予 Hom-o-lock 结扎（图 10-2、图 10-3）。

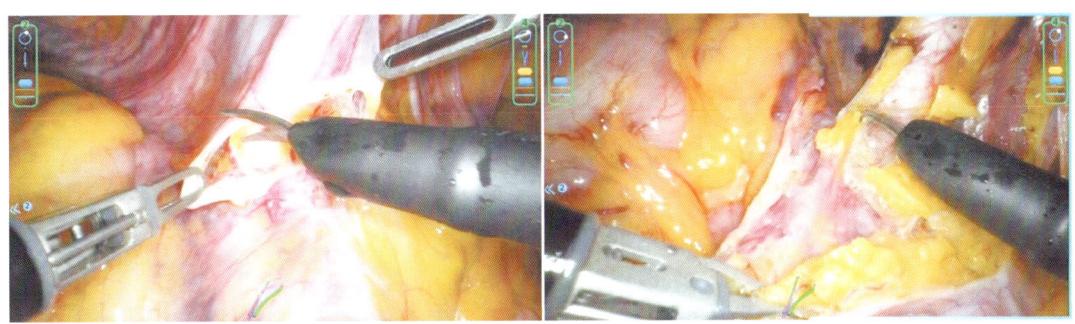

图 10-2　游离右侧输尿管（A）

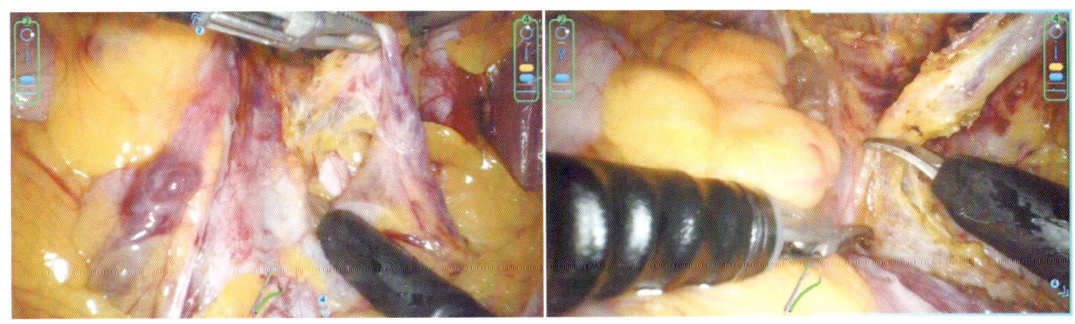

图 10-3　游离右侧输尿管（B）

(2) 清扫右侧淋巴结

用电剪分别清扫右侧盆腔淋巴结，必要时使用经尿道辅助器械，范围至少包括髂总淋巴结、髂内淋巴结和闭孔淋巴结。清扫双侧淋巴结时操作一定要特别仔细，避免闭孔神经及血管损伤。首先清扫右侧淋巴结。沿右侧髂外动脉表面切开腹膜，向上方至近内环部、头侧至髂总动脉分叉处。打开髂外动脉血管鞘，单极电剪刀仔细游离髂外动脉和髂总动脉前面与外侧的淋巴脂肪组织，注意保护生殖股神经；然后打开右侧髂内动脉血管鞘，仔细游离髂内动脉主干，沿髂内动脉游离并结扎切断其分支（脐动脉与膀胱上动脉），清扫右侧髂内动脉周围淋巴脂肪组织。切开右侧髂外静脉血管鞘，仔细游离髂外静脉内侧的淋巴结脂肪组织，向髂外静脉后方和远端继续游离直至耻骨支，游离过程中避免损伤闭孔神经。仔细游离闭孔神经、闭孔血管，向下清扫闭孔淋巴结脂肪组织（图 10-4、图 10-5）。

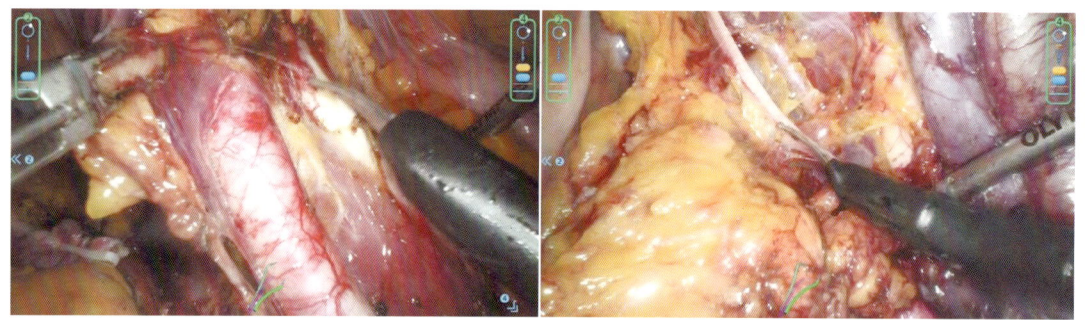

图 10-4 清扫右侧盆腔淋巴结（A）

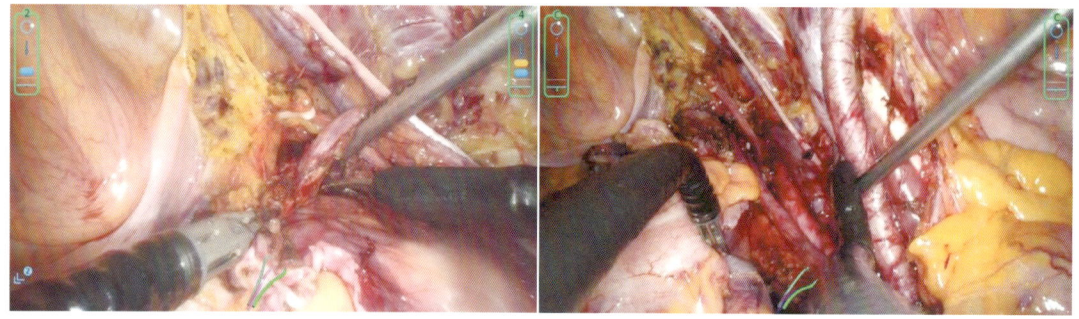

图 10-5 清扫右侧盆腔淋巴结（B）

（3）同法游离左侧输尿管及清扫左侧淋巴结（图 10-6、图 10-7）。

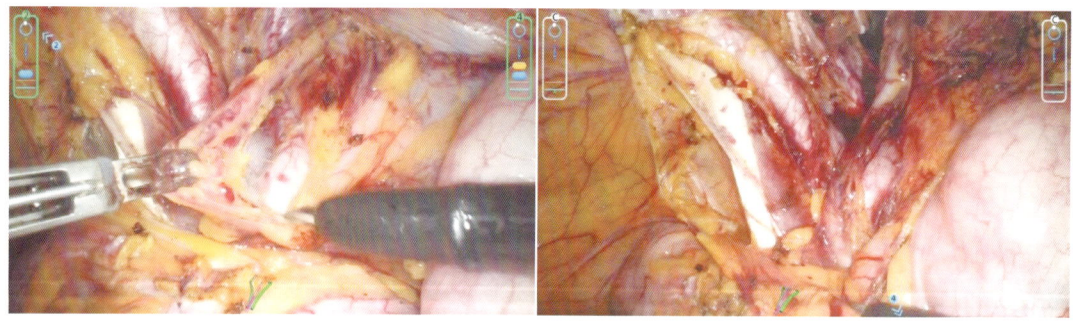

图 10-6 游离左侧输尿管

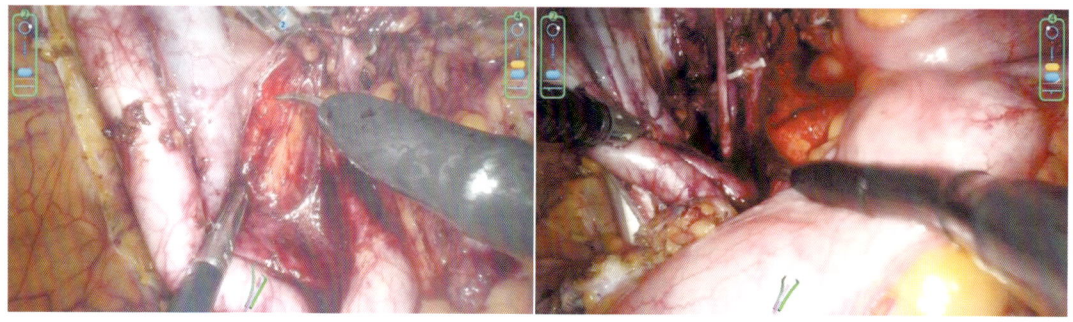

图 10-7 清扫左侧盆腔淋巴结

（4）分离膀胱及前列腺

从膀胱后壁与腹膜间隙游离膀胱后壁至膀胱直肠间隙至前列腺尖部，同时游离双侧精囊。然后于脐内侧皱襞之间切开腹膜，分离膀胱前壁及侧壁，用电剪分离膀胱前壁间隙，向前游离至前列腺表面，清除表面的脂肪组织。在前列腺两侧切开盆侧筋膜，沿耻骨方向扩大切口至耻骨联合，显现前列腺尖部，2-0倒刺缝线缝扎背侧血管复合体。

然后游离膀胱两侧壁，沿着髂内动脉游离膀胱上动脉，用Hem-o-lok夹闭后离断。向前列腺方向游离并切断输精管，牵拉其远端游离精囊将输精管、精囊腺提起，紧靠输精管壶腹部和精囊腺切开Denovillier筋膜并分离Denovillier间隙。牵住输精管将膀胱向对侧牵拉将膀胱侧韧带用Hem-o-lok夹闭后离断。将前列腺侧韧带完全离断至前列腺尖部。抽出导尿管，Hem-o-lok夹闭尿道后在扣夹远端切断尿道，远端尿道予以缝扎，需要行尿道途径辅助时可不予缝扎，留置尿管亦可（图10-8至图10-11）。

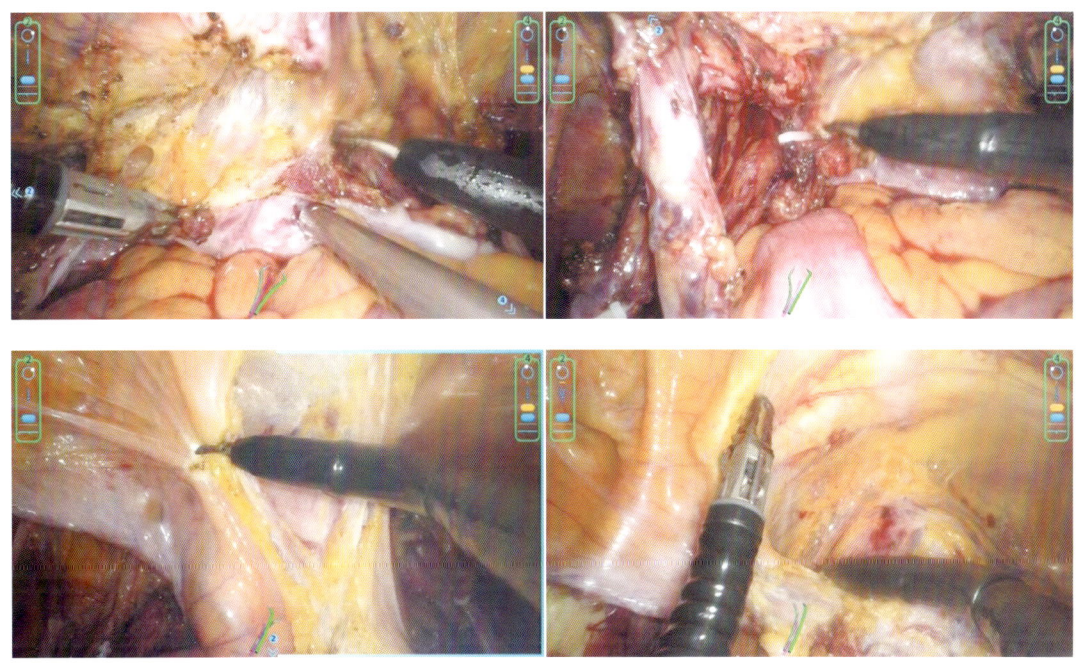

图10-8　游离膀胱前列腺（A）

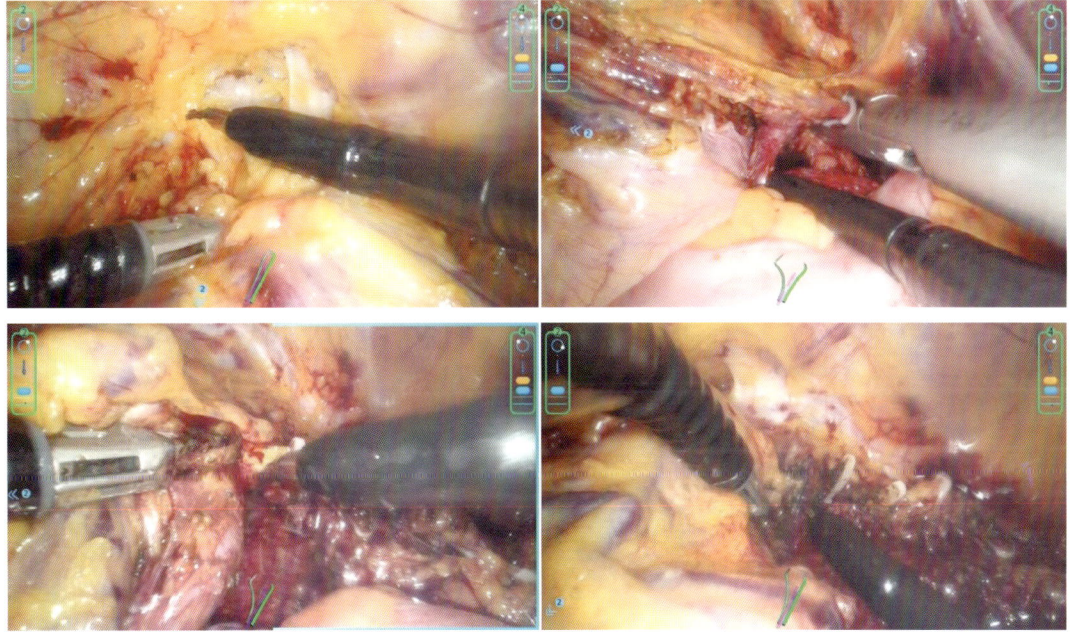

图10-9　游离膀胱前列腺（B）

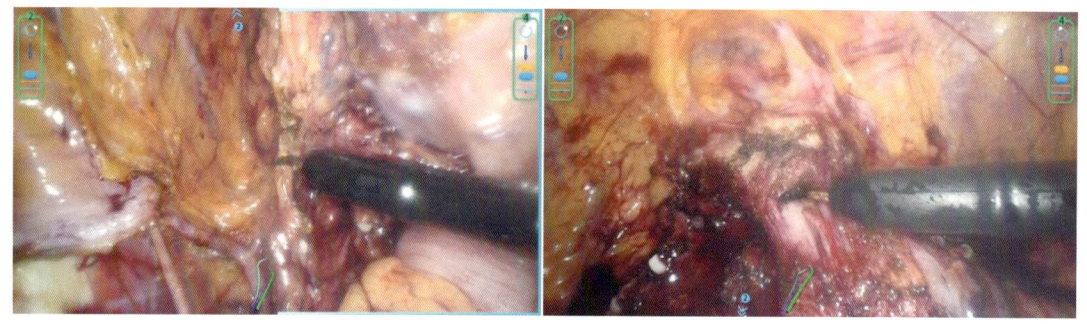

图 10-10　游离膀胱前列腺（C）

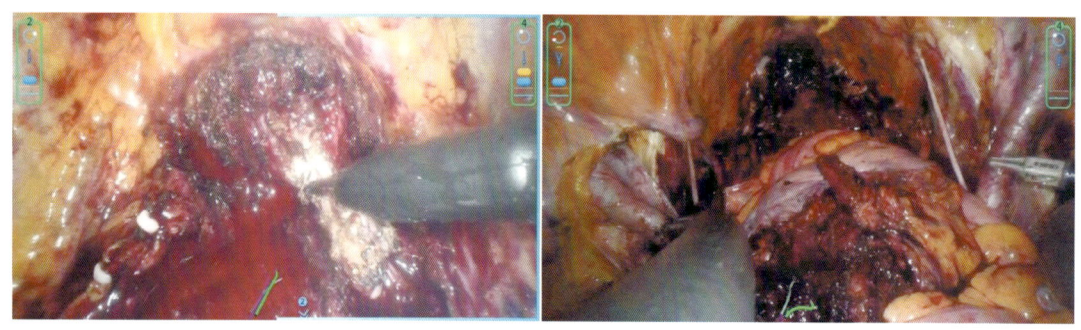

图 10-11　切断尿道

(5) 游离回肠，重建新膀胱

距回盲部 20 cm 处向近端选择 50 cm 回肠，保留肠系膜血管，自脐部切口取出体外，分别离断所选回肠段的两端，两残端行端端吻合，恢复肠道连续性，间断吻合肠系膜切缘，放入腹腔。将游离的回肠沿管腔纵轴切开，去管化，肠道切缘以 2-0 可吸收线连续锁边缝合，吻合成 U 形新膀胱，远端适当缩窄形成膀胱颈口；在新膀胱右侧壁切开约 0.6 cm，将右侧输尿管拉入新膀胱内，4-0 可吸收线将输尿管末端与新膀胱黏膜及肌层两定点间连续吻合。同法吻合左侧输尿管。两侧输尿管开口分别插入 F6 双 J 管。新膀胱置入 F20 的蕈状造瘘管（图 10-12 至图 10-15）。

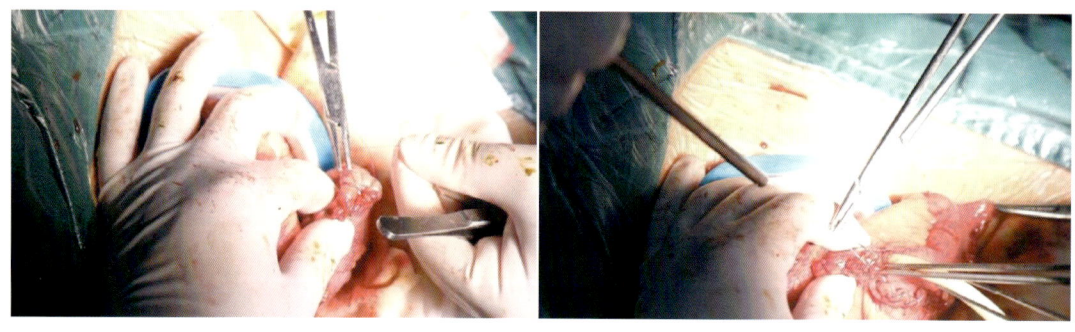

图 10-12　体外重建新膀胱（A）

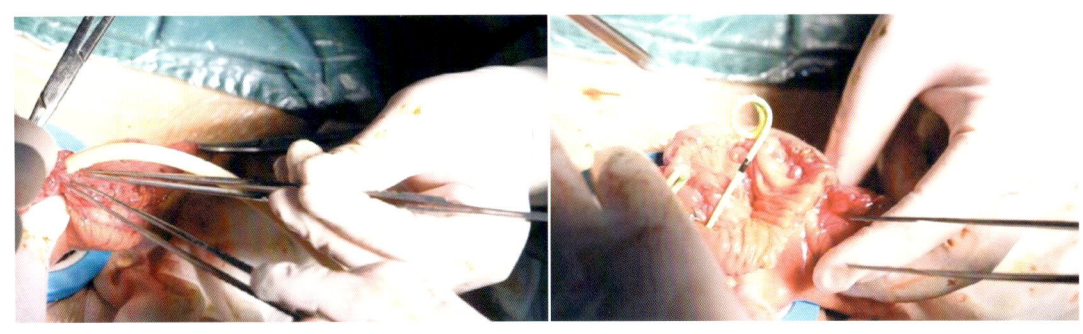

图 10-13　体外重建新膀胱（B）

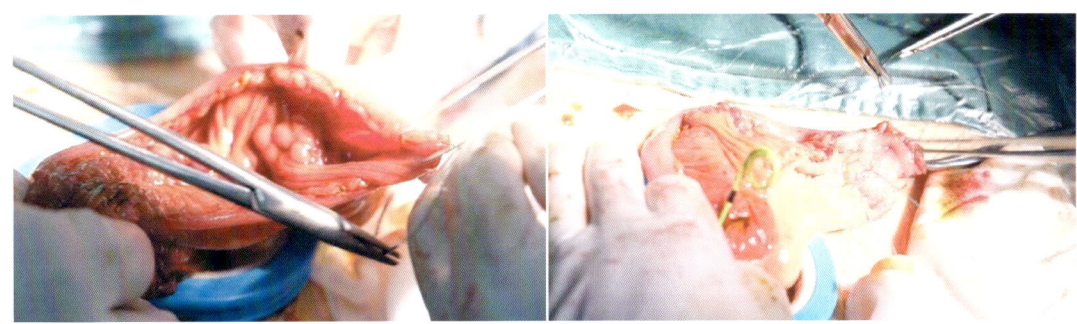

图 10-14　体外重建新膀胱（C）

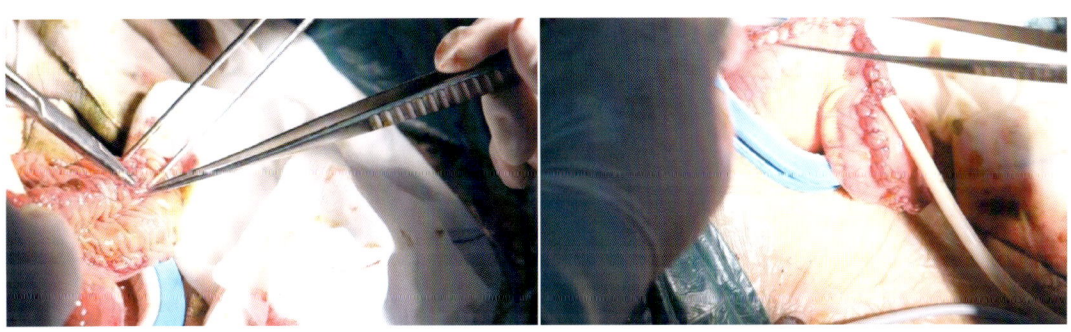

图 10-15　体外重建新膀胱（D）

回纳新膀胱至腹腔内，重新连接单孔机器人系统，降低气腹压至 8 mmHg，新膀胱远端与尿道残端 3-0 倒刺可吸收线做连续缝合可靠，重新留置 F22 三腔尿管，水囊注水 20ml，牵引尿管并适当固定。蕈状造瘘管于耻骨上 2 cm 引出，并留置盆腔引流管分别从脐部切口及麦氏点引出（图 10-16 至图 10-20）。

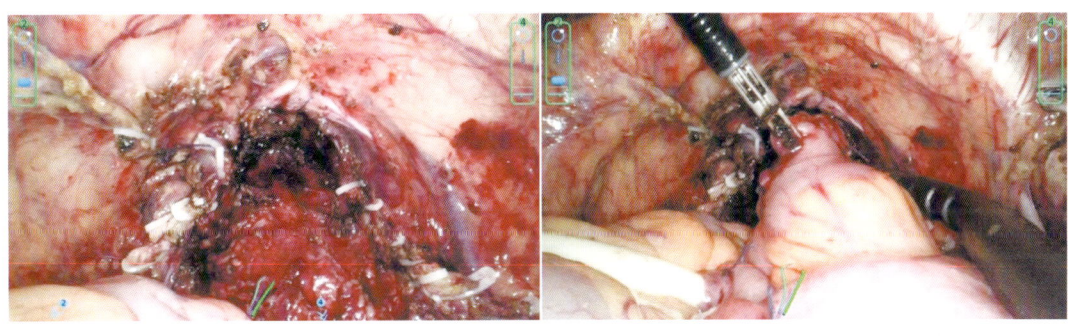

图 10-16　缝合新膀胱远端与尿道残端（A）

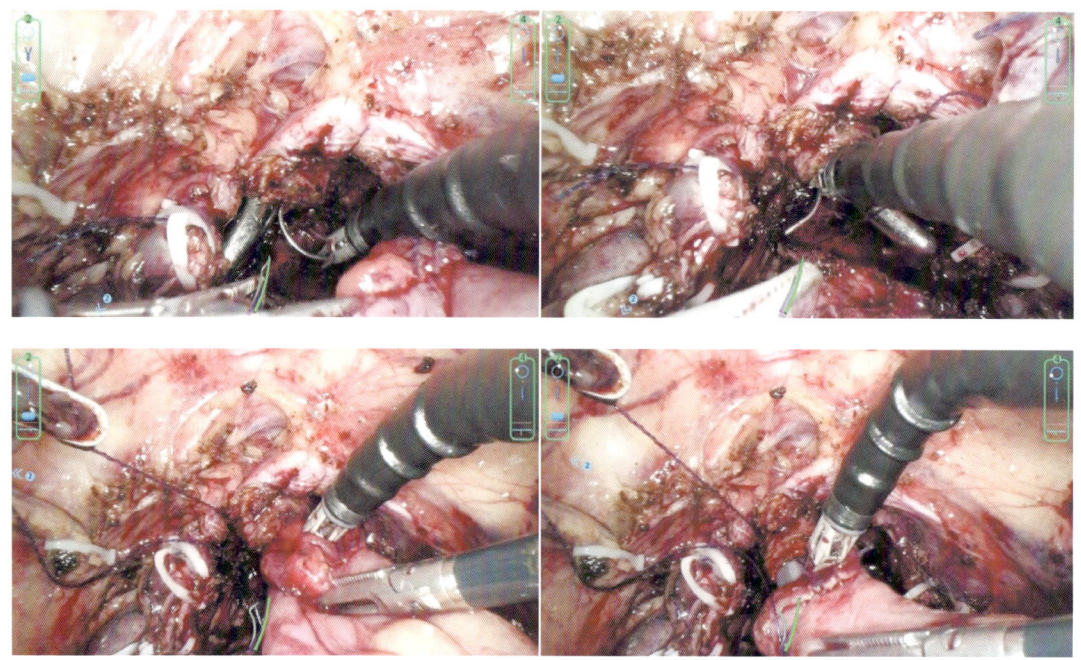

图 10-17　缝合新膀胱远端与尿道残端（B）

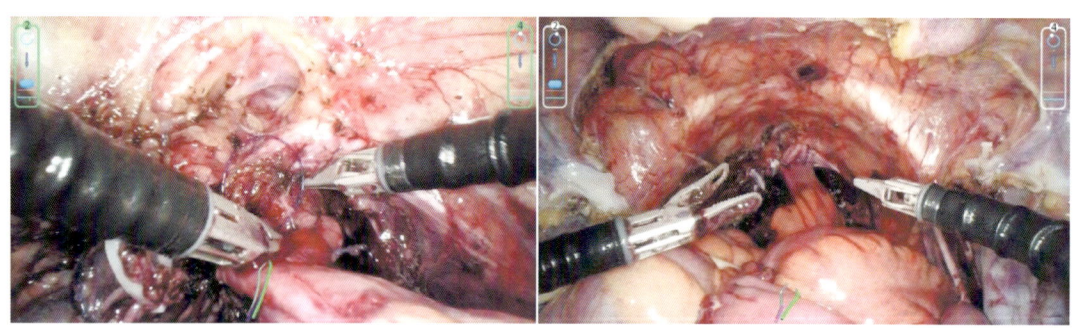

图 10-18　缝合新膀胱远端与尿道残端（C）

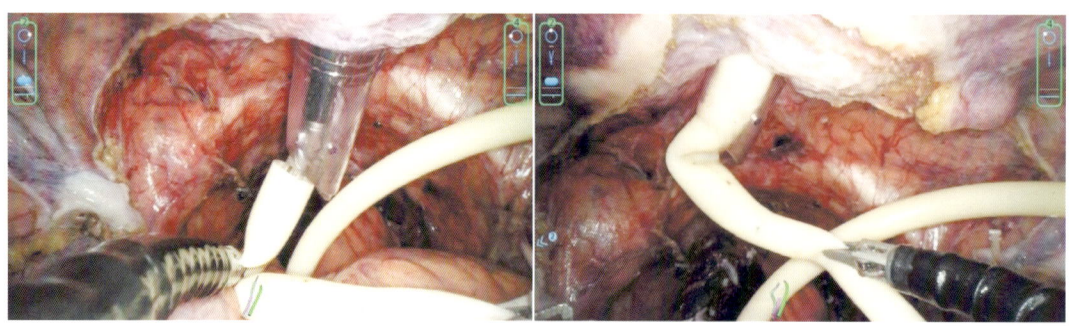

图 10-19　引出蕈状造瘘管

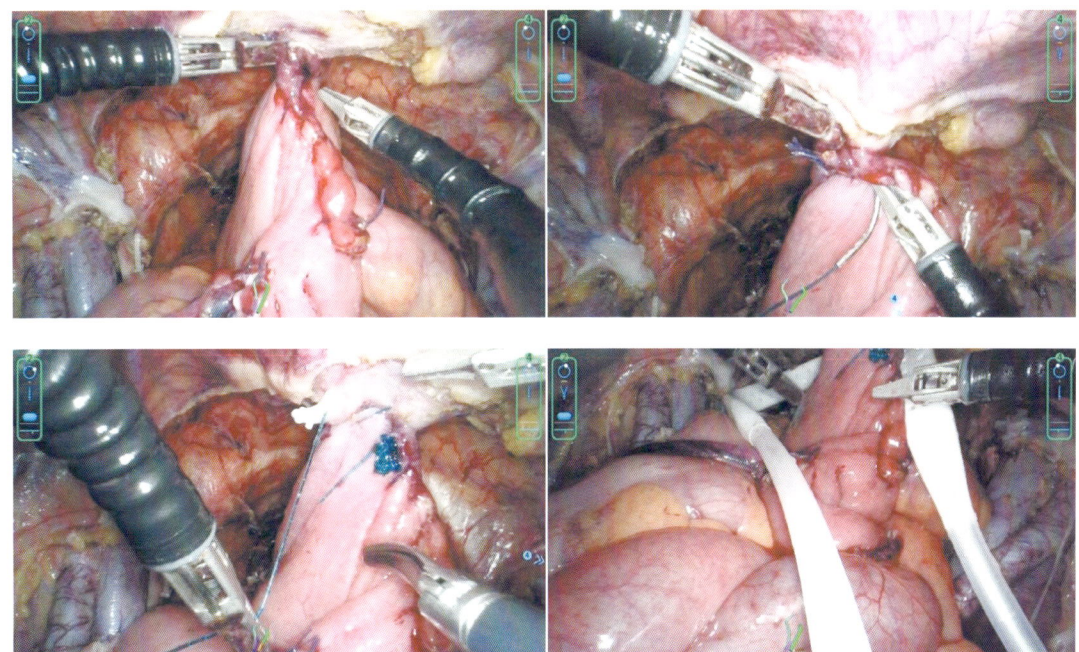

图 10-20　固定新膀胱并放置盆腔引流管

(6) 关闭切口

降低气腹压力检查无活动性出血后关闭气腹，逐层关闭手术切开（图 10-21）。

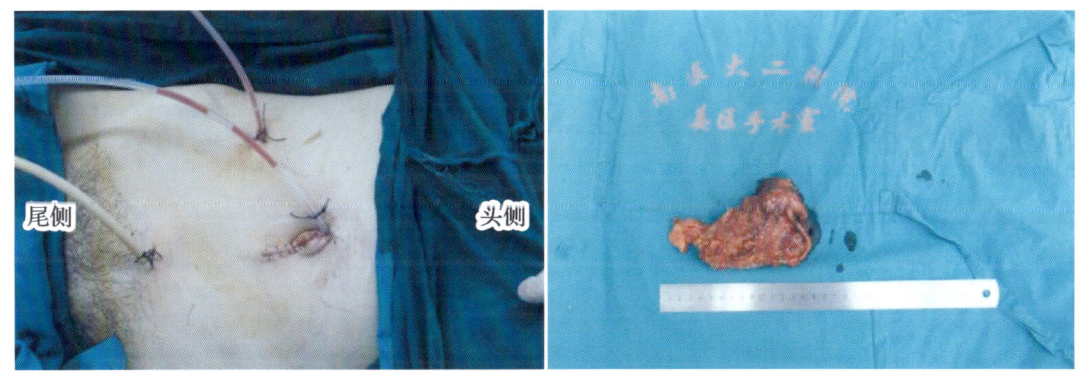

图 10-21　术后切口及手术标本

二、单孔蛇形臂机器人辅助前列腺癌根治术（完整保留全尿道）

手术步骤

(1) 游离 Retzius 间隙，用电剪刀将膀胱颈及前列腺表面的脂肪及结缔组织充分的清除，以利于前列腺尖部及膀胱颈部解剖（图 10-22）。

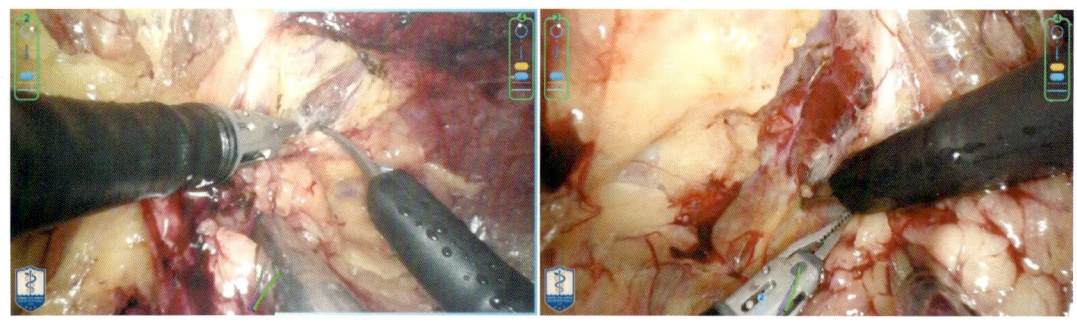

图 10-22 游离 Retzius 间隙

(2) 切开盆内筋膜，离断耻骨前列腺韧带，显露 DVC，常规分离耻骨后背侧静脉复合体，2-0 V-Loc 倒刺线将其缝合结扎（图 10-23）。

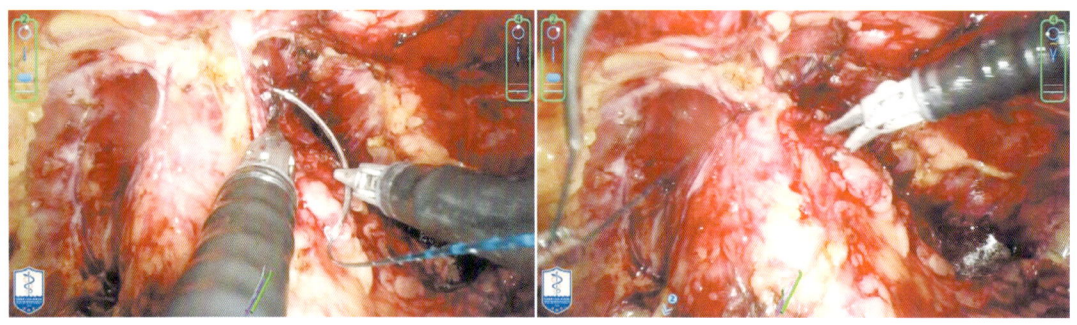

图 10-23 缝扎 DVC

(3) 仔细辨认膀胱颈与前列腺的交界处的倒三角形状，先分离脂肪组织，暴露尿道和膀胱，从膀胱肌纤维与前列腺中间的部分逐步深入进行钝性和锐性结合分离，暴露出精阜前部，然后继续分离膀胱组织，陆续暴露尿道侧壁和尿道后壁，沿着垂直平面充分解剖并分离前列腺与膀胱颈，并向两侧延伸（图 10-24 至图 10-28）。

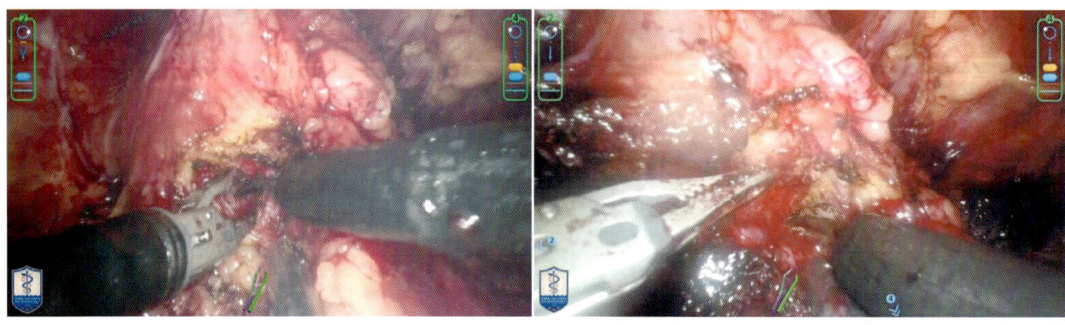

图 10-24 游离前列腺（A）

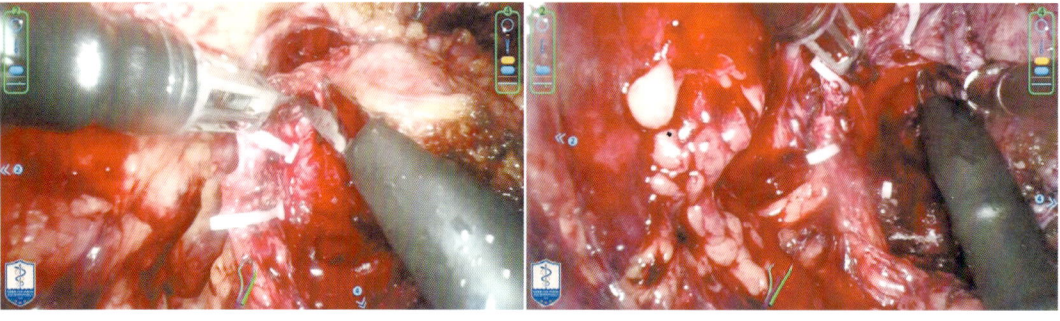

图 10-25 游离前列腺（B）

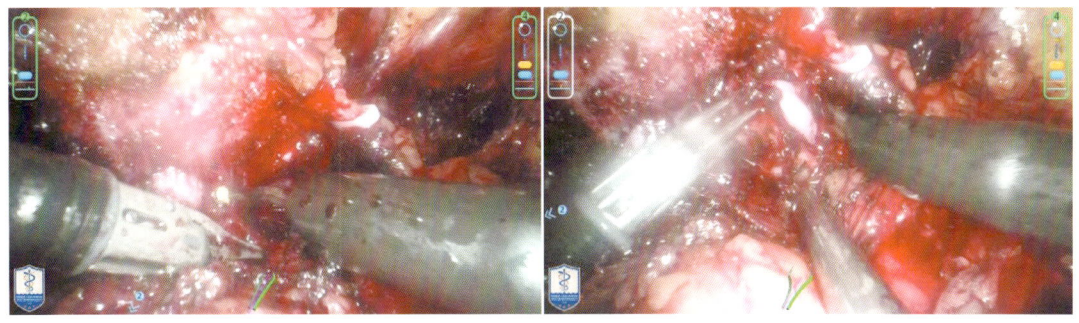

图 10-26　游离前列腺左侧叶，显露左侧精囊

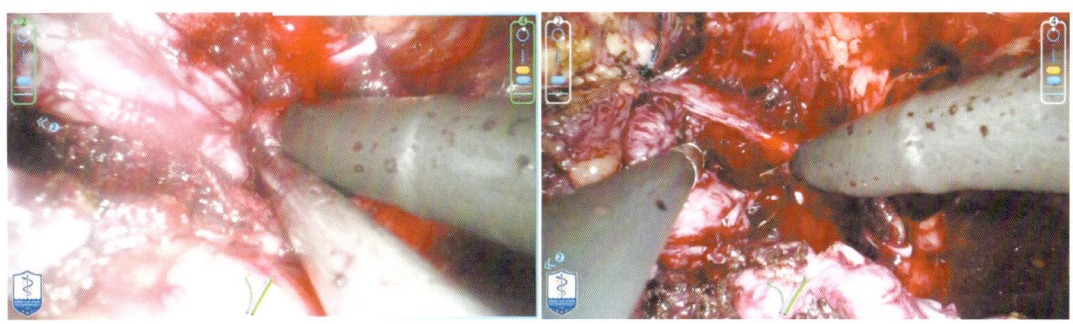

图 10-27　游离左侧精囊

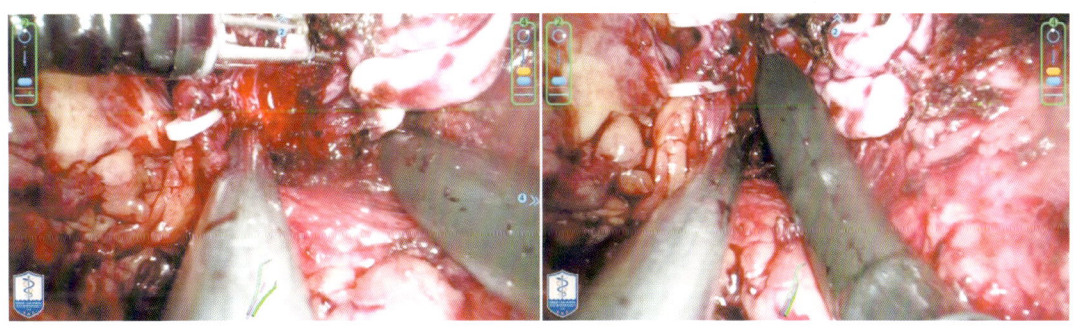

图 10-28　游离前列腺及右侧精囊

（4）沿解剖层面分离射精管后结扎，筋膜外分离侧韧带（如需保留性神经则在筋膜内分离）并用 Hem-o-lok 结扎，直至前列腺尖部。沿侧方用电剪刀或自制前列腺铲装置钝锐性结合分离前列腺后壁与 Denonvilliers 筋膜，完全游离前列腺后壁。

（5）尿道前列腺底部可选择用自制前列腺铲装置缓慢钝性预分离，随后分离暴露尖部尿道，电剪刀沿前列腺两侧叶前壁连接处纵行切开，暴露尿道前，钝性、锐性结合缓慢分离尿道侧方和前列腺组织。

（6）沿尿道后方将前列腺两侧叶拖至同一侧，暴露射精管后电剪刀予以凝切，取出前列腺组织，从而实现连续性全尿道保留的根治性前列腺切除术。

（7）自尿管注入亚甲蓝，行尿道测漏试验，如发现尿道损伤，以 4-0 可吸收线缝合（图 10-29 至图 10-31）。充分止血，放置盆腔引流管一根，保留 F20 导尿管并适当牵引。撤出机械臂及单孔通道，取出标本，逐层关闭切口（图 10-32）。

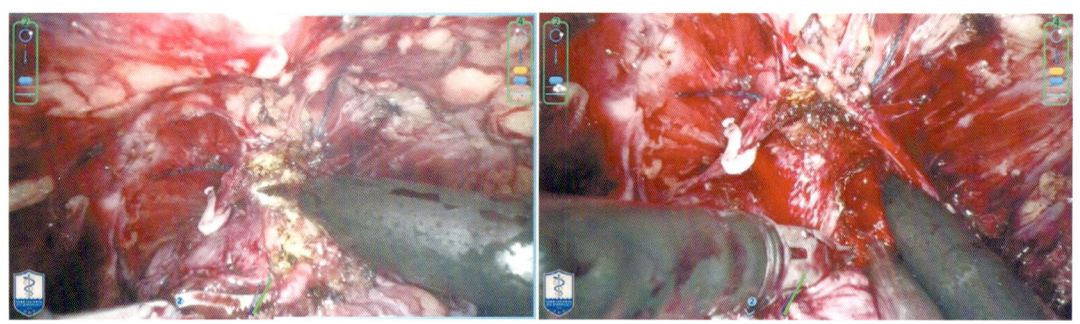

图 10-29 前列腺尖部处理

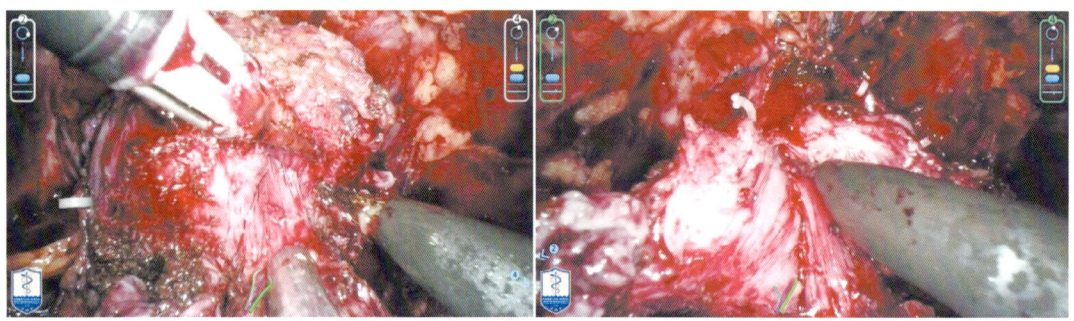

图 10-30 保留连续性全尿道：切开前列腺

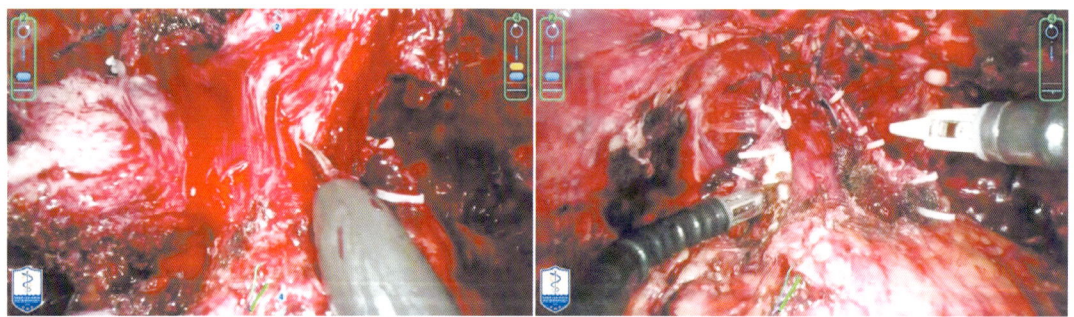

图 10-31 保留连续性全尿道：剥离前列腺及精囊

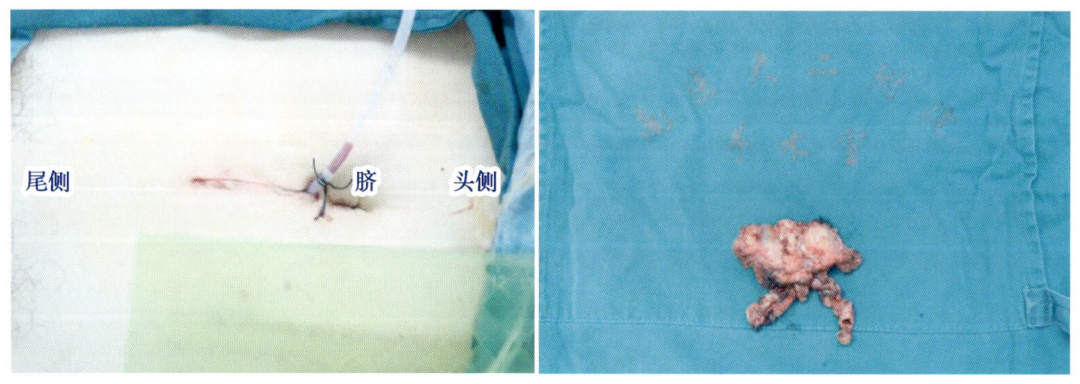

图 10-32 术后切口和标本

第四部分

术后难点及对策

第十一章
术中空腔脏器损伤处理

一、肠管损伤

据文献报道，经腹膜后途径的泌尿外科腹腔镜手术肠道损伤发生率为0.65%（0%~1.5%）。Schwartz等进行文献复习发现，相对于经腹膜后途径，经腹腔途径的腹腔镜手术肠道损伤发生率增加2倍。虽然经腹腔和经腹膜后腔入路的总体并发症发生率相当，但由于避开了腹膜腔，经腹膜后腔入路减少了器械在视野外造成肠道损伤的可能性。既往研究显示大多数腹腔镜并发症发生在同一术者前20例腹腔镜手术中，因此术者们期望随着手术经验的积累，并发症的发生率逐渐下降。但Schwartz等观察到的腹腔镜术中肠道损伤发生率却并不遵循这一规律。其研究发现，随着术者经验的增长，肠道损伤的发生率却逐渐增加。对这一观察结果可能是随着术者对腹腔镜手术的熟悉程度增加，更多地施行了技术上具有挑战性的手术，这些手术可能涉及二次或多次手术，重要解剖结构的扭曲或影响邻近器官（包括肠道）的炎症性病理情况。

腹腔镜手术中肠道损伤50%~70%是由电灼伤引起。术中电凝电功率应控制在50 W以下，通常为40 W。在解剖组织的过程中，密切监测电凝部位，可以很大程度上预防热损伤。外科医生应避免在可能与肠道相连接的类似导管的组织上使用单极电流。Saye等研究表明，单极电凝术很容易使距手术部位数厘米外的组织温度升高，并且如果在仅2秒内达到30 ℃的温差，将导致组织坏死。相对于双极电凝，单极电凝有较大的电弧辐射半径，容易造成误损伤。而双极电凝的工作范围更小，因此使用双极电凝导致肠道损伤的概率更低。操作前首先应检查电灼器械绝缘性能是否良好。当电灼器械上绝缘涂层破损或绝缘涂层相对较薄时，可能会与金属穿刺器发生电容耦合，引起外科医生视野之外的肠道热损伤。

除电灼伤外，术中操作造成的肠道直接机械性损伤也较为常见。当分离到接近的肠道组织，特别在复杂的复发性手术、既往有腹部手术史或周围组织炎症较重时，术中必须格外细致，这有助于降低肠道损伤的风险，一旦发生肠管损伤时亦能提高及时识别损伤的概率。除此之外，腹腔镜术中使用Veress针建立气腹时，对于既往有腹部手术史的患者，Veress针应放置在手术瘢痕和既往手术区域以外的地方，以避免导致潜在的肠管损伤。开放途径置入腹腔镜技术（Hasson 穿刺套管置入技术）也是目前来预防上述肠道并发症的有效方法。Hasson 技术需要术者逐层切开腹壁，直至打开腹膜，进入腹腔，这与 Veress 技术相比操作稍复杂，但相应并发症有所降低。在视野之外通过手术器械时应格外谨慎，因为存在意外肠道损伤的潜在风险，而且这种损伤可能不易被察觉。

根据肠道损伤部位的差异，腹腔镜下肠道损伤可以分为直肠损伤和非直肠损伤。直肠损伤多发生在需要进行前列腺尖部分离的手术中（如前列腺根治性切除术、膀胱全切术等），这时候试图在直肠和 Denonvilliers 筋膜之间建立后位平面。据文献报道，前列腺根治性切除术（radical prostatectomy，RP）后直肠损伤的发生率从 2003 年到 2006 年间下降了 26%，最近的一项 Meta 分析显示其发生率为 0.58%，在纳入病例大于 500 例研究的亚组分析中其发生率为 0.51%。但在 RP 病例数不多的医学中心和 RP 手术例数较少的外科医生中，直肠损伤的发生率显著增高。与腹腔镜下 RP 手术相比，开放 RP 手术患者直肠损伤的发生率更高。由于机器人手术辅助系统中三维视觉、光学放大以及多种先进工具的引入，机器人外科医生可能更容易在直视下处理精囊、前列腺后表面和前列腺尖部的后平面，从而更好地预防手术中直肠损伤。

术前存在下列高危因素，RP 术中直肠损伤的风险可能增高：① 既往接受过 RP 术，此次行拯救性 RP 手术；② 既往针对前列腺癌或其他情况进行过盆腔放疗；③ RP 术前大体积的前列腺或既往接受过与 BPH 相关的手术；④ 既往接受过雄激素剥夺疗法、骨盆骨折和直肠手术，因为前列腺周围纤维化可能使后位手术平面的开展更具挑战性；⑤ Gleason 评分高、淋巴结受累或为前列腺癌局部晚期疾病。目前指南中暂无推荐的避免 RP 术中直肠损伤风险或减轻其潜在感染的术前措施。一项对 35,099 例 RP 病例（其中包含日本诊断程序组合数据库中 2007—2012 年的数据）的分析显示，机械性肠道准备对与 RP 直肠损伤相关的围手术期发病率没有积极影响。

有学者提出一些措施可用来减少 RP 术中直肠损伤风险：① 谨慎地解剖，在前列腺和直肠壁之间平面分离时适当使用冷剪刀；② 避免在邻近直肠壁的地方使用单极电凝；③ 存在直肠周围粘连的情况下尽量减小对直肠壁的牵拉。Katz 等认为避免直肠损伤的最重要措施是在分离过程中坚守在前列腺的后表面进行游离。除了术中的适当操作，术中与术后检测直肠损伤尤为重要，早期识别直肠损伤能显著降低严重术后并发症和随后形成的直肠尿道瘘风险。Borland 和 Walsh 认为只要在腹腔镜前列腺根治性切除术中发现直肠损伤，即使在术前未行肠道准备的情况下，应在损伤后立即术中修补，但对这一做法目前没有明确的统一意见。尽管缺乏确切的证据，但只要出现大量粪便泄漏、既往接受过放疗、膀胱尿道吻合处存在张力，或者患者长期使用激素治疗，就应考虑进行结肠造口手术。术中未检测到的直肠损伤可能导致早期和晚期严重的术后并发症，如果不及时治疗，可能会危及生命。术后腹部并发症的诊断通常具有挑战性。微妙且可能严重的变化，加上术后疼痛、麻醉药物和抗生素的使用，使腹腔内变得模糊，即使是最有经验的外科医生也可能会陷入诊断困境。未检测到的直肠腔破口与清洁一受污染的盆腔空间之间的联通，可以导致全身炎症反应综合征（可表现为发热、心动过速、呼吸急促、低血压和少尿）相关的腹痛，甚至危及生命。大多数直肠损伤能在术中被识别出来。如果怀疑直肠损伤，或者在可见的直肠壁较薄的情况下，术中可以行双指直肠指检（DRE）检查或在填充盆腔灌洗液的同时向直肠注入气泡，以进一步诊断是否存在漏诊的直肠损伤。

Martini 等根据 DRE 的发现将 RP 术的直肠损伤分为三个不同的阶段：① 阶段一：<1.5 cm（当手指尖不能穿过开口时）；② 阶段二：>1.5 cm（当手指尖迅速穿过开口时）；③ 阶段三：任

何直径，伴有尿道括约肌损伤。Romito等人根据上述三个阶段，提出了相应处理方案：① 针对阶段一病变，在没有腹膜炎征象的情况下可采用广谱抗生素治疗、长期经尿道导尿（1～3个月）和初始肠外营养等保守治疗。根据Poiseuille定律，<1.5 cm的瘘管很少引起明显的粪尿或败血症。② 针对阶段二病变或存在持续发热或任何不利的临床情况（腹膜炎、盆腔脓肿或持续性直肠出血）需要立即手术探查、粪便转流（结肠造口/肠造口），并最终关闭直肠缺损，以避免严重脓毒症的风险。因RI接受保守或手术治疗的患者中，有一致比例的患者在随后的几周内发生了直肠尿道瘘。③ 针对阶段三病变，如果瘘管涉及尿道括约肌，可能需要行膀胱切除术。多项开放手术的研究已表明，在非放疗患者中，术中识别的直肠撕裂伤可以首选缝合。可以使用可吸收2-0或3-0缝线在两层（黏膜和浆膜肌层）中闭合直肠裂口，并以大网膜或直肠周围脂肪填塞在损伤的直肠壁和膀胱尿道吻合处之间，以创建一个改善直肠创面愈合的屏障。术后扩大肛门括约肌，给予广谱抗生素及低渣饮食有助于降低直肠泌尿系并发症。对于大量粪便泄漏、既往放疗病史或直肠修复的缝合线存在张力时，需要考虑行结肠造口。

直肠尿道瘘（RUF）的临床实践中的管理对于泌尿外科医生来说仍然是一个挑战。RUF的重要临床症状为尿液经直肠排出、气尿、尿路感染和粪尿。最多有9%的接受RP或放疗（RT）的前列腺癌患者在随访期间经历RUF。使用包括放疗等在内的各种非手术的物理因子治疗都会影响组织的血供，在这些情况下产生的瘘管通常较大且不太容易愈合。Harris等的研究显示，在未施加任何非手术治疗的情况下，RUF修复的总体成功率为99%，而在能量消融治疗作为初始或辅助治疗的瘘管中，成功率为87%。Martini等根据周围组织的情况将RUF分为三个等级：① G0级：术中意外的直肠损伤（没有原先的非手术治疗）；② G1级：既往接受过非手术治疗（如放疗、近距离放射治疗、高强度聚焦超声）；③ G2级：挽救性前列腺切除术或挽救性前列腺消融术。有研究表明如果放疗作为新辅助治疗，在复发性前列腺切除术期间由于周围组织的纤维化导致直肠损伤的风险高达15%。根据上述RUF等级，G0级瘘管可以采用微创方法进行治疗，无需组织瓣插植。微创方法包括经肛门内镜手术（TEO）、经肛门内镜显微手术（TEM）和经肛门的腔镜手术等。较高的G1、G2级，特别是那些有高复发风险的类别，将需要更复杂的程序，并插入组织瓣。Vanni等研究表明，放射性的RUF可以通过肌肉瓣和颊黏膜植入来修复而无需尿流改道和粪流改道，成功率达84%。相比之下，Linder等人报道，放射或消融引起的RUF患者中93%需要永久性尿液引流，86%需要永久性结肠造口。

非直肠损伤多为十二指肠损伤和结肠损伤。泌尿外科腹腔镜手术中，十二指肠损伤常发生在右肾或右侧肾上腺的游离过程中。解剖上，右肾内侧缘紧邻十二指肠降部，因此在术中游离肾脏和处理肾门部位动静脉时，可能会损伤十二指肠，尤其当肾周脂肪炎症粘连严重时。右肾门区分离困难时，可在肾周脂肪囊内进行游离，以降低损伤十二指肠的风险。十二指肠损伤还有可能由于使用电凝遭受热损伤而发生，这种情况可能在手术过程中容易被忽视，热损伤后肠壁凝固性坏死，导致数天或数周后出现延迟性或包裹性肠穿孔。十二指肠瘘是一种死亡率较高的疾病，十二指肠内有胃液、胆汁、胰液，且肠液流量大（可大于500 ml/d），具有很强的腐蚀性。十二指肠损伤可能在术中或术后被检测到，然而术后诊断十二指肠损伤通常很困难。患者术后可出现发热、恶心、呕吐、食欲不振和腹胀。但是十二指肠后壁穿孔可能不会引起腹膜炎，而是可能表现为腰部疼痛。CT扫描可以显示存在十二指肠周围或腹腔内的大量液体。一旦发现十二指肠损伤，需要多学科紧密协作，积极手术干预。术中发现十二指肠损伤，当十二指肠相对健康、缺损较小时，直接给予腹腔镜下缝合修补，并留置空肠引流管。然而，延迟诊断超过48小时可能导致十二指肠水肿，肠管无法固定修复的缝线，从而导致十二指肠瘘。在存在较大缺损和水肿的十二指肠壁的情况下，可能需要更积极的手术方案，包括十二指肠空肠吻合等。

结肠损伤是泌尿外科腹腔镜手术中除直肠损伤以外较常见的肠道损伤。既往接受过肾脏手术、肾脏后位结肠是腹腔镜手术中结肠损伤的危险因素。Bishoff等报道了8例泌尿外科腹腔手术中结肠损伤，其中5例发生在盆腔淋巴结清扫术中、2例发生在肾盂成形术中、1例发生在肾切除术中。术中如发现结肠与周围组织粘连严重，若行钝性解剖可能增加结肠撕裂的机会，因此应优先选择使用剪刀进行锐性解剖。大部分的结肠损伤可以在术中识别，应在识别时立即处理结肠损伤，并尽量通过同一手术切口进行处理。Veress针引起的结肠轻微损伤可以在医院进行密切观察、静脉营养和抗生素治疗。然而，与单极电凝相关的肠道损伤通常会被低估。有研究表明，6%的遭受表面电凝损伤的肠道最终需要进行开放探查，观察期间可能发生急性穿孔，因此受损肠道的术中修复明显更安全，应在每个可疑的肠道电凝损伤中进行术中修复。当对腹腔镜手术的修复完整性产生疑问时，应向普外科医生求助，考虑行开放肠修复手术。

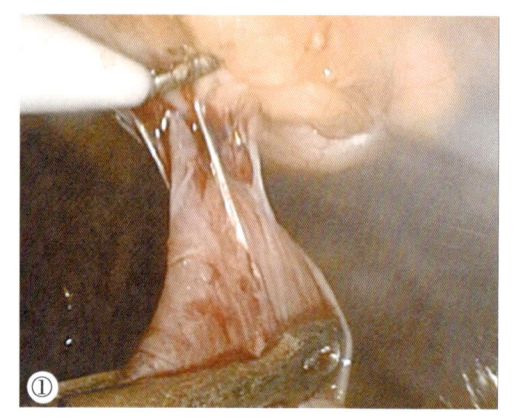

① 电凝钩分离肠管粘连

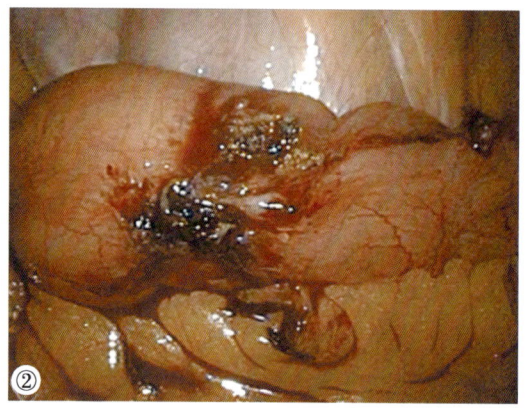

② 所示肠管损伤

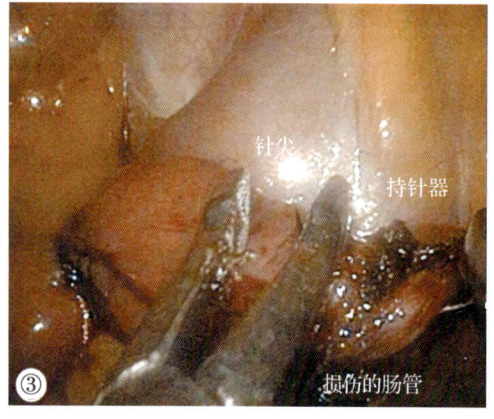

③ 缝合损伤的肠管

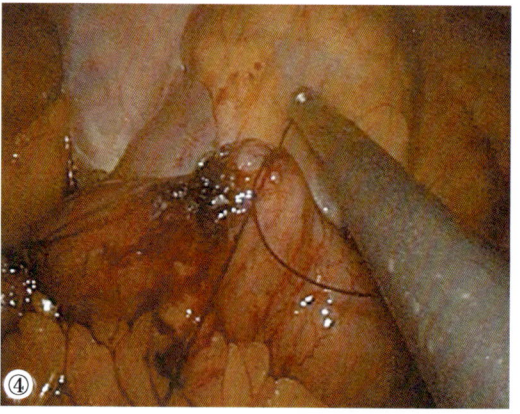

④ 缝合损伤的肠管后打结

图11-1　术中肠管损伤处理示例

二、输尿管损伤

输尿管损伤是腹部和盆腔手术可能发生的并发症。1974年，Stengel等首次报道了腹腔镜手术中输尿管损伤的相关并发症。1例接受腹腔镜下输卵管绝育术的患者术后并发了右侧输尿管部分梗阻，后通过腹腔镜进行修复。输尿管损伤的总体发生率在0.5%～10%。由于其位于腹膜后、具有活动性、直径相对较小以及有腹膜覆盖，输尿管一般情况下不易受到外部钝性损伤，但同时，输尿管与妇科和普通外科手术的常见部位的解剖结构非常接近，如子宫血管、子宫颈、髂动脉、乙状结肠、结肠和直肠。此外，输尿管由肾脏、髂总动脉和主动脉提供节段性的血液供应。输尿管损伤的发生率低于1%，其中妇科手术因素占据了大多数输尿管损伤的情况，占比在64%～82%。在妇科手术中，子宫切除术和涉及盆腔肿瘤的手术是输尿管损伤的最常见原因，其次是深部子宫内膜异位和剖宫产术。结直肠、血管盆腔和泌尿外科手术因素分别占所有输尿管损伤中15%～26%和11%～30%。Ostrzenski等对3344篇文章行荟萃分析研究中，发现腹腔镜辅助手术中输尿管损伤的主要原因是阴道子宫切除术（20%），其次是子宫内膜切除术（12.8%）、卵巢切除术（11.4%）、盆腔淋巴结清扫术（10%）、绝育术（7.1%），以及粘连切除、淋巴囊肿引流或电凝术（4.3%）。普通外科手术中，导致输尿管损伤的最常见原因是低位直肠切除术和经腹会阴直肠癌切除术，其发生率在0.24%～5.70%。值得注意的是，在微创手术普及的情况下，有学者研究观察到，输尿管损伤在妇科和普通外科领域中的发生率有所增加。但并非所有的研究都得出了相同的结论。总体而言，输尿管由于其独特的解剖结构更容易受到医源性损伤，常见的损伤机制包括直接损伤（离断、结扎、挤压等），或因血液供应受损、热损伤等引起的相对缺血造成的间接损伤。

泌尿外科手术引起的输尿管损伤，如输尿管镜操作、尿流改道和淋巴结清扫术，约占所有输尿管损伤的13%。在输尿管镜手术中，大多数损伤是轻微的，输尿管黏膜擦伤的发生率为0.3%～4.1%、输尿管穿孔发生率为0.2%～6.0%、输尿管撕脱发生率为0.3%～1.0%，但在不慎操作时，少数情况下输尿管镜手术中输尿管损伤可能很严重，如完全性输尿管撕脱。输尿管损伤引起的输尿管狭窄发生率约为0.5%～2.5%。腹腔镜根治性前列腺切除术目前已成为局限性前列腺癌的标准治疗方案，其在肿瘤学和功能方面的效果与开放根治性前列腺切除术相当。在腹腔镜根治性前列腺切除术中输尿管损伤是一种罕见的并发症，文献中报道的发生率为0.05%～1.6%。腹腔镜根治性前列腺切除术中输尿管损伤的高危因素包括：前列腺炎病史、前列腺体积较大、显著的中叶增生、需要进行扩大盆腔淋巴结清扫、既往接受过前列腺冷冻治疗、经尿道切除术和放疗等。输尿管损伤最常发生在膀胱颈后壁离断、解剖精囊以及随后的吻合阶段。Loughlin等总结了腹腔镜前列腺切除术中输尿管的损伤常见四个步骤：① 当采用经腹的Montsouris技术时，在从后方分离膀胱输精管结合部时容易损伤输尿管。② 分离膀胱侧腹膜时，特别是在靠近膀胱尾部的位置容易发生输尿管损伤，因此建议游离膀胱只需要至输尿管跨过髂血管水平。③ 分离背侧膀胱颈时要注意避免输尿管损伤，特别对于既往接受过经尿道前列腺切除术或横断中叶手术的患者，这种情况下输尿管口可能紧邻膀胱和前列腺的连接部。对于上述这三种情况，输尿管可能会受到直接损伤或通过热损或电损而遭受间接受损。④ 膀胱尿道吻合时选择缝合位置太靠近输尿管管口或直接缝住了输尿管口，会导致输尿管的梗阻。如果输尿管口明显靠近背侧膀胱颈的边缘，缝合之前向输尿管口内留置5Fr双J管可能有助于避免上述事件的发生。除手术之外，放疗也可能会引起输尿管损伤，与放疗相关的输尿管狭窄通常在数年后才显现出来，这与治疗方式和放疗剂量显著相关。先前的研究报道了在前列腺癌和宫颈癌放疗患者中，在随访10年时输尿管狭窄的发生率分别为1.8%～2.7%和1.2%。

长期以来，术前留置输尿管支架作为预防术中输尿管损伤的技术，但多篇研究显示术前输尿管支架的放置并未明显降低输尿管损伤率，然而它确实有助于早期识别和及时修复。另有一些学者提出，术前置入输尿管支架实际上可能增加输尿管损伤的几率，因为它可能导致输尿管偏离其正常的解剖位置并减少其活动性。输尿管发光支架被提议作为腹腔镜手术中识别输尿管的解决方案之一，其可能适用于一些复杂腹腔镜手术，但其相对昂贵的设备成本限制了它的临床应用。腹腔镜手术中避免输尿管损伤最重要的是术中保持细致入微的注意力。术者对输尿管损伤机制的理解，包括单极电凝引起的热损伤、操作错误导致的输尿管部分或完全离断、以及对输尿管不慎结扎或缝扎，避免这些操作对于减少输尿管的意外损伤极其重要。成功的腹腔镜盆腔手术特别依赖于团队合作，熟练的"扶镜手"和第一助手是极其重要的，成员应接受腹腔镜相关培训，并熟悉腹腔镜手术流程。术中方向的迷失和解剖学的不清晰是大多数腹腔镜产生并发症的原因。此外，手术室人员必须在手术前确认所有必要设备的可用性和安全运行状态。

术中应早期识别并处理医源性输尿管损伤，在初次手术中及时地识别并修复输尿管损伤可提高输尿管修复的便利性，降低并发症的发生率，最终能取得更为成功的治疗效果。术中未被识别或处理不当的输尿管损伤可能导致严重的并发症，包括输尿管狭窄、尿性囊肿、脓肿、输尿管瘘等，甚至会发生继发性的腹膜后纤维化、败血症和同侧肾脏功能的丧失。尽管手术中早期识别输尿管损伤非常重要，然而令人遗憾的是，50%～70%的输尿管损伤在急性阶段未能被诊断出来。相比于腹腔镜手术，在开放手术和泌尿道腔内镜手术中发生的输尿损伤更有可能在术中被诊断处理。Selzman等研究显示其相应的术中诊断率为12.5%、43.5%、62.5%，对于这一结果可能的解释是，腹腔镜手术中触觉反馈下降且腹腔镜手术中电凝引起的热损伤可能需要术后数天才能表现出来。在术中，如果怀疑输尿管损伤，应该在开放手术或腹腔镜下通过细致地解剖可疑损伤部位附近的输尿管，创造条件对输尿管直视下进行观察。在过去的30年里，膀胱镜和输尿管镜等泌尿道腔内技术的发展促进了输尿管损伤的诊断。膀胱镜检查和输尿管逆行造影是首选的诊断方法，有着较高的诊断敏感性，且允许通过逆行方式插入输尿管支架管以恢复尿液引流。当患者处于仰卧位且膀胱镜检查困难时，可以采用切开膀胱后逆行插入输尿管导管行造影的方法。输尿管导管通过输尿管进入肾脏时遭遇困难，可能意味着输尿管扭曲或被错误的缝线引起的结扎。在逆行造影时，如果不能明确诊断或输尿管导管通过困难，输尿管道镜检查对于明确输尿管损伤是有用的。值得注意的是：输尿管镜检查有可能加重对输尿管的损伤。

在罕见情况下，输尿管损伤后管腔部分梗阻，而术中造影剂可以通过输尿管使其呈现正常的影像学表现。因此，如果术中高度怀疑输尿管损伤而逆行造影正常，则建议在术后随访期间进行静脉尿路造影检查或带有延迟显影期图像的增强CT（CT-IVU）。如果术中不能行逆行造影，应考虑行CT-IVU，并尝试在放置经导管造影的同时以顺行方式放置并留置输尿管支架管。如果医源性输尿管损伤未在术中发现，它通常在术后48～72小时被诊断出来，其最常见的症状或体征是伴有腹痛或腰痛、血尿，伴有白细胞增多和发热等表现。腹痛不一定会出现，这可能与输尿管损伤的性质以及输尿管是否被阻塞或已漏入腹腔或腹膜后腔相关。腹部肿块产生的可能原因是尿源性囊肿在腹膜后有限的空间内形成并在侧腹部突出。如果出现上述症状或体征,且患者有近期的腹腔或盆腔手术史,应立即怀疑有输尿管损伤。术后对于疑似输尿管损伤的诊断,应立即进行膀胱镜检查和逆行造影。如果无法进行膀胱镜检查和逆行造影术,则首选CT-IVU,因为它能可视化上尿路的连续性以及输尿管损伤部位附近发生的尿外渗的位置,包含肾盂排泄相的三期增强CT扫描(在注射造影剂后5~20分钟进行)对于显示输尿管损伤的效果是最佳的。CT扫描显示,提示输尿管穿孔的特征性表现包括尿源性囊肿、输尿管梗阻和尿源性腹水。然而,在解释CT结果时应保持谨慎,因为尿液外渗和尿性囊肿可能会与普通腹水、腹盆腔脓肿、囊性包块等相混淆。如果怀疑输尿管损伤,应在CT申请之前告知放射科医生,以便计划更适当的成像,必要时求助专业的泌尿放射学专家。

医源性输尿管损伤的处理方法取决于损伤的性质、部位、范围、识别损伤的时间以及患者的全身情况。如术中发现输尿管被结扎或缝扎,可以通过去结扎和植入支架的方法立即处理。输尿管损伤的部位也影响所需的手术类型,需要手术处理的近端输尿管损伤通常选择输尿管-输尿管吻合术;而对于下段或完全输尿管丧失,通常需要直接行输尿管再植,甚至行肾切除。早期识别输尿管损伤是改善预后的一个重要可控因素,Abboudi 提出了术中发现输尿管损伤后的处理流程:① 第一步:放置输尿管支架管和/或输尿管导管;② 上述失败,第二步行经皮肾穿刺造瘘及顺行支架置入术;③ 如果第一、二步失败,则行腹腔镜或开放探查及修补术;④ 如果第一、二步成功,使用 CT 和/或输尿管镜重新评估输尿管损伤的程度,并决定最终使用保守治疗或手术治疗。手术治疗包括:开放或腹腔镜输尿管膀胱再植术、腰大肌悬吊术和/或 Baori 瓣术;开放或腹腔镜输尿管端端吻合术。大多数输尿管损伤(>65%)在术后才能被诊断出来,这时治疗的初始目标是恢复尿液排出,以防止并发症。术后诊断的输尿管损伤无法通过经尿道置入输尿管支架解决,而是需要经皮肾造瘘治疗。与泌尿道内镜操作相关的输尿管损伤极少通过开放手术来治疗。一些小样本的研究显示,在内镜下对完全离断的输尿管进行重新对齐有大约70%的成功率。对于小于 2.5 cm 的输尿管损伤,可逆行或顺行置入输尿管支架管,且可考虑于2~6周后拔除输尿管支架管。为了让炎症、组织水肿消退,传统上建议等待6周至3个月进行二期重建手术。然而,另外一些学者认为即刻修复输尿管与延迟修复输尿管的结果相当。由于缺乏循证依据,输尿管修复的时间应由患者个体情况和外科医生的判断决定。

对于输尿管损伤引起的输尿管狭窄,腔内治疗方案(支架置入、输尿管扩张、内镜下输尿管狭窄切开等)的长期成功率有限,因此建议行外科手术。开放性手术施行输尿管重建需要遵循一些关键原则:细致游离输尿管,注意保护输尿管的血运;输尿管清创,应直至输尿管边缘出血;无张力吻合输尿管使其不透水,支架放置后输尿管表面覆盖后腹膜;腹腔或腹膜后外引流。输尿管重建的手术方法取决于输尿管狭窄的位置和程度。大多数手术引起的输尿管损伤出现在输尿管远端三分之一以下,它们很多时候伴随着远端输尿管血供受影响,建议通过输尿管膀胱吻合术来修复。上述情况,尽管其有保留膀胱天然抗逆流机制的优点,由于其并发症(输尿管瘘、输尿管坏死、再次狭窄)发生率较高,输尿管-输尿管吻合术不被推荐。行输尿管膀胱吻合术时,建议首选抗反流技术,因为它能最小化膀胱输尿管反流,从而降低感染和继发性肾功能不全风险。选择抗反流技术时应在膀胱壁中隧道化尿道,创建的隧道的长度是输尿管直径的3倍。输尿管再植应选在膀胱的后部或前部圆顶上,而不应在膀胱的侧面。当发现远段输尿管存在较长缺陷,单纯的输尿管膀胱吻合术会导致吻合处受张力时,输尿管膀胱吻合术可与膀胱腰肌提升术或 Boari 膀胱瓣相结合,用以覆盖更长的距离并实现无张力吻合。膀胱腰肌提升术中使用纵向的不可吸收缝线将膀胱平滑肌"提升"到腰肌,注意不要损伤位于腰肌前表面的髂腰神经。输尿管膀胱吻合术与腰肌提升结合适用于输尿管远端缺损距输尿管开口上方 5~8 cm,若再与 Boari 管状化膀胱瓣相结合,可以覆盖缺损距输尿管开口上方 12~15 cm。Boari 膀胱瓣术中,膀胱被打开,膀胱瓣被摆至头侧并被卷曲成管状以与近段输尿管吻合。如果通过上述技术仍然无法进行输尿管再植,肠道输尿管替代是一种选择。目前许多移植物已被评估用于输尿管替代,包括游离的自体组织(颊黏膜、静脉),人工合成和非人工合成的组织[人工血管(Gore-Tex)、小肠黏膜下层(SIS)]和带蒂移植物(盲肠、结肠、回肠)。关于输尿管替代的组织工程学研究大都停留在实验阶段。迄今为止,用于输尿管替代的组织的最常见来源是回肠。

只有在极少数情况下,如先前接受放疗、克罗恩病史或其他妨碍肠道使用的情况下,输尿管下段损伤或狭窄才需要以输尿管-输尿管吻合术甚至自体肾移植的形式进行重建。肾自体移植前需与患者充分沟通,告知其潜在的并发症以及可替代的输尿管修复重建方案。Meng 等人报道了 6 例严重输尿管管损伤行肾自体移植治疗,在术后 1 年余的影像学随诊中肾自体移植物功能均在正常范围。对于输尿管中段和上段的小缺损(2~3 cm),可以进行原位输尿管-输尿管吻合术。当输尿管中段和上段损伤且远段输尿管不适宜行吻合时,可使用 Boari 膀胱瓣来重建。

腹腔镜技术的进步为在术中或术后不久发现的医源性输尿管损伤提供了微创治疗选择。随着经验的积累,几乎所有的重建手术都可以通过腹腔镜手术来完成。开放的输尿管膀胱吻合术逐渐被创伤更小的技术所取代。腹腔镜输尿管膀胱吻合术最初由 Ehrlich 等人首次描述,Reddy 和 Evans 于 1994 年报道了其用于成人病例。腹腔镜输尿管膀胱吻合术是一种安全可行的开放技术替代方案,其最大缺点是手术时间较长(160~360 分钟)。然而随着术者经验的增加,手术时间可能会缩短。对解剖学知识的掌握、熟练的腹腔镜缝合技术等,这些都有助于成功并快速地完成手术。一项治疗妇科手术中输尿管损伤的研究表明,腹腔镜手术优于盲目置入输尿管支架,并且用缝线缝合输尿管撕裂伤优于仅用输尿管支架治疗。随着机器人辅助手术的不断普及,其使用可能会取代传统手术方式。该技术的优势包括为外科医生提供了优越的视野,消除了手颤,具有出色的灵活性和在狭窄空间中执行包括缝合在内的多种复杂的操作。这些特点改善了输尿管损伤手术时盆腔内缝合的便利性。多项研究显示,无论是否伴有腰大肌提升或 Boari 瓣,使用机器人辅助的输尿管膀胱吻合术都是一项有价值的技术。

输尿管损伤后的预后数据十分有限,而诊断的时间是最关键的预后因素。总体上来说,越早诊断出来,患者的预后就越好。晚期诊断的输尿管损伤可能会导致肾切除并增加死亡风险。理论上,所有行尿管损伤修复手术均存在潜在的不良影响和并发症。输尿管支架置入可能引起血尿、尿频等下尿路症状,并有支架移位和感染的风险。外科重建手术有可能会发生吻合口狭窄、吻合口瘘,甚至输尿管坏死,同时伴随有出血和感染等并发症。因此,建议在手术后的第一个月内进行随诊,之后的随访时间应由术者根据患者具体情况决定。

三、膈肌胸膜损伤

在肾脏或肾上腺疾病的开放手术中，意外进入胸腔是常见的，横膈和胸膜损伤虽罕见，但它有潜在的严重危及生命的风险。1943 年，Prystowsk 等报道了与腹腔镜气胸相关的首例死亡病例，通过尸检发现气胸的原因是膈肌的"先天性"缺陷。腹腔镜手术中通过向后腹膜或腹膜腔内充入二氧化碳以获得更好的视野。当膈肌受损后，与气腹相关的高腹内压会导致吸入的气体通过损伤的膈肌而进入胸腔，这通常会导致同侧气胸和纵隔气肿。Del Pizzo 等报道了 4 个医疗中心共 1765 例腹腔镜肾脏手术中胸膜损伤的发生率为 0.6%，其中 80% 的胸膜损伤发生在解剖过程中。Aron 等人的单中心研究中 1 850 例肾和/或肾上腺腹腔镜手术，13 名（0.7%）患者发生了横膈损伤，但只有 7 名（0.4%）患者是意外发生的，另外 6 例为腹腔镜下计划切除部分膈肌 2 例和经胸肾上腺切除术中膈肌切口 4 例。然而，随着腹腔镜肾脏、肾上腺手术技术的发展，越来越多的外科医生尝试通过具有挑战性的手术来拓展腹腔镜的手术范围，这可能会增加医源性横膈损伤的发生率。肥胖、肿瘤体积大、炎性肠道病变病史、既往接受过手术或化疗是术中发生横膈损伤的高危因素。术中错误地放置穿刺针、单极电凝或超声刀的直接接触，都可能会导致膈肌的损伤。穿刺针在沿胸腔缘的直视下放置得太靠近肋骨时，可能会无意中穿过胸膜腔引起膈肌损伤。Ramakumar 描述了 6 例泌尿系腹腔镜手术中发生了明显胸膜切口，其中 2 例发生在脾脏移位以暴露左肾脏上极的过程中、2 例发生在右侧进行肝脏移位以暴露肾上极的过程中、1 例发生在移位升结肠以暴露右肾的过程中、1 例发生在对右肾上极的大肿瘤进行分离的过程中。这些病例中，有 3 例是由单极电凝造成的损伤，另外 3 例是由于术中未恰当地使用超声刀。气胸的影像因素除了手术中膈肌的直接损伤，还可能包括：在中心静脉置管过程中或麻醉时行机械性通气时引起的气道创伤；术前未被识别的先天性膈肌缺陷，如膈肌缺陷或膈腹腔瘘；术中对肿瘤转移至横膈部位的活检，导致横膈的损伤。另外，手术时间的增加可能会导致更多的二氧化碳吸收，进而使发生气胸的风险增高。有研究显示，手术时间大于 200 分钟、呼气末二氧化碳分压（$PetCO_2$）>50 mmHg 是发生气胸的危险因素。相比于腹腔，后腹膜腔的顺应性低，因为它不是一个真正的腔，快速灌注气体会使腔内压力突然增加，这也更易于气胸的发生。老年人和既往有心脏和肺功能异常的患者似乎对气胸更为敏感。

对于腹腔镜肾上腺或肾脏手术的学习曲线来说，术中识别膈肌或胸膜损伤是极其重要的一环，未经诊断的膈肌或胸膜损伤可能会导致灾难性的并发症。胸膜损伤的检测可以通过多种方式来实现，其中最明显的是直接观察到进入壁层胸膜的破口和肺脏。在开放手术中，对于误入胸腔的情况通常能够在术中被及时识别，而在腹腔镜肾上腺或肾脏手术中，很多情况下胸膜破口并不明显。Pizzo 等描述了两例膈肌损伤，术中开始未在膈肌上发现明显的损伤，但是术者注意到膈肌在手术区域向下凹陷，这被称为经典的"松弛的膈肌"（floppy diaphragm）征象，其反映了膈肌内负压的丧失。他们遂对靠近膈肌的可疑区域进行仔细检查，发现了小范围的单极电凝灼伤。有时术中气胸的唯一证据可能是患侧膈反常的气球样扩张或麻醉医生测得的呼吸动力学变化。与开放手术不同的是，腹腔镜手术中对腹腔或后腹膜腔进行充气，气体可能通过小而难以被发现的膈肌破口进入胸腔进而导致同侧肺部的塌陷。总肺活量减少是气胸的重要呼吸改变，它会导致呼气末 CO_2 增加，这可以作为腹腔镜手术中发生气胸的一个重要指标。Ludeman 等的研究显示，心电图（ECG）的变化（尤其前胸导联 QRS 波复合物幅度的变化）可能是气胸的非常敏感的标志。他们观察到：当气体进入胸腔时，因为进入的气体导电性能差，心电图的电记录随之减少，这导致心电图中最大的电成分 QRS 波群的变化最为明显。除了呼吸系统变化外，气胸也会导致心血管系统的改变，动脉充盈压和下腔静脉压的增加导致的静脉回流减少是其主要的心血管系统改变。膈肌抬高时，腹腔内压力增加了胸腔内压力，这阻碍了心室的充盈，这些会导致血流动力学的改变。上述心肺改变会导致一系列病理生理问题，患者可能会出现呼吸困难、低氧血症、低血压、心动过速、皮下气肿等。若存在这些症状和体征，需要怀疑气胸的发生。

胸膜损伤的处理时间应该根据患者的具体临床状况决定。要明确麻醉医生作为修复胸膜损伤决策过程中的关键地位，如果术者术中发现胸膜损伤或怀疑胸膜损伤，应立即通知麻醉医生，以确认患者的血流动力学和呼吸稳定性。单侧肺部呼吸音和气道压力是肺功能监测的重点。胸膜的小损伤可能在术中难以被识别，而二氧化碳扩散进入胸腔引起的一系列监测指标的改变，如呼气末二氧化碳升高、血氧饱和度下降、气道压力升高、呼吸音减弱和血流动力学不稳定，有助于胸膜损伤的发现。通常腹腔镜经验丰富的术者会在内镜下处理膈肌和胸膜损伤。处理膈肌损伤的基本原则是缝合膈肌破口，并排出胸腔气体，并插入胸腔引流管。Aron 报道了 13 例上腹部肾或肾上腺腹腔镜手术中出现膈肌破口的病例，其中所有病例均通过腹腔镜完成修补，无需开放转换。他们提出了上腹部腹腔镜手术中医源性膈肌损伤的修复步骤：① 使用 2-0 polyglactin 可吸收缝线行 8 字或减张连续缝合法关闭膈肌缺损。② 在最后一次缝合后，形成一个结并保持松开。14Fr 橡胶导管，外端用止血钳夹闭，经侧方 5 mm 穿刺口进入膈肌破口，进入患侧胸膜腔。③ 导管外端被放置于胸膜腔水平以下水封器下，并移除外部血管钳。用 2 个腹腔镜夹将结的两端拉紧，放空腹腔内气体，麻醉医师在水封状态下反复使肺过度充气通过导管以排出所有胸腔内的 CO_2。④ 当胸腔内所有的 CO_2 被排出后（尽管继续过度充气，但导管的外端的水封器中也不再有气泡排出），腹腔内充气，迅速拔除导管并迅速打结。

参考文献

[1] Abboudi H，Ahmed K，Royle J，et al. Ureteric injury：A challenging condition to diagnose and manage [J]. Nature Reviews Urology，2013，10（2）：108-115.

[2] Al-Awadi K，Kehinde E O，Al-Hunayan A，et al. Iatrogenic ureteric injuries：Incidence, aetiological factors and the effect of early management on subsequent outcome [J]. International Urology and Nephrology，2005，37（2）：235-241.

[3] Borland R N，Walsh P C. The management of rectal injury during radicalretropubic prostatectomy [J]. J Urol，1992，147（3 pt 2）：905-907.

[4] Babu B I，Finch J G. Current status in the multidisciplinary management of duodenal fistula [J]. The Surgeon，2013，11（3）：158-164.

[5] Castillo O A，Bodden E，Vitagliano G. Management of rectal injury during laparoscopic radical prostatectomy [J]. International Braz j Urol，2006，32（4）：428-433.

[6] DeCicco C，Ret Dávalos M L，Van Cleynenbreugel B，et al. Iatrogenic ureteral lesions and repair：A review for gynecologists [J]. Journal of Minimally Invasive Gynecology，2007，14（4）：428-435.

[7] Guillonneau B，Gupta R，El Fettouh H，et al. Laparoscopic ［correction of laproscopic］ management of rectal injury during laparoscopic ［correction of laproscopic］ radical prostatectomy [J]. The Journal of Urology,

2003, 169 (5): 1694-1696.

[8] Häggman M, Brändstedt S, Norlen B J. Rectal perforation after retropubic radical prostatectomy: Occurrence and management [J]. European Urology, 1996, 29 (3): 337-340.

[9] Harpster L E, Rommel F M, Sieber P R, et al. Incidence and management of rectal injury associated with radical prostatectomy in a community based urology practice [J]. The Journal of Urology, 1995, 154 (4): 1435-1438.

[10] JoshiS S, Sundaram C P. Small bowel injury during laparoendoscopic single-site surgery for simple nephrectomy [J]. JSLS, 2013, 17 (1): 167-169.

[11] Katz R, Borkowski T, Hoznek A, et al. Operative management of rectal injuries during laparoscopic radical prostatectomy [J]. Urology, 2003, 62 (2): 310-313.

[12] Loughlin K R. Complications of urologic surgery and practice: diagnosis, prevention, and management [M]. New York: Informa Healthcare, 2007.

[13] MachadoN O. Duodenal injury post laparoscopic cholecystectomy: Incidence, mechanism, management and outcome [J]. World Journal of Gastrointestinal Surgery, 2016, 8 (4): 335-344.

[14] Ostrzenski A, Radolinski B, Ostrzenska K M. A review of laparoscopic ureteral injury in pelvic surgery [J]. Obstetrical & Gynecological Survey, 2003, 58 (12): 794-799.

[15] Pisters L L, Wajsman Z. A simple test for the detection of intraoperative rectal injury in major urological pelvic surgery [J]. The Journal of Urology, 1992, 148 (2 Pt 1): 354.

[16] Politano V A, Leadbetter W F. An operative technique for the correction of vesicoureteral reflux [J]. The Journal of Urology, 2002, 167 (2): 1055-1061.

[17] Riedmiller H, Becht E, Hertle L, et al. Psoas-hitch ureteroneocystostomy: Experience with 181 cases [J]. European Urology, 1984, 10 (3): 145-150.

[18] Romito I, Giannarini G, Rossanese M, et al. Incidence of rectal injury after radical prostatectomy: A systematic review and meta-analysis [J]. European Urology Open Science, 2023, 52: 85-99.

[19] Selzman A A, Spirnak J P. Iatrogenic ureteral injuries: A 20-year experience in treating 165 injuries [J]. The Journal of Urology, 1996, 155 (3): 878-881.

[20] Schimpf M O, Wagner J R. Robot-assisted laparoscopic Boari flap ureteral reimplantation [J]. Journal of Endourology, 2008, 22 (12): 2691-2694.

[21] Stein R, Rubenwolf P, Ziesel C, et al. Psoas hitch and boari flap ureteroneocystostomy [J]. BJU International, 2013, 112 (1): 137-155.

[22] Sugihara T, Yasunaga H, Horiguchi H, et al. Does mechanical bowel preparation ameliorate damage from rectal injury in radical prostatectomy? Analysis of 151 rectal injury cases [J]. International Journal of Urology, 2014, 21 (6): 566-570.

[23] van der Voort M, Heijnsdijk E A M, Gouma D J. Bowel injury as a complication of laparoscopy [J]. British Journal of Surgery, 2004, 91 (10): 1253-1258.

[24] Yee D S, Ornstein D K. Repair of rectal injury during robotic-assisted laparoscopicprostatectomy [J]. Urology, 2008, 72 (2): 428-431.

第十二章
术中实质脏器损伤处理

自20世纪90年代初泌尿外科引入腹腔镜以来，泌尿科医生在学术场景和临床实践中越来越多地使用腹腔镜手术。相比开放手术，腹腔镜手术具有术后疼痛小、恢复期短、美容效果好等优点，在许多情况下已取代开放手术成为泌尿外科疾病的首选治疗方案。

随着临床医生经验的增加，目前涉及肿瘤、重建等相对更复杂的腹腔镜手术已在临床上常规开展。尽管患者常常可以从这种微创方法中收益，但复杂的病理情况、非正常的解剖结构等因素可能会给手术带来额外的挑战。这些挑战可能会增加并发症的发生。虽然泌尿外科腹腔镜手术中发生术中腹腔内脏器损伤（如脾脏和肝脏损伤等）的概率不高，但一旦发生这种情况，可能会危及患者的生命。

一、脾脏损伤

腹腔镜泌尿外科手术中，脾脏损伤不常见，文献报道其发生率为0~2.5%。术中一旦发生脾脏损伤，是立即进行脾切除还是行保守治疗？外科医生将面临如何最佳处理这一并发症的困境。一方面，脾脏在免疫方面起着关键作用，如果切除脾脏，机体可能对未来细菌感染的免疫力降低而增加感染发生率。但另一方面，脾脏实质组织很脆弱，对脾脏裂伤的保守治疗可能会面临问题，或许会导致延迟出血和最终脾切除。

腹腔镜泌尿外科手术中脾损伤，大多数发生于行左肾或左肾上腺手术中对结肠脾曲上极进行松解时。其原因一般可分为两类：一是不恰当或不充分地离断连接脾脏与周围组织的韧带，引起脾脏过度向头侧牵拉的牵拉伤，进而导致脾脏包膜撕裂或裂伤。因此，谨慎释放脾周围的韧带是预防损伤的关键。二是由于器械导致的直接脾实质损伤。建议使用腹腔镜肠钳作为将脾脏向头部牵拉的夹持器，因为它具有光滑的边缘和没有突出的部分，通常由左手持腹腔镜肠钳，右手持超声刀等其他器械进行解剖。

绝大多数腹腔镜泌尿外科手术中脾损伤发生于经腹腔途径，但也有少部分发生于经腹膜后途径，如果在腹膜返折区内意外发生脾损伤，可能会发生腹腔内出血而没有明显的腹膜后腔出血。

这是一种术中不被察觉的损伤，最终需要行脾切除。与处理任何腹膜后病例一样，术中必须始终考虑到腹膜返折区内邻近的腹腔内器官，并避免在此区域进行不细致的电凝。这不仅可以预防脾脏的损伤，对避免肝脏和肠道的损伤也至关重要。

Chung 等报道了 2 620 名接受上尿路泌尿腹腔镜手术的患者中，有 14 名患者（0.5%）术中发生脾脏损伤，均在术中识别了脾损伤，所有这些患者均通过腹腔镜手术采用氩气刀（argon beam coagulator）、生物止血剂 FloSeal™（一种止血棉，美国 Baxter 公司）和可吸收的 Surgicel©（速即纱，一种颗粒状的再生氧化纤维素止血产品，美国强生公司）组合治疗。这些患者无一例行脾切除，也没有出现术后迟发性的脾出血。他们提出了处理腹腔镜下脾脏损伤的一系列步骤：① 首先在脾受伤区域放置 Surgicel© 以提供止血，大多数病例通过这一举措就可以控制出血，后期在手术结束时，再使用氩气刀、FloSeal™ 和额外的 Surgicel© 处理；② 如果初始的 Surgicel© 放置不能止血，就立即采用氩气刀凝固受伤区域，使用 FloSealTM 和额外的 Surgicel©。需要注意的是，在每个病例完成后，腹腔内气体应排空 5 分钟，并重新检查脾脏受伤部位以确保完全止血。如果上述处理效果不佳，建议请普外科医生会诊。

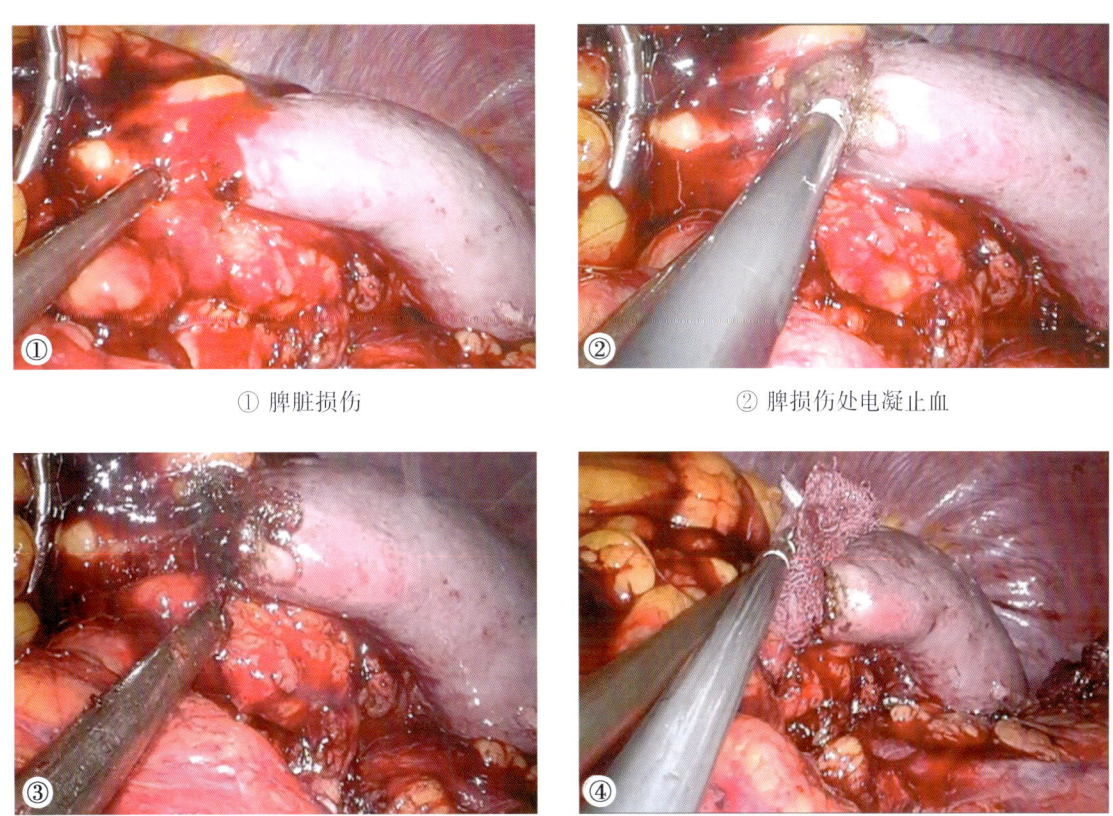

① 脾脏损伤　　② 脾损伤处电凝止血

③ 脾损伤电凝止血后创面　　④ 脾损伤电凝止血后创面纱布压迫

图 12-1　脾损伤处理病例

二、肝脏损伤

泌尿外科腹腔镜手术中发生肝脏损伤的概率不高，Permpongkosol等调查了2 775例泌尿外科腹腔镜手术，其中发现3例（0.11%）肝脏损伤。泌尿外科腹腔镜手术中，肝脏损伤常发生于右侧上尿路（肾和肾上腺）手术中。术中建立通道时或不恰当的牵拉会导致肝脏的损伤。在分离肾或肾上腺与肝脏时，要注意肝脏的解剖位置，分离动作要轻柔，当周围组织与肝脏粘连时，不恰当的牵拉可能导致肝脏表面的撕裂。Kim等研究指出，对于较大的肾上腺肿瘤或嗜铬细胞瘤进行解剖会增加肝脏撕裂的风险。作为替代方案，采用腹膜后途径的腔镜手术方法可能是避免肝脏损伤的一种策略。杨锦建等建议分离肝脏与周围组织时，可以应用钝头器械并加垫一块小方纱推开肝右叶，这样更有利于暴露与分离，从而减少手术过程中的肝脏损伤。另外也要尽量减少肝脏的电凝损伤。术中大多数肝裂伤可以用氩气刀（argon-beam coagulator）或生物外科胶和氧化纤维素的组合来处理。

三、胰腺损伤

腹腔镜手术中胰腺损伤相对较少见，但一旦发生可能引起较严重的后果。胰腺的术中损伤在腹腔镜手术中已有报道，与腹腔镜脾切除术相关的发病率甚至高达16%。在泌尿外科手术中，Permpongkosol和Fahlenkamp等报道了术中0.2%～0.4%的胰腺损伤的发生率。然而，腹腔镜手术涉及左肾和肾上腺时可能会因胰尾与手术区域的邻近而导致胰腺损伤的发生率显著升高，因为这些结构之间仅由肾筋膜的前层分隔。Varkarakis等报道的一个单中心研究中，胰腺损伤在腹腔镜左肾癌根治术中发生率为2.1%，而在腹腔镜左肾上腺切除术中的发生率高达8.6%。在他们的研究中，总共有4例胰腺损伤，来自三位不同的外科医生，其中2例发生在腹腔镜左肾根治性切除术中、2例发生在腹腔镜左肾上腺切除术中。这4例胰腺损伤病例中，术中解剖均被主观描述为非常困难。其中，只有1例患者在术中识别出有胰腺损伤，涉及胰尾的一个小撕裂（小于1厘米），没有明显的胰腺导管撕裂。这位患者术后血清淀粉酶和血白细胞计数短暂升高；富含淀粉酶的液体的引流在术后4天停止。患者经保守治疗（放置鼻胃管，静脉注射生长抑素，推迟口服进食）直到引流少于每天40 ml、血清淀粉酶和血白细胞计数恢复到正常水平。无需全胃肠外营养，患者在术后第6天出院，没有进一步的并发症。另外3名患者术后才被诊断出有胰腺损伤，其中1名患者没有损伤的临床症状（只是在最终的病理检查显示肾切除标本中存在胰腺组织），还有1名患者术后第7天出现向背部放射的腹部不适，最后1名患者在左侧肾上腺切除术后的第一天出现急性胰腺炎的临床症状。出现急性胰腺炎临床症状的这位患者，在CT引导下放置了经皮引流管，对引流液的评估证实其为胰源性，尽管进行全胃肠外营养，但仍发生持续的胰瘘。在整个过程中，患者经历了胰腺脓肿、心肌梗死和导管感染等并发症，瘘管在术后55天时封闭，随后拔除引流管。

Varkarakis等根据胰腺损伤的严重程度将其分为五种类型：① 胰腺轻微挫伤或撕裂，无导管损伤；② 严重挫伤（>3 cm）或撕裂（>3 cm），但仍无导管损伤；③ 胰尾远端切断或撕裂，导管受损；④胰腺近端切断或撕裂，伴有近端部分导管损伤；⑤胰头破裂或胰十二指肠破裂。在目前已发表的泌尿外科的研究中，大多数为1～3级的胰腺损伤。术前的放射学评估对于避免胰腺损伤非常重要。在腹腔镜左肾根治性切除术或腹腔镜左肾上腺切除术中，需要创建脾脏和肾脏之间的空间时，胰腺尾部可能会受到损伤。另外应避免采用粗暴的操作，如压迫或抓取胰腺表面。但当肿瘤巨大且与周围组织粘连导致解剖结构显著扭曲时，胰腺损伤的风险将显著升高。在解剖过程中，持续了解胰腺的位置对于预防胰腺受伤并进行早期识别非常有帮助。

术中检测到的胰腺损伤可以进行修复。如果没有胰管损伤，可使用不可吸收的缝合线通过缝合包膜修复。此外，有学者提出胰腺组织可以使用GIA闭合器修复。在普外科的腹腔镜下胰尾切除手术中，GIA闭合器已被用来切除远端胰腺以及关闭胰腺残端，效果显示非常满意。另外，组织胶可能有一些益处，可以作为胰腺损伤的辅助密封措施使用。如果对修复没有把握时，建议术中及时咨询肝胆胰外科医生。如果术中未能识别到胰腺损伤，这种损伤的诊断可能会延迟。术后胰腺损伤引起的疼痛等症状可能会与标准手术后的疼痛相混淆，也可能被镇痛药物所掩盖。通常情况下，胰腺损伤在术后出现胰瘘的临床症状时才被识别，诊断通常在术后第7天确立。辐射到后背的疼痛也可能有助于作出诊断。建议对于血清淀粉酶水平升高且有持续腹部压痛的患者进行腹部增强CT扫描。有时，唯一的发现可能是血清淀粉酶水平升高。还有可能许多患者可能相对无症状，导致胰腺损伤可能未被及时诊断。对引流管中的液体进行淀粉酶和脂肪酶的检测有助于胰腺损伤在术后较快的诊断。胰腺损伤会引起胰瘘，后者会引起严重的感染，增加患者的死亡率。如果发现合并有胰周积液或脓肿，可能需要在CT或超声引导下引流。日本"J-KONG"小组根据5所日本医疗机构行腹腔镜肾切除术伴胰腺损伤的经验，提出了腹腔镜肾切除中胰腺损伤的术中术后处理策略。术中诊断出胰腺损伤，如果为轻微或较大胰腺挫伤（裂伤），但没有胰管的损伤，则行胰腺包膜和实质缝合。如果为胰腺远端裂伤或实质损伤，且伴有胰管损伤，则行远端胰腺切除。上述两种情况，术中均应放置引流。如果术后才诊断出胰腺损伤，则行经皮穿刺引流术。然而，术中和术后放置的引流也有治疗失败的可能性。如果临床提示上述情形，可通过经内镜逆行胰胆管造影（endoscopic retrograde cholangiopancreatography，ERCP）或磁共振胰胆管造影（magnetic resonance cholangiopancreatography，MRCP）来诊断。ERCP或MRCP提示部分的胰管破裂，可考虑行内镜下的引流。但若内镜下引流失败，ERCP或MRCP提示完全的胰管破裂，则考虑再次手术。

大多数的术后胰瘘仅通过外部引流就能够解决。关于引流管的拔除指征并没有明确证据，但在一些胰腺外科医生的专业意见中，如果引流量每天<100 mL，引流液中的淀粉酶水平<1 000～2 000 U/L，引流管放置了数周通常可以拔除。放置鼻胃管可能会减少呕吐和腹胀，胰腺损伤患者如仅伴有轻度急性胰腺炎，则不一定需要鼻胃管。禁食直至腹痛、腹部压痛、发热或血白细胞恢复正常是极其重要的。这期间需要静脉营养来满足能量需求。恢复口服进食后，应考虑低脂饮食。

参考文献

［1］赵健，符伟军，宋勇，等．腹腔镜肾切除术并发十二指肠损伤2例［J］．临床泌尿外科杂志，2022，37（5）：406－408．

［2］杨锦建，贾占奎，王军．泌尿外科腹腔镜手术常见并发症的预防及处理［J］．现代泌尿外科杂志，2017，22（3）：165－168，172．

［3］杨锦建，顾朝辉，丁映辉．泌尿外科腹腔镜手术并发症的处理策略［J］．临床泌尿外科杂志，2017，32（2）：83－87．

［4］夏溟，臧美孚．泌尿外科腹腔镜手术并发症的预防、诊断及处理［J］．中华泌尿外科杂志，1994，15（4）：308－310．

［5］张大宏，刘锋，吕佳．泌尿外科腹腔镜手术常见并发症的处理［J］．现代泌尿外科杂志，2014，19（3）：149－152．

［6］李柱，安永寿，何斌，等．泌尿外科腹腔镜手术常见并发症的预防及处理［J］．系统医学，2019，4（18）：162－164．

［7］Biggs G，Hafron J，Feliciano J，et al. Treatment of splenic injury during laparoscopic nephrectomy with BioGlue, a surgical adhesive［J］. Urology，2005，66（4）：882.e3－882.e5．

［8］Chung B I，Desai M M，Gill I S. Management of intraoperative splenic injury during laparoscopic urological surgery［J］. BJU International，2011，108（4）：572－576．

［9］Ulker K，Anuk T，Bozkurt M，et al. Large bowel injuries during gynecological laparoscopy［J］. World Journal of Clinical Cases，2014，2（12）：846－851．

［10］Coptcoat M J. Laparoscopy in urology: Perspectives and practice［J］. British Journal of Urology，1992，69（6）：561－567．

［11］Cassar K，Munro A. Iatrogenic splenic injury. J R Coll Surg Edinb. 2002，47（6）：731－741．

［12］Coon W W. Iatrogenic splenic injury［J］. The American Journal of Surgery，1990，159（6）：585－588．

［13］Chang M Y，Shiau C S，Chang C L，et al. Spleen laceration, a rare complication of laparoscopy［J］. The Journal of the American Association of Gynecologic Laparoscopists，2000，7（2）：269－272．

［14］Clark O H，Lim R C Jr，Margaretten W. Spontaneous delayed splenic rupture: Case report of a five-year interval between trauma and diagnosis［J］. The Journal of Trauma，1975，15（3）：245－249．

［15］Clayman R V，Kavoussi L R，Figenshau R S，et al. Laparoscopic nephroureterectomy: Initial clinical case report［J］. Journal of Laparoendoscopic Surgery，1991，1（6）：343－349．

［16］Charbonnel B，Chatal J F，Ozanne P. Does the corticoadrenal adenoma with "pre-Cushing's syndrome" exist?［J］. Journal of Nuclear Medicine，1981，22（12）：1059－1061．

［17］CANBY-HAGINO E D，Morey A F，Jatoi I，et al. Fibrin sealant treatment of splenic injury during open and laparoscopic left radical nephrectomy［J］. The Journal of Urology，2000，164（6）：2004－2005．

［18］Cooper C S，Cohen M B，Donovan J F. Splenectomy complicating left nephrectomy［J］. The Journal of Urology，1996，155（1）：30－36．

［19］Chung H J，Meng M V，Abrahams H M，et al. Laparoscopic appreciation of perirenal attachments［J］. Urology，2003，62（6）：983－987．

［20］Cioffiro W，Schein C J，Gliedman M L. Splenic injury during abdominal surgery［J］. Archives of Surgery

Chicago, Ill, 1976, 111 (2): 167-171.

[21] Coselli J S, Bavaria J E, Fehrenbacher J, et al. Prospective randomized study of a protein-based tissue adhesive used as a hemostatic and structural adjunct in cardiac and vascular anastomotic repair procedures [J]. Journal of the American College of Surgeons, 2003, 197 (2): 243-252; discussion 252-253.

[22] DEL PIZZO J J, Jacobs S C, Bishoff J T, et al. Pleural injury during laparoscopic renal surgery: Early recognition and management [J]. The Journal of Urology, 2003, 169 (1): 41-44.

[23] DanforthD N Jr, Thorbjarnarson B. Incidental splenectomy: A review of the literature and the New York Hospital experience [J]. Annals of Surgery, 1976, 183 (2): 124-129.

[24] DelPizzo J J, Shichman S J, Sosa R E. Laparoscopic adrenalectomy: The New York-Presbyterian hospital experience [J]. Journal of Endourology, 2002, 16 (8): 591-597.

[25] Elsamra S, Pareek G. Complications of laparoscopic renal surgery [J]. International Journal of Urology, 2010, 17 (3): 206-214.

[26] Erstad B L, Rappaport W D. Subcapsular hematoma after laparoscopic cholecystectomy, associated with ketorolac administration [J]. Pharmacotherapy, 1994, 14 (5): 613-615.

[27] Fahlenkamp D, Rassweiler J, Fornara P, et al. Complications of laparoscopic procedures in urology: Experience with 2,407 procedures at 4 German centers [J]. The Journal of Urology, 1999, 162 (3 Pt 1): 765-770; discussion 770-771.

[28] Fusco M A, Scott T E, Paluzzi M W. Traction injury to the liver during laparoscopic cholecystectomy [J]. Surgical Laparoscopy & Endoscopy, 1994, 4 (6): 454-456.

[29] Güenaga K F, Matos D, Wille-Jørgensen P. Mechanical bowel preparation for elective colorectal surgery [J]. Cochrane Database of Systematic Reviews, 2011, 2011 (9): CD001544.

[30] Gundry S R, Black K, Izutani H. Sutureless coronary artery bypass with biologic glued anastomoses: Preliminary in vivo and in vitro results [J]. Journal of Thoracic and Cardiovascular Surgery, 2000, 120 (3): 473-477.

[31] GillI S, Kavoussi L R, Clayman R V, et al. Complications of laparoscopic nephrectomy in 185 patients: A multi-institutional review [J]. The Journal of Urology, 1995, 154 (2 Pt 1): 479-483.

[32] Gagner M, Lacroix A, Bolté E. Laparoscopic adrenalectomy in Cushing's syndrome and pheochromocytoma [J]. New England Journal of Medicine, 1992, 327 (14): 1033.

[33] Go H, Takeda M, Takahashi H, et al. Laparoscopic adrenalectomy for primary aldosteronism: A new operative method [J]. Journal of Laparoendoscopic Surgery, 1993, 3 (5): 455-459.

[34] Gonzalez R, SmithC D, McClusky D A 3rd, et al. Laparoscopic approach reduces likelihood of perioperative complications in patients undergoing adrenalectomy [J]. The American Surgeon, 2004, 70 (8): 668-674.

[35] Higashihara E, Tanaka Y, Horie S, et al. Laparoscopic adrenalectomy: The initial 3 cases [J]. The Journal of Urology, 1993, 149 (5): 973-976.

[36] HenryJ F, Defechereux T, Raffaelli M, et al. Complications of laparoscopic adrenalectomy: Results of 169 consecutive procedures [J]. World Journal of Surgery, 2000, 24 (11): 1342-1346.

[37] Hedican S P. Complications of hand-assisted laparoscopic urologic surgery [J]. Journal of Endourology, 2004, 18 (4): 387-396.

[38] HewittC W, Marra S W, Kann B R, et al. BioGlue surgical adhesive for thoracic aortic repair during

coagulopathy: Efficacy and histopathology [J]. The Annals of Thoracic Surgery, 2001, 71 (5): 1609-1612.

[39] Jirillo E, Mastronardi M L, Altamura M, et al. The immunocompromised host: Immune alterations in splenectomized patients and clinical implications [J]. Current Pharmaceutical Design, 2003, 9 (24): 1918-1923.

[40] Keeley F X, Tolley D A. A review of our first 100 cases of laparoscopic nephrectomy: Defining risk factors for complications [J]. British Journal of Urology, 1998, 82 (5): 615-618.

[41] Kobayashi S, Seki T, Nonomura K, et al. Clinical experience of incidentally discovered adrenal tumor with particular reference to cortical function [J]. The Journal of Urology, 1993, 150 (1): 8-12.

[42] Kumar A, Maartens N F, Kaye A H. Reconstruction of the sellar floor using Bioglue following transsphenoidal procedures [J]. Journal of Clinical Neuroscience, 2003, 10 (1): 92-95.

[43] Leandri P, Rossignol G, Gautier J R, et al. Radical retropubic prostatectomy: Morbidity and quality of life. Experience with 620 consecutive cases [J]. The Journal of Urology, 1992, 147 (3 Pt 2): 883-887.

[44] LaiM C, Chang S J, Chiang I N, et al. Delayed presentation of splenic laceration due to remote trauma in laparoscopic surgery [J]. Journal of Endourology, 2008, 22 (4): 705-708.

[45] LinY H, Chung H J, Lin A T L, et al. Complications of pure transperitoneal laparoscopic surgery in urology: The Taipei veterans general hospital experience [J]. Journal of the Chinese Medical Association, 2007, 70 (11): 481-485.

[46] Moot A, Gill E, Schandelmaier K, et al. Remote trauma to spleen during pelvic laparoscopy [J]. New Zealand Medical Journal, 2005, 118 (1221): U1635.

[47] Ono Y, Katoh N, Kinukawa T, et al. Laparoscopic radical nephrectomy: The Nagoya experience [J]. The Journal of Urology, 1997, 158 (3 Pt 1): 719-723.

[48] Permpongkosol S, Link R E, Su L M, et al. Complications of 2,775 urological laparoscopic procedures: 1993 to 2005 [J]. The Journal of Urology, 2007, 177 (2): 580-585.

[49] Mejean A, Vogt B, Quazza J E, et al. Mortality and morbidity after nephrectomy for renal cell carcinoma using a transperitoneal anterior subcostal incision [J]. European Urology, 1999, 36 (4): 298-302.

[50] Pietra N, Sarli L, Costi R, et al. Intrahepatic subcapsular hematoma. A rare postoperative complication of laparoscopic cholecystectomy [J]. Surgical Laparoscopy & Endoscopy, 1998, 8 (4): 304-307.

[51] ParsonsJ K, Varkarakis I, Rha K H, et al. Complications of abdominal urologic laparoscopy: Longitudinal five-year analysis [J]. Urology, 2004, 63 (1): 27-32.

[52] Rassweiler J, Fornara P, Weber M, et al. Laparoscopic nephrectomy: The experience of the laparoscopy working group of the German Urologic Association [J]. The Journal of Urology, 1998, 160 (1): 18-21.

[53] ReddickE J, Olsen D O. Laparoscopic laser cholecystectomy. A comparison with mini-lap cholecystectomy [J]. Surgical Endoscopy, 1989, 3 (3): 131-133.

[54] Rassweiler J, Fornara P, Weber M, et al. Laparoscopic nephrectomy: The experience of the laparoscopy working group of the German Urologic Association [J]. The Journal of Urology, 1998, 160 (1): 18-21.

[55] Stolzenburg J U, Kallidonis P, Ragavan N, et al. Clinical outcomes of laparo-endoscopic single-site surgery radical nephrectomy [J]. World Journal of Urology, 2012, 30 (5): 589-596.

[56] Siqueira T M, Kuo R L, Gardner T A, et al. Major complications in 213 laparoscopic nephrectomy cases: The Indianapolis experience [J]. The Journal of Urology, 2002, 168 (4 pt 1): 1361-1365.

[57] Strebel R T, Müntener M, Sulser T. Intraoperative complications of laparoscopic adrenalectomy [J]. World Journal of Urology, 2008, 26 (6): 555-560.

[58] Shekarriz B, Upadhyay J, Wood D P. Intraoperative, perioperative, and long-term complications of radical prostatectomy [J]. Urologic Clinics of North America, 2001, 28 (3): 639-653.

[59] Smith C D, Weber C J, Amerson J R. Laparoscopic adrenalectomy: New gold standard [J]. World Journal of Surgery, 1999, 23 (4): 389-396.

[60] Takeda M, Go H, Imai T, et al. Experience with 17 cases of laparoscopic adrenalectomy: Use of ultrasonic aspirator and Argon beam coagulator [J]. The Journal of Urology, 1994, 152 (3): 902-905.

[61] Tagaya N, Kasama K, Suzuki N, et al. Laparoscopic resection of the pancreas and review of the literature [J]. Surgical Endoscopy, 2003, 17 (2): 201-206.

[62] ThompsonG B, Grant C S, van Heerden J A, et al. Laparoscopic versus open posterior adrenalectomy: A case-control study of 100 patients [J]. Surgery, 1997, 122 (6): 1132-1136.

[63] Varkarakis I M, Allaf M E, Bhayani S B, et al. Pancreatic injuries during laparoscopic urologic surgery [J]. Urology, 2004, 64 (6): 1089-1093.

[64] YoonG H, Dunn M D. Case report: Subcapsular hepatic hematoma: Retraction injury during laparoscopic adrenalectomy [J]. Journal of Endourology, 2006, 20 (2): 127-129.

第十三章 术后并发症的处理

单孔腹腔镜手术切口长度较短，术后瘢痕小而美观，但同样存在肠梗阻、深静脉血栓形成、肺部并发症、切口并发症、神经肌肉疼痛等术后并发症。熟悉并了解这些并发症，有利于降低其发生率。

一、术后肠梗阻

术后肠梗阻是一个被认知和研究了100多年的常见病症和主要的临床问题，它往往产生于手术后不久。术后肠梗阻（ileus）是胃肠和其他类型的手术（包括骨科、妇科和泌尿外科手术）后的常见并发症，它用来指代手术后胃肠蠕动的暂时性受损。生理性应激反应表现为短暂的肠麻痹，术后胃肠功能恢复呈阶段性：小肠在0~24小时恢复，胃在24~48小时恢复，结肠在48~72小时恢复。尽管对于区分简单的肠梗阻和病理性麻痹性肠梗阻的标准各不相同，但大多数研究将后者定义为需要恢复期为6天或更长时间的情况。Livingston和Passaro将术后肠梗阻定义为："术后发生的非复杂性肠梗阻，在2~3天内自行缓解"。

肠梗阻临床表现为恶心、呕吐、腹胀、肠鸣音缺失、肠腔内气体和液体积聚、肛门排气排便延迟。术后肠梗阻可能会引起康复延迟、住院时间延长、患者满意度降低、经济负担加重、医院成本增加以及30天内再入院率增长。Asgeirsson等回顾性地分析186名接受结肠切除术的患者，其中24%的患者发生了术后肠梗阻，而这些患者占据了整个队列中所有患者总支出的35%。Permpongkosol等对2775例泌尿系腹腔镜手术的分析显示，导致住院时间延长超过48小时的术后肠梗阻的发生率为1.62%。泌尿外科领域，根治性膀胱切除尿流改道术后的主要并发症是肠梗阻。12%~40%接受根治性膀胱切除术的患者出现肠功能的长时间恢复，会给患者带来相当大的不适，通常会导致住院时间的延长。

病因学上，术后肠梗阻的发生发展涉及包括神经（如交感神经和肠道神经系统）、炎症、药理学、体液、激素、电解质在内的多个因素之间复杂的相互作用。一些学者认为术后肠梗阻的发展分为三个阶段：初始阶段涉及神经过程（通过交感神经系统）；而第二阶段涉及激素和炎症机制;最后第三阶段涉及副交感神经激活,其在肠梗阻的解决中起主要作用(抗炎作用)。以下可能是术后肠梗阻的危险因素:① 阿片类镇痛药物的使用:存在于中枢神经系统和胃肠道的阿片受体主要有三大类:μ受体、δ受体和κ受体。阿片类药物的镇痛作用是通过脊髓和大脑内的μ受体介导的,同时,胃肠运动的抑制也被认为是通过胃肠道内的μ受体发生的。尽管已知阿片类药物会对肠道蠕动产生影响,但它们仍然是术后疼痛管理中被广泛使用的药物。阿片类药物能改变胃肠动力,尤其对结肠的影响最大。Cali 等前瞻性地纳入了 40 例接受单纯左半结肠和直肠切除术患者,研究中患者自控镇痛(patient controlled analgesia,PCIA)给药的吗啡是唯一的术后镇痛药,结果显示结肠切除术后反映小肠动力的肠鸣音恢复与吗啡用量密切相关,同时吗啡的总使用量也对结肠动力产生不利影响。此外,有动物实验提示非甾体类镇痛药酮咯酸氨丁三醇对猴的结肠收缩无影响。Ferraz 等纳入了 14 例择期腹部手术患者,术后采用酮咯酸氨丁三醇或吗啡来镇痛,研究显示非甾体抗炎药能减少术后患者阿片类镇痛药物使用量,进而更快地解除肠梗阻。尽管并未确立明确的阈值,但在术后患者中限制阿片类药物的使用可以促进肠道蠕动的恢复。② 术中失血量增加:Artinyan 等回顾性地调查了 12 个月内 88 名接受腹部手术的患者以得出临床因素与术后肠梗阻持续时间的关联,研究结果显示术中估计失血量能独立预测术后肠梗阻持续时间。失血量的增加有可能引起更大的创伤性交感神经和内分泌应激反应,从而可能抑制肠道运动。失血量的增加还会促进肠道炎症反应,进而加重术后肠梗阻。Schwarz 等研究显示随着肠道操作程度的增加,白细胞浸润到肌层的程度也逐渐增加,并伴随着肠道平滑肌功能障碍的加重。反之,阻断白细胞向肠道肌层的外渗可以阻止肠道肌层功能障碍的发展。动物实验中,肠道操作会引起肠道白细胞浸润和 COX-2 等炎性介质表达增加,进而引发肠道肌肉收缩力和胃肠道活动的减弱,而这两者在药理学上可以通过 COX-2 抑制得到缓解。基于上述,肠道损伤和炎症反应可能在腹部手术后肠梗阻中起着重要作用,这可能很好地解释了失血量增加与患者术后肠梗阻持续时间之间的相关性。Maffezzini 等建议当失血量超过预计血容量的 10% 时,应该通过胶体或输血等方式补充血容量。③ 麻醉:麻醉时,大多数用于诱导和维持全身麻醉的药物在一定程度上抑制胃肠运动。但需要注意的是:麻醉药物很可能不是术后肠梗阻的原因,因为长时间的非腹部手术通常在全身麻醉下进行,而没有出现明显的术后肠梗阻。研究发现交感神经过度兴奋合并脊髓反射弧会导致术后肠梗阻,那么通过硬膜外麻醉来阻断术后肠梗阻从理论上来说似乎是可行的。多项研究表明,与接受全身使用阿片类镇痛药物相比,硬膜外使用阿片类镇痛药物有助于缩短术后肠梗阻的持续时间。Morimoto 等调查了在梅奥医学中心接受回肠贮袋肛管吻合术的 85 例患者,相比于按要求全身给予硫酸吗啡组,硬膜外应用芬太尼镇痛组鼻胃吸引和静脉补液的需要更少,粪便内容物排出更快,恢复经口进食更快,住院时间更短。Wattwil 等研究显示,在接受子宫切除术的患者中,相比于术后间断注射麻醉药物凯托米酮以镇痛,硬膜外应用布比卡因镇痛组首次肛门排气排便的时间明显缩短。④ 手术方式:与开放手术相比,腹腔镜手术时术后肠梗阻减少。然而,目前的证据并未证明机器人手术较标准腹腔镜手术相比在这方面有更好的获益。手术路径的选择也和术后肠梗阻的发生有关,腹膜后入路与经腹腔入路相比,肠梗阻的风险明显减少。既往有腹部手术史,术中需要更多的粘连分离操作,这意味着更多的肠道操作,进而会增加术后肠梗阻的几率。术中需要行肠造口的手术,这涉及术中肠管切割及腹壁肌肉水肿,也会增加术后肠梗阻的风险。Bragg 等认为需要急诊处理的手术,往往代表着增加的炎症和儿茶酚胺反应，这些也会增加术后肠梗阻的风险。⑤ 术后因素：对于术中涉及胃肠道的手术，术中经鼻胃管行胃减压术可能有助于肠道减压。鼻胃管在术后维持，目的是预防一些术后并发症，如恶心、呕吐、胃内容物误吸、吻合口肠漏、伤口裂开。然而，越来越多的证据显示，鼻胃管在术后维持的患者术后并发症可能更多。Cheatham 等 Meta 分析纳入了 26 个评估鼻胃减压的临床试验（3 964 例患者），结果显示鼻胃管在术后维持显著增加患者发热、肺不张和肺炎的风险。泌尿外科手术中，Inman 等回顾性纳入了 430 例膀胱全切加尿流改道术患者，结果显示未接受术后鼻胃管的患者首次肠鸣音时间、首次肛门排气时间和住院时间更短。他们的研究结果表明，膀胱全切尿流改道术后鼻胃管减压可能会延长胃肠道恢复，进而导致住院时间增加。因此，术后鼻胃管维持不应常规用于全膀胱切除的病例管理。

随着对术后肠梗阻多种危险因素和病理生理学的逐步了解，快速康复方案已将多种治疗措施组合在一起，其目的包括更好地治疗术后肠梗阻。多种治疗方案已被用于减少术后肠梗阻的持续时间，但是由于纳入研究的样本量较小，手术类型或合并症的不同，术中和术后使用的麻醉药物的差异，以及选取研究终点（如肠鸣音出现、肛门排气或排便、耐受固体食物或出院时间）的不同，使这些研究间的比较变得困难。尽管存在这些局限性，但仍然可能根据上述研究得出一些结论：① 鼻胃插管以缓解术后肠梗阻症状：1884 年鼻胃管吸引被引入用以缓解肠梗阻，其目前仍然是主要的治疗术后肠梗阻方式。肠造口术曾被用于解除肠梗阻，但死亡率高达 40%。肠梗阻发生时，鼻胃管的置入能有效减少气体和分泌物的积累。鼻胃管吸引自引入后迅速成为治疗腹部手术后肠梗阻的标准方案。尽管后来的研究未能证明常规插管的必要性，但对于临床上明显的肠梗阻，鼻胃管插管目前仍然是被证实有效的治疗方法。② 下床活动：虽然在过去有争议，但在有能力的患者中，下床活动现在是术后护理的常规。为了评估开腹手术后下床活动是否加速肠梗阻的恢复，Waldhausen 等纳入了 10 例于术后第 1 天开始下床活动的患者及术后第 4 天仍不能下床活动的 24 例患者，结果显示在胃、结肠或空肠的肌电恢复中两组没有差异。因此，尽管早期下床活动可能会减少深静脉血栓和肺栓塞的危险，关于下床活动能够加速术后肠梗阻恢复的这一设想仍需要更多的研究证据。③ 电针疗法：肠道有其固有的电节律。心脏起搏已经非常成功，并且由于心脏和肠道平滑肌振荡的相似性，在肠道中也尝试了类似的技术。2023 年，Hsiao-Tien 等发表一篇旨在评价电针疗法改善结直肠术后肠梗阻的有效性和安全性的 Meta 分析，该研究共纳入 16 项共 1 562 名患者，结果显示，与接受标准护理的患者相比，电针疗法能显著加速结直肠手术后胃肠功能恢复及减轻术后疼痛。但电针疗法在其他类型手术后肠梗阻中的作用尚不明确。④ 药物：（A）爱维莫潘（Alvimopan）：阿片类药物可以延迟胃排空，抑制小肠和结肠运动，也被认为会加剧术后肠梗阻。内源性阿片肽因手术应激而分泌到 Gi 通道，而外源性阿片通常用于围手术期镇痛。爱维莫潘是一种新型的 μ-阿片受体拮抗剂，在 Gi 通道内的 μ-阿片受体，被认为可以阻断阿片的 Gi 效应，从而降低术后肠梗阻的可能性。2012 年，Vaughan-Shaw 等发表了一项以确定爱维莫潘在加速康复计划中促进腹腔镜和开腹手术后胃肠道恢复和出院的作用的荟萃分析，共纳入 3 研项究（1 388 例患者），结果显示爱维莫潘显著缩短了出院时间和胃肠道恢复时间。但上述研究包括了大多数采用开腹手术的高容量医疗中心，爱维莫潘在腹腔镜手术中的效果尚需进一步证实。（B）非甾体抗炎药（Non-steroidal anti-inflammatory drugs，NSAIDs）：NSAIDs 作用于术后肠梗阻发展的第 2 期，旨在通过作用于 COX-2（COX-1 是 NSAIDs 的非选择性作用）来减轻术后炎症。虽然 NSAIDs 在术后肠梗阻的病理生理学上是很有前途的理论模式，但一些学者在结直肠切除术后使用时表示担忧，特别是因为他们将术后吻合口瘘的风险增加归因于 NSAIDs 的使用。Gorissen 等随机对照研究显示在结直肠切除术后，使用 COX-2 特异性抑制剂治疗的患者与使用标准术后患者自控镇痛（PCA）吗啡治疗的患者相比，肠鸣音恢复时间和出院时间均显著缩短。NSAIDs 对术后肠梗阻有明确的有益作用，而对术后吻合口瘘的风险增加仍有争议。Gorissen 等研究表明术后吻合口瘘的发生可能与非选择性 NSAIDs 有关，而不是选择性的 COX-2 抑制剂引起的。Slim 等研究认为，结直肠手术后短期（48 h）使用 NSAIDs 治疗是可推荐的。(C) 甲氧氯普胺：研究发现甲氧氯普胺可以拮抗中枢和外周多巴胺受体，并使胃肠道受体对乙酰胆碱敏感。这些作用促进了胃窦、十二指肠和空肠的蠕动，并增加了食管下端的压力，理论上可能对术后肠梗阻的治疗有益。为了评估甲氧氯普胺预防进展期胃癌 D2 胃切除术后腹腔化疗患者术后肠梗阻的疗效，Chan 等纳入 32 例进展期胃癌患者接受 D2 胃切除术和术后腹腔化疗患者，分为术后即刻接受甲氧氯普胺治疗者 16 例和未接受甲氧氯普胺治疗者 16 例，结果显示甲氧氯普胺具有预防术后肠梗阻时间延长的作用，且甲氧氯普胺的使用并没有增加吻合口漏的发生。(D) 枸橼酸莫沙必利：枸橼酸莫沙必利是一种选择性 5-羟色胺 4（5-hydroxytryptamine 4，5-HT4）受体激动剂，它可刺激 5-羟色胺 4（5-HT4）受体，增加副交感神经末梢释放乙酰胆碱，促进肠动力和胃排空。Toyomasu 等将 30 例接受结肠切除术的结肠癌患者分为莫沙必利组和对照组，结果显示莫沙必利组患者术后首次肛门排气和排便时间与对照组相比均显著缩短，枸橼酸莫沙必利减少了术后肠梗阻的持续时间。Narita 等纳入了 40 例接受"手辅助"腹腔镜结肠切除术的结肠癌患者，他们被随机分配到莫沙必利组或对照组，莫沙必利组的术后首次排便时间和住院时间显著短于对照组。但上述研究均为涉及小数量患者的研究，枸橼酸莫沙必利对术后肠梗阻的作用尚需大样本研究进一步确认。

尽管围手术期患者护理有了很大的改善，根治性膀胱切除术仍然与较高的围手术期并发症率相关，其中最常见的并发症之一正是术后肠梗阻。Ramirez 等总结报道了全膀胱切除术后肠梗阻发生率的 68 项研究，共纳入 13 793 例患者，全膀胱切除后患者的术后肠梗阻的发生率在 1.58%～23.5% 之间，平均术后肠梗阻发生率为 9.86%。目前有少数几项观察性队列研究明确了根治性全膀胱切除术患者术后肠梗阻发生相关的危险因素。Svatek 等回顾性队列研究中纳入 283 例根治性膀胱切除合并盆腔淋巴结清扫术患者，其中 43 例（15.2%）发生了术后肠梗阻，结果显示年龄和 BMI 的增加与术后肠梗阻的存在有明显的相关性（BMI$\geq$30.0 kg/m^2 的肥胖患者中，25.6% 发生了术后肠梗阻，而 BMI$<$30 kg/m^2 的患者中，只有 11.3% 发生了术后肠梗阻；$P=0.005$）。除年龄增加外，Hollenbeck 等通过对 2538 例根治性膀胱切除术患者的研究表明存在呼吸困难病史、全身麻醉（与椎管内麻醉相比）、手术时间增加是术后肠梗阻发生的危险因素。Chang 等回顾了 304 例根治性膀胱切除术患者的临床资料，得出了失血量增加（失血量$>$600 ml）和存在其他较大并发症为术后肠梗阻发生的危险因素。减少术后肠梗阻持续时间的努力应该从术前开始，并包括旨在限制手术应激反应的加速康复外科（enhanced recovery after surgery，ERAS）的许多原则。

下列干预方式可能影响术后肠梗阻的发生发展：① 标准化护理路径：Mathew 等认为，对于接受根治性膀胱切除术的患者来说，预防术后肠梗阻最重要且有效的管理策略之一是开发和使用临床护理路径。标准化护理路径使用围手术期标准化的医嘱集、方案和护理，以减少与围手术期管理相关的变异。研究证实，取消全膀胱切除术术前机械性肠道准备和抗生素肠道准备是安全的，不会增加围手术期并发症，包括胃肠道并发症。Maffezzini 将护理路径应用到 107 例接受了包括盆腔淋巴结清扫的根治性膀胱切除术患者。他们的护理路径包括：术前不行机械性肠道准备，术前给予含能量的口服碳水化合物液体，术中提供完整的疼痛控制及进行谨慎的外科解剖，术后不常规鼻胃减压，术后早期提供人工营养，包含全肠外营养和肠内营养等。通过上述护理路径，恢复正常饮食的中位时间缩短到术后 4 天（范围为 3~9 天），术后第四天后观察到 19 例患者（占 17.7%）出现术后肠梗阻。Chang 等也在接受根治性膀胱切除＋双侧盆腔淋巴清扫术的患者中调查了一种临床护理路径的价值。该临床护理路径除了标准化的手术方法和术后实验室医嘱集之外，患者在院外完成术前肠准备后于手术当天到达手术室，手术后患者直接从术后麻醉护理单元转到普通病房，在肠功能恢复之前禁止口服摄入，而且不常规放置鼻胃管。结果显示，使用上述护理路径时，其并发症率较低，术后肠梗阻的发生率为 17%。② 爱维莫潘（Alvimopan）：爱维莫潘是一种作用于外周的 μ-阿片受体拮抗剂，因其穿越血脑屏障的能力有限，因此被报道可以在不影响镇痛效果的情况下避免阿片受体拮抗剂的肠道不良副反应。2014 年，Lee 等发表了一项针对膀胱癌根治性膀胱切除术后肠梗阻的随机对照研究，患者被随机分配到爱维莫潘（143 人）或安慰剂（137 人），爱维莫潘组患者得到更快的胃肠道恢复（5.5 天 VS 6.8 天）、具有更短的平均住院时间（7.4 天 VS 10.1 天）和更少的术后肠梗阻相关发病率（8.4% VS 29.1%）。③ 手术方式：机器人辅助腹腔镜根治性膀胱切除术被发现有更快的肠功能恢复和更短的住院时间的潜力。Nix 等发表的前瞻性随机对照研究共纳入 41 例患者，结果显示，与开放根治性膀胱切除术相比，机器人辅助腹腔镜根治性膀胱切除术后肛门排气时间较短（2.3 天 VS 3.2 天；$P=0.0013$）和排便时间较短（3.2 天 VS 4.3 天；$P=0.0008$）。④ 嚼口香糖：嚼口香糖似乎是一种简单的措施，可能在最小风险下有助于预防根治性膀胱切除术后肠梗阻。Kouba 和他的同事调查了 102 名接受根治性膀胱切除和尿路转流手术的患者，将其分为两组，其中一组术后第 1 天开始咀嚼口香糖、对照组未分发口香糖，结果显示与对照组相比，接受口香糖的患者肛门排气排便时间显著缩短（$P<0.001$）。

二、深静脉血栓形成

在全球人口老龄化的推动下，外科医生每年开展的泌尿外科手术越来越多。尽管手术的安全性有所提高，术后静脉血栓栓塞症（venous thromboembolism，VTE）仍然是一个关注点。VTE 包含深静脉血栓（deep venous thrombosis，DVT）和肺栓塞（pulmonary embolism，PE），它们是手术后潜在的危及生命的并发症。McAlpine 等利用美国外科医师学会的国家手术质量改进计划，创建了一个 2006—2014 年间接受过大型腹部或盆腔泌尿外科手术的患者队列，在研究期间有 65 100 名患者符合纳入条件，最终 956 名患者（1.5%）发生了 VTE。超过一半的 VTE 事件发生在出院后（$n=570$；60%）。其中全膀胱切除术这一术式具有最高的 VTE 风险（5.0%），而腹腔镜肾切除术的风险相对较低（0.7%）。Tyson 等使用美国外科医师学会的国家手术质量改进计划数据库中 2005—2011 年期间进行的常见泌尿系统手术病例，共将 82 808 名患者纳入研究，在手术后30天内总共有633例患者（0.76%）发生了VTE。其中，全膀胱切除尿流改道术［3.96%（71/1 792）］、部分膀胱切除术［2.35%（17/722）］和开放根治性肾切除术［1.67%（45/2 702）］的VTE发生率最高。DVT的发生中位时间为11天（6~17天），而PE的发生中位时间为9天（5~17天）。与全膀胱切除尿流改道术相关的DVT和PE的风险分别约为4%和3%。该研究多因素Logistic回归分析显示，年龄>60岁、全身功能状态、播散性肿瘤病史、充血性心力衰竭、麻醉时间>120 min和长期使用类固醇，与DVT/PE的形成独立相关。Permpongkosol等对2 775例泌尿系腹腔镜手术的分析显示，术后PE的发生率为0.29%（8例），术后DVT的发生率也为0.29%（8例）。在中国汉族人群中，Law等调查了接受103 023例大、中型手术的患者，术后DVT、单纯PE和PE合并DVT的平均发生率分别为0.20%（203.5例）、0.08%（85.5例）和0.04%（40.5例）。虽然上述中国汉族人群术后DVT、PE的发生率较低，但有可能是被低估了。目前，尚缺乏在中国人群中调查泌尿外科腹腔手术VTE发生率的大规模高质量研究。

VTE预防工作应该考虑对泌尿外科患者在围术期进行VTE风险评估以及出血风险评估，综合考虑这些因素并为不同患者采取相应的预防措施。2009年发表在 *The Journal of Urology* 的《美国泌尿外科协会（AUA）关于在泌尿外科手术中预防深静脉血栓形成的最佳实践声明》中指出，下列因素可增加深静脉血栓形成的风险：① 手术；② 创伤（重大手术或下肢手术）；③ 固定不动或瘫痪；④ 恶性肿瘤；⑤ 接受恶性肿瘤治疗（激素、化疗或放疗）；⑥ 既往静脉血栓栓塞史；⑦ 年龄增长；⑧ 怀孕和产后期；⑨ 含雌激素的口服避孕药或激素替代疗法；⑩ 选择性雌激素受体调节剂；⑪ 急性内科疾病；⑫ 心脏或呼吸衰竭；⑬ 炎症性肠病；⑭ 肾病综合征；⑮ 骨髓增生性疾病；⑯ 阵发性夜间血红蛋白尿；⑰ 肥胖；⑱ 吸烟；⑲ 静脉曲张或中心静脉导管插管；⑳ 遗传性或获得性血栓倾向。

上述AUA声明中还对患者的深静脉血栓形成风险进行分层：① 低风险：40岁以下、无额外危险因素的患者行小手术（小手术是指手术时间相对较短，患者快速下床活动的手术）。② 中风险：有上述危险因素的患者行小手术；手术患者年龄40~60岁，无上述危险因素。③ 高风险：手术患者年龄>60岁；40~60岁手术患者有上述额外的危险因素。④ 最高风险：具备多项危险因素的需手术患者（年龄>40岁，肿瘤，既往静脉血栓栓塞症）。2020年的中国泌尿外科围手术期血栓预防与管理专家共识提出，泌尿外科围手术期血栓形成风险的危险因素如下：年龄≥75岁、身体质量指数（BMI）≥35 kg/m²、一级亲属（父母、子女、兄弟姐妹）有VTE病史。

根据上述危险因素，泌尿外科围手术期血栓形成风险分级如下：① 低危：无上述危险因素。② 中危：只具备上述危险因素中的一项。③ 高危：有个人VTE病史或具备两项以上上述危险因素。由于VTE症状和体征的低特异性以及VTE无症状患者的诊断准确性不高，Khorana等不建议对高VTE风险患者进行常规临床和影像筛查。他们还建议在早期识别VTE高危患者，以确定需要接受抗凝预防的患者。长期以来，静脉造影一直是血栓预防试验的诊断标准，其对DVT的高灵敏度使其成为许多关键且能够改变实践的预防试验中主要的疗效终点。然而，由于其在医疗中心的可用性受到限制，造影剂相关风险、较高的经济成本以及不易重复的缺点，在一定程度上限制了在临床实践中的广泛应用。静脉多普勒超声检查（venous doppler ultrasonography, DUS）目前是诊断下肢深静脉血栓（DVT）最广泛接受的检查，因为它对症状性DVT的准确性高，可广泛应用，且无创、可重复检查。与此同时，DUS的准确性在操作者和医疗中心之间存在差异。在无症状DVT患者中，DUS检测DVT的敏感性减低。

药物抗凝治疗的决策中，需要在减少VTE风险和增加出血风险之间进行权衡。目前，在泌尿外科领域，抗凝治疗的实践存在明显差异，这种差异不仅存在于单个国家内部，还存在于不同国家之间，并且国家和国际指南的建议经常存在矛盾。早期离床活动、机械预防（如使用具有压力梯度的弹力袜、间歇充气加压泵、静脉足底泵）、药物预防，是常用的VTE预防措施。DVT的机械性预防，可以增加静脉回流或减少小腿静脉淤血，在某些患者群体中已被证明能够降低DVT的风险，但这些研究远远少于基于抗凝药物的选择，并且通常比后者在预防DVT方面效果差。近十年以来，多项随机试验证明了抗血栓预防在手术后的有效性和安全性，目前所有的指南都明确推荐进行术后抗血栓预防。最新的建议包括基于随机试验的结果，将高危腹部或盆腔手术患者的术后预防延长至4周。Tikkinen等人系统性地回顾了评估泌尿外科肿瘤手术后的血栓和出血风险的文献，结果显示抗凝治疗的持续时间在膀胱切除术中最长（中位数21.1天），相比之下，前列腺切除术的持续时间较短（中位数为6天），而肾脏手术的持续时间最短（中位数为2.9天）。该系统评价还显示术后4周的VTE风险在不同的手术类型之间以及相同手术类型的不同方式之间存在显著差异。根据患者风险组的不同，前列腺切除术的VTE发生率从机器人辅助前列腺切除术中的0.2%～0.9%（出血风险为0.4%）变化到开放式前列腺切除术中的3.9%～15.7%（出血风险为0.2%）。对于前列腺切除手术，VTE的风险在开放式前列腺切除术后最高，其次是腹腔镜和机器人辅助前列腺切除术（风险最低）；而出血的风险在腹腔镜前列腺切除术后最高，其次是机器人和开放式。肾脏手术的VTE风险：低风险患者中为0.7%～2.9%，高风险患者中为2.6%～11.6%，出血风险在0.1%～2.0%之间。

对于泌尿外科恶性肿瘤手术VTE预防，中国抗癌协会泌尿男生殖系统肿瘤专业委员会微创学组专家共识推荐如下：① 开放性/腹腔镜/机器人辅助根治性膀胱切除术：推荐使用机械预防＋药物预防。② 腹腔镜/机器人辅助根治性前列腺切除术：不建议低危患者使用机械预防或药物预防；建议中高危患者使用机械预防，不建议药物预防。③ 腹腔镜/机器人辅助根治性前列腺切除＋标准盆腔淋巴结清扫：中低危患者推荐使用机械预防，不推荐药物预防；推荐高危患者使用机械预防＋药物预防。④ 腹腔镜肾部分切除术：推荐中低危患者使用机械预防，不建议药物预防；建议高危患者使用机械预防＋药物预防。小剂量普通肝素（low-dose unfractionated heparin，LDUH）和低分子肝素（low molecular weight heparin，LMWH）是常用的预防外科手术患者VTE的药物。LDUH和LMWH已被发现能显著降低普通外科患者DVT和致命PE的发生率，同时它们还能减少泌尿外科患者DVT的发生率。一项对于26个随机对照试验（RCT）的系统评价，共纳入7 639名接受非骨科手术的癌症患者，接受药物预防组的DVT总发生率为12.7%，而对照组为35.2%。高剂量LMWH比低剂量更有效，使DVT发生率从14.5%降至7.9%（$P<0.01$）。类似的，高剂量LDUH使DVT发生率从13.4%降至8.0%。需要终止预防的出血并发症发生在3%的高剂量药物预防组患者中。LMWH与LDUH在疗效、DVT部位、出血并发症方面无显著差异。泌尿外科围手术期药物预防对于有临床症状的VTE的益处尚需进一步的研究。一项前瞻性单中心Ⅳ期随机对照试验，纳入了501例接受开放或机器人辅助腹腔镜前列腺根治术患者（其中75%为机器人辅助），皮下注射肝素对于前列腺根治术后总体VTE或有临床

症状的 VTE 均无显著益处。药物预防 VTE 时，应考虑出血并发症的风险。药物预防（LDUH 和 LMWH）的主要出血并发症，如胃肠道或腹膜后出血，发生率分别为 0.2% 和 0.08%。1997 年美国食品和药物管理局（FDA）报道了 41 名美国患者在腰硬联合麻醉前后接受 LMWH 治疗后发生了椎周血肿，并发布了关于该并发症的黑匣子警告。同样，LDUH 也有报道，尽管其发生频率较低。

三、术后肺部并发症

术后肺部并发症（postoperative pulmonary complications，PPC）是指麻醉和手术后几乎所有影响呼吸系统的并发症。2015 年，欧洲 ESA-ESICM 联合工作组发表了围手术期临床结局（European perioperative clinical outcome，EPCO）定义的指南。该工作组将呼吸道感染、呼吸衰竭、胸腔积液、肺不张、气胸、支气管痉挛和吸入性肺炎视为综合结局指标，并将肺炎、急性呼吸窘迫综合征（acute respiratory distress syndrome，ARDS）和肺栓塞定义为个体不良结局。该组织将术后肺不张定义为纵隔、肺门或偏侧膈肺向受累区域移位，邻近非膨胀不全的肺代偿性过度充气。他们还将术后呼吸道感染定义为患者因疑似呼吸道感染接受过抗生素治疗，符合下列一项或多项标准：新发或变化的痰液、新发或变化的肺部啰音、发热、白细胞计数大于 $12×10^9/L$。为了提高对手术并发症的认知和实现标准化，1992 年 Clavien 等首次描述了一个分类系统，并于 2004 年进行了修订。这一系统被广泛接受，用于对手术并发症进行分类，将其分为 I～V 级。肺部并发症在该分类中占据重要位置，具体分类如下：肺不张需要物理治疗被归为 I 级；使用抗生素治疗的肺炎为 II 级；胸部手术后需要手术关闭的支气管胸膜瘘为 IIIb 级；需气管插管的呼吸衰竭为 IVa 级。Permpongkosol 等对 2 775 例泌尿系腹腔镜手术的分析显示，泌尿系腹腔镜术后肺部的主要并发症为肺不张和肺炎，该研究中术后需要物理治疗的肺不张的发生率为 0.65%（18 例），术后需要使用抗生素治疗的肺炎的发生率也为 0.54%（15 例）。Abreu 等回顾了 1997—2002 年的 5 年期间进行的所有 1 129 例大型的腹腔镜泌尿系统手术，其中 619 例接受胸部 X 线检查的患者中，438 例（71%）完全正常，共 166 例发生了医学性肺部并发症，包括 109 例肺不张（9.7%）、54 例胸腔积液（4.8%）和 3 例肺栓塞（0.3%）。根据上述研究，肺不张和肺炎是泌尿系腹腔镜术后主要的肺部并发症。

肺不张的发病机制主要为支气管阻塞和部分肺泡塌陷，吸入气体不能很好进入肺泡而致肺不张。当全身麻醉开始时，患者失去意识，呼吸中枢被抑制，引起持续的呼吸暂停，随后自主通气减少。其程度与麻醉药物剂量有关。即使在低剂量的麻醉药物下，对高碳酸血症和缺氧的通气反应也显著受损。麻醉诱导后，呼吸肌功能会立即发生改变，不论患者是否接受神经肌肉阻滞药物，都会导致呼气末肌张力的变化，并使功能残气量（FRC）相较于受试者清醒、卧位时的容量减少 15%～20%。间歇正压通气时 FRC 降低，通气区域分布异常，心输出量减少，导致通气灌注（V/Q）的生理匹配紊乱。高 V/Q 会导致肺泡死腔通气和进一步的二氧化碳清除障碍，而低 V/Q 导致氧合受损。虽然总体通气和灌注并不特别异常，但高 V/Q 和低 V/Q 的区域都增多。高 V/Q 会导致肺泡死腔通气和二氧化碳清除功能受损，而后者导致氧合受损。肺容积减少对术后肺部并发症更显著的影响是肺不张的发生发展，超过 3/4 的接受涉及神经肌肉阻滞药物全身麻醉患者发生肺不张。导致肺不张的生理因素包括直接压迫肺组织，例如被移位的横膈肌，当功能残气量（FRC）降低至关闭容积以下时导致气道闭合，以及在气道狭窄或关闭的肺部区域气体从肺泡中迅速吸收。高分数吸入氧浓度（FIO_2），特别是在 FIO_2 值为 1.0 时，加剧了在气道狭窄或关闭的肺部区域的气体从肺泡中迅速吸收，而即使在吸入气体中含有20%的氮气，也有助于防止肺泡塌陷。在正常情况下，下呼吸道是无菌的。医院获得性肺炎和呼吸机相关性肺炎通常都与细菌进入无菌的下呼吸道有关，当宿主防御受损时，这种情况会进一步恶化。细菌通过两个重要机制进入下呼吸道：在呼吸道消化道的细菌定植和将受污染的分泌物吸入下呼吸道。多种因素促使这些机制的发生，包括侵入性设备的存在、改变胃排空和pH的药物、污染呼吸治疗设备等。

Dripps等描述了诊断术后肺不张的典型的临床表现、症状和实验室检查：

（1）临床症状：① 咳嗽：开始时干咳，很快变成多量的顽固性黏液或黏液脓性分泌物。② 呼吸困难：有超过肺部区域的不适感，胸闷气短，或呼吸困难。

（2）体征：① 体格检查：不对称呼吸运动（吸气时患侧回缩，患侧活动受限）；有时表现为轻度发绀。② 听诊：呼吸音减弱或消失、啰音（可为粗啰音或细啰音）。③ 叩诊：浊音，但非必要。④ 生命体征：脉率、呼吸频率或体温升高。

（3）X线检查结果：① 线状阴影：Fleischner、Hampton 和 Castleman 很好地描述了这一表现，这和肺泡塌陷相关。当出现肺不张时，线状阴影可延长，牵拉斜裂和肋胸膜形成鸟嘴征。② 通气不足：肺组织含气性降低和密度增高，主干阴影显著。③ 膈肌抬高，膈肌位移减小：在大多数上腹部病例中可见。④ 纵隔移位：是一种不常见的表现，除非塌陷涉及单侧肺部的多个区域。彭培培等描述了102例经过机器人腹腔镜辅助前列腺根治性切除术后出现了肺不张的患者，手术后患者动脉血氧分压显著下降，$PaCO_2$ 出现了显著升高。

Lagier等总结了围手术期肺不张的危险因素可分为患者因素、麻醉因素和手术因素，具体如下：（1）患者相关危险因素：体重指数大于 25 kg/m^2，年龄相关的小气道闭塞，急性肺部炎症，非炎症性肺水肿，横膈肌和呼吸肌功能障碍（肌萎缩、神经或神经肌肉疾病），腹部高压（肠梗阻、腹水、间隔综合征、妊娠），支气管充血（例如，主动吸烟、慢性支气管炎），慢性误吸；（2）麻醉相关危险因素：膈肌功能障碍（麻醉深度、神经肌肉阻滞、膈神经阻滞），高分数吸入氧浓度（FIO_2），氧化亚氮（Nitrous oxide），较低潮气量（无呼气末正压的情况下），不适当的神经肌肉阻滞逆转，术后阿片类药物或镇静剂引起的呼吸抑制，液体超负荷，输血相关急性肺损伤；（3）手术相关危险因素：体位（Trendelenburg）仰卧位、侧卧位，气腹，单肺通，体外循环，手术时间（心胸、上腹部和腹腔镜手术），开腹及开胸手术（术后疼痛）。

肺不张的诊断方法虽然可以通过术中生理测量（呼吸力学和气体交换）来推断，但作为一种主要形态学过程，肺不张的准确诊断应基于对塌陷的肺组织的直接定量，例如使用影像技术。有下列几种直接形态学评估影像学技术：① 胸部X射线检查：肺不张时X线衰减增加，与肺段或肺叶相关的混浊是肺不张的典型X线表现。② 计算机断层扫描（CT）检查：与胸片类似，CT也是基于X射线衰减的原理，但增加了重要的三维高分辨率定量评估，CT是诊断和量化肺泡萎陷的金标准；大叶性肺不张的典型CT表现为纵隔、心脏和肺门向塌陷区移位，同侧膈肌抬高，肋间隙变窄，剩余充气肺过度膨胀；但CT鉴别肺炎、肺泡充血和肺不张有时可能是困难的，增强CT可进一步增加诊断的准确性。Edwards等研究显示使用对比增强剂（碘地西醇）行增强

CT时，增强≥85 Hounsfield单位的阈值以区分肺不张和肺炎，对肺不张的敏感性为90%、特异性为92%。③ 磁共振成像（MRI）检查：用于诊断和定量肺不张，由于T2加权磁共振成像允许识别水基组织，它可以显著帮助鉴别阻塞性（由于累积的分泌物和总的气体重吸收而引起的高强度信号）和非阻塞性肺不张（由于较少的自由流体和残余空气，信号强度信号较低）。④ 肺超声：肺超声近期在手术室和重症监护室床旁评估肺萎陷方面得到了广泛的验证，由于空气是超声波的强反射器，肺去通气化显著增加了肺实质的回声，因此，肺不张可与其他原因引起的肺实变相似，被可视化为"组织样"或"肝样变的"超声结构。Lichtenstein等研究显示，床旁肺超声可能比听诊或床旁X线检查能更好地鉴别肺不张与肺炎。尽管如此，与CT相似，肺超声对肺实变（如肺不张与肺炎）的鉴别诊断仍然具有挑战性。

多模式集束化策略是一种通过可靠地执行一组基于证据的实践来改善患者结局的结构化方式。Lagier等总结了下列管理策略可能改善术后肺不张：① 无创通气支持：拔除气管插管后无创正压通气可以预防肺不张，并补偿术后功能残气量（FRC）的减少；持续气道正压通气（CPAP）和无创通气增加了气道开口的压力，改善了气体交换；低氧血症是围手术期患者潜在的威胁生命的常见并发症；2020年发布的欧洲指南建议，对腹部手术后有急性呼吸衰竭风险的低氧血症患者，在拔管后立即使用无创正压通气（NIPPV）或CPAP而不是常规氧疗，以减少肺不张和防止进一步的呼吸衰竭。② 以肺膨胀为目标的呼吸物理治疗：深呼吸练习和鼓励性吸气与腹部和心胸外科手术后FRC和肺不张的减少有关，嘱患者每5～10分钟深呼吸3～4次，这些深呼吸刺激Ⅱ型肺泡细胞释放表面活性物质，有利于肺泡膨胀；深呼吸也打开了Kohn的孔隙，导致塌陷的肺泡从通气良好的肺泡中通气。③ 早期活动：患者的活动促进了肺内分泌物的运动，刺激咳嗽和深呼吸，导致浓稠分泌物的清除和表面活性物质的产生，降低肺泡表面张力和肺不张，它还有助于肺膨胀和减少术后患者的低通气，早期活动作为加速康复外科的一部分，已被建议用于改善术后FRC。④ 疼痛管理：术后患者的一个主要考虑因素是最佳的疼痛管理，由于某些阿片类药物抑制咳嗽反射、黏膜纤毛运动和呼吸中枢，因此除了确保患者得到适当的疼痛治疗外，应尽量减少阿片类药物的使用；与高危手术操作相关的疼痛可减少正常叹息，进一步对肺膨胀、肺容积产生负面影响，最终导致肺不张和肺炎。⑤ 氧疗：尽管在常规氧疗过程中缺乏证据，但湿化吸入气体可以改善支气管引流，防止气道黏液栓的阻塞。⑥ 黏液溶解促排剂：预防性静脉注射氨溴索可预防高危患者术后肺不张，但临床证据质量较低。⑦ 减轻外源性压迫：减轻由于胸腔积液（如胸腔穿刺术）或腹腔高压（如腹腔穿刺术、肠梗阻的治疗、开腹手术等）引起的严重外源性压迫以及显著的气胸，可能是促使肺膨胀、改善肺通气的必要条件。

四、术后神经肌肉疼痛

Permpongkosol等对2 775例泌尿系腹腔镜手术的分析显示，泌尿系腹腔镜术后神经肌肉疼痛的发生率为0.54%（15例）。实际上，神经肌肉损伤真实发生率可能被低估了。一项旨在识别伤害模式以帮助设计提高安全性和减少伤害的"Closed Claims Project"显示，术后神经病变占4 000起所有类型手术的麻醉相关保险索赔的16%。Wolf等对1 651例腹腔镜泌尿外科手术的研究显示，神经肌肉损伤的发生率为2.7%（45例患者46处神经肌肉损伤），其中包括腹壁神经痛

(14例)、肢体感觉障碍（12例）、肢体运动功能障碍（8例）、临床横纹肌溶解症（6例）、肩挫伤（4例）、背部痉挛（2例）。神经肌肉损伤在手术后平均4.9天内出现，腹壁神经痛是最常见的损伤，与切口部位相关。临床横纹肌溶解定义为与手术台接触过的腰部、背部、臀部或大腿的严重疼痛和压痛。在6例有临床横纹肌溶解的患者中，4例检测到肌酸磷酸激酶水平升高，峰值平均为24 000 IU/L（正常范围30～220 IU/L），这4例患者发现后采用了辅助静脉补液和碱化治疗。上肢神经损伤通常是由体位引起的，下肢神经损伤既可以由体位引起的，也可由直接手术创伤引起。Wolf等的研究中的2例闭孔神经损伤是由直接损伤引起的。支配下肢的皮肤神经支可能在腰大肌表面或下腹壁上直接受损。随着机器人辅助手术技术的发展，外科医生面临着新的手术体位，机器人辅助手术与腹腔镜手术不同，它通常使用更多的设备和更陡的Trendelenburg体位。Mills等调查了334例机器人辅助成人泌尿外科手术，共记录了22例（6.6%）体位性损伤。其中，腹膜后淋巴结清扫术患者发生损伤的比例最高，10例患者中有4例（40%）发生体位性损伤；肾上腺切除术的患者受伤比例位居第二，约1/6（17%）的患者发生体位性损伤。最常发生体位性损伤的手术方式为根治性前列腺切除术和肾部分切除术，其发生率均为7%。22例体位性损伤中，13例（59.1%）在1个月内治愈、4例（18.2%）在1～6个月内治愈、5例（22.7%）在6个月后治愈。

机器人辅助腹腔镜前列腺根治性切除（RARP）过程中的低仰卧位和陡Trendelenburg位可能引起肌肉骨骼并发症，持续较长手术时间可能导致臂丛和皮肤损伤、横纹肌溶解、筋膜室综合征、深静脉血栓等。此外，全身麻醉也可能增加肌肉和神经损伤的风险。Mattei等前瞻性研究了60例行RARP和扩大盆腔淋巴结清扫的患者，他们中21例（35%）出现体位性损伤，其中Ⅰ度（对应Clavien Ⅰ级）16例（27%）、Ⅱ度（对应Clavien Ⅱ级）2例（3%）、Ⅲ度（对应Clavien Ⅲ级）3例（5%）。10例患者出现横纹肌溶解症。横纹肌溶解可能没有症状，也可能伴随症状（如肌肉疼痛、功能衰竭、皮肤损伤等）。血清肌酸激酶（CK）的升高是最敏感的诊断指标。当血清CK水平超过5 000 IU/L时，许多临床医生开始采取输液和利尿治疗措施，以防止横纹肌溶解对肾功能的影响。Gezginci等将534例RARP患者纳入研究，结果显示术后疼痛和神经肌肉并发症分别为54例（10.1%）和27例（5%），既往有手术史、合并症、ASA评分高，与神经肌肉并发症风险显著相关。他们还建议，如果患者有骨植入物和既往的神经肌肉疾病史，应该在使用适当的手术台、床垫、垫子和保护材料方面考虑防护预防，以减少与体位相关的神经肌肉并发症。

五、术后出血

腹腔镜技术已经成为泌尿外科微创手术中一种常见的治疗选择。但即使是微创的方法，也可能面临一些并发症，其中之一是术后出血。1912年霍尔斯特德指出："无意识的病人能立即报复无能的外科医生的唯一武器是出血"。美国外科医师学会国家外科手术质量改进计划（ACS-NSQIP）将术后出血定义为手术开始后72小时内的失血。根据其严重程度，将术后出血分为三级：（1）轻度：未定义；（2）中度：该并发症通常不会造成永久性伤害或功能受限，通常需要临床治疗；（3）重度：导致住院时间显著延长或永久性功能受限甚至死亡，几乎总是需要临床治疗。Permpongkosol 等对 2 775 例泌尿系腹腔镜手术的分析显示，泌尿系腹腔镜需要输血的术后出血的发生率为 1.76%（49 例）。

Bhayani 等回顾了 1996 年 1 月至 2004 年 9 月期间内行经腹膜后途径腹腔镜肾脏手术后发生出血（5 天内）而进行手术探查的患者病历，结果发现腹腔镜肾脏手术的 1 123 名患者中，9 名患者（0.8%）因术后出血而接受了再次手术。在 9 例术后出血病例中，有 7 例在初始手术时未注意到异常出血，平均失血量为 320 ml。另外 2 例术后出血病例中，初始手术时有显著出血，包括 1 例腹腔镜部分肾切除术失血量为 1 000 ml 和 1 例腹腔镜单纯肾切除术失血量为 1 500 ml，出血分别在结束初始手术之前得到控制。他们根据术后探查的时间分为两组。第一组患者在初始手术后不到 10 小时接受了早期探查，并发现出血的来源。这组共 4 例患者，他们从初始手术完成到手术探查的平均时间为 4.5 小时，期间发生了严重的血流动力学不稳定（收缩压在 70～79 mmHg 之间）。这 4 例患者的出血包括：1 例来源于肾动脉上的夹子脱落而导致肾动脉断端开放并出血，2 例来自肾上腺的动脉出血，1 例来源于一条起源于主动脉肾上腺动脉分支的出血。在第 2 组中，所有患者的探查都是晚期进行的，全部在初始手术后 12 小时以上接受探查，患者收缩压都大于 70～79 mmHg，探查时均未发现出血源。近年来，对肾肿瘤的外科治疗方法发生了巨大变化，从根治性肾切除转向保肾手术。腹腔镜部分肾切除术（laparoscopic partial nephrectomy，LPN），由 McDougall 教授于 1993 年引入，因为在保留肾单位方面具有显著优势，近年来得到了更广泛的接受。在施行 LPN 时，出血并发症是一个非常值得关注的问题，最大限度地降低出血性并发症的风险是这项技术进步的关键。Rosevear 等在泌尿系腹腔镜上腹腔手术后的出血的研究中总结发现，8 年内进行的 911 例腹腔镜手术中，共有 53 例（5.8%）手术后需要输注红细胞，其中 34 例（3.7%）是由于术后出血引起的。术后出血在腹腔镜肾切除术发生率为 3.3%，在腹腔镜肾部分切除发生率为 9.9%，在腹腔镜肾上腺切除发生率为 5.4%。大多数出血在手术后 24 小时内能够及时发现。最终 34 名术后出血的患者中只有 4 名进行了再次手术探查，其他病例均采用保守治疗。第 1 例因出血而探查的患者，因既往接受主动脉瓣置换术，术后需强制抗凝，部分凝血活酶时间增加超过 100 秒，红细胞压积、血压、尿量和意识水平显著下降，遂紧急行探查手术，清除腹膜后血肿，并对缺血肾脏进行减压。第 2 例患者行手辅助腹腔镜肾部分切除术后出现红细胞压积下降，遂行腹腔镜再次探查术，术中发现腹腔内积血，但未能找到出血源。第 3 例患者行腹腔镜右肾部分切除术后 2 小时，尿管内大量血液突然排出、腹部变得膨隆、腹肌紧张，并伴有心动过速和低血压，遂急诊探查并切除肾脏。第 4 例因出血后转外院治疗，情况不明。该研究的多变量分析显示，术后出血与患者年龄和美国麻醉医师协会评分（术前因素）、手术时间和脾脏损伤（术中因素）、胃肠道并发症和住院时间延长（术后因素）显著相关。

Hedican 等将根治性前列腺切除术后出血定义为术后严重出血，需要急性输血以支持血压。他们回顾了一名外科医生在 1982—1993 年间进行的 1 350 例根治性前列腺切除术，在这之中有 7 例（0.5%）符合上述术后严重出血的标准，其中 4 例因出血进行了手术探查，剩余的 3 例进行了保守治疗。3 例非手术治疗的患者，因盆腔血肿经吻合口引流，这 3 例均出现症状性膀胱颈挛缩，其中 2 例出现长期尿失禁。而手术探查的 4 例患者中仅 1 例（25%）出现长期轻度尿失禁。因此，作者提出在接受根治性前列腺根治术后需要急性输血以维持血压的患者，应迅速进行探查，及时识别出出血原因，从而可以迅速结扎并减少出血。更重要的是，探查使得完全清除盆腔血肿成为可能，防止了膀胱尿道吻合部的破裂，进而防止了膀胱颈挛缩和尿失禁的发生。Guillonneau等前瞻性地评估了由单一手术团队实施的567例腹腔镜前列腺癌根治术，手术中7例（1.2%）患者中转开腹，3例因术中损伤Santorinis静脉丛导致当时无法控制的出血而需要中转开腹，4例因解剖难度大，技术要求高而中转开腹。5例因为术后出血行再次手术。在根治性前列腺切除术中，出血风险主要涉及两个部位：背静脉丛和前列腺血管蒂。充分结扎背静脉丛和切断前列腺血管蒂时仔细的止血可避免大部分严重出血。背静脉丛的安全结扎依赖于静脉丛表面的侧方显露和其与尿道接触的下限的良好显露。根据是否保留同侧神经血管束，切断前列腺蒂的方法存在着很大差异。当同侧神经血管束被保留时，需要选择性的双极电凝，逐个处理在筋膜内平面与前列腺接触的血管。而当神经血管束不被保留时，可以整体电凝整个前列腺蒂。由于气压对血管的压迫，真正的出血程度可能会被医生低估，因此在结束手术前必须降低气压，检查视野的出血情况，未发现的静脉出血可导致盆腔血肿形成，可能会导致术后尿失禁、膀胱颈挛缩、二次手术等。盆腔血肿可以通过经皮穿刺引流或通过作脐下的小切口来引流。

腹腔镜手术的一个重要环节是能够在最佳位置建立、固定和维持套筒，同时避免对周围结构的损伤。尽管对经验丰富的术者来说，与套筒位置相关的并发症并不常见，但有时会引起比较严重的并发症。美国食品药品监督管理局（FDA）于1993—1996年间共鉴定了629份与套管针相关的病例，大约70%的套筒相关损伤为血管损伤，其中26例（81%）的套管相关的死亡为血管损伤。在致死性的血管损伤中，主动脉（23%）和下腔静脉（15%）是最常见的血管损伤。因此，进行腹腔镜手术的泌尿外科医生必须具备预防、识别和处理与套筒放置相关的并发症的知识和必要技能。显然，处理套筒相关并发症的最佳方法是在其发生之前采取预防措施，而修复损伤的最佳时机是在套筒放置时。Veress针技术和开放的Hassan技术是最常用的两种建立气腹的方法。Veress针技术是一种安全方法，但对于曾经在进入区域进行过腹腔内手术的患者，应该考虑使用开放的Hasson技术，因为它在腹腔进入时有助于最小化血管损伤的发生。如果在放置Veress针时遇到困难，应转为开放的Hasson技术以避免脏器损伤。如果在穿刺时怀疑有损伤，为了避免CO_2栓塞，不应启动充气。如果发生CO_2栓塞，通常会出现严重的血流动力学变化（低血压、心动过缓等）、呼气末二氧化碳浓度（$ETCO_2$）急剧下降和胸廓顺应性下降。经中心静脉导管抽吸出泡沫血可确诊。治疗包括左侧卧位、通过中心静脉导管吸出CO_2、停用CO_2充气且用100%氧气行双肺通气。为避开腹壁血管，在上尿路腹腔镜手术中，主套筒的插入点一般位于腹直肌外侧或第12肋骨尖下方。在泌尿系盆腔腹腔镜手术中，该部位一般为脐周或脐下。皮肤切口的尺寸应当使得套筒插入时既不会造成过大的张力，又不会导致套筒周围发生空气泄漏（大致为套筒尺寸或径向扩张套筒尺寸的三分之二）。在主套筒建立后插入辅助孔之前，应该在昏暗的手术室灯光下透亮腹腔，以避开可见的浅表静脉。一些因素可能与套筒放置相关的并发症相关：肥胖患者的丰厚皮下脂肪层限制了套筒的插入和自由旋转；套筒插入的角度也显得很重要，套筒需要更靠近手术部位，或者必须使用更长的套筒；非常瘦的患者在放置第一个套筒时导致副损伤的风险也会增加，因为相邻的器官和主要血管更接近腹壁。有此次目标区域内的既往手术史的患者，由于腹壁粘连和充气的限制，增加了正确置入Veress针的难度。下腔静脉梗阻或门脉高压的患者，其腹壁血管的位置和大小可能发生改变，因此在套筒放置时应当注意可能发生的对腹壁血管的意外损伤。脐部是腹腔镜手术最常用的套筒进入点或参考点。Nezhat 等调查了 97 名行腹腔镜手术检查的女性，结果显示，在仰卧位，主动脉分叉点位于脐部头侧 5 cm 至尾侧 3 cm，而在 Trendelenburg 体位时则为脐部头侧 3 cm 至尾侧 3 cm。在仰卧位，只有 11% 的患者主动脉分叉点位于脐部的尾侧，而在 Trendelenburg 体位时为 33%。

在腹腔镜手术过程中，任何套筒插入点的出血都不应被忽视，出血可能是血管损伤的前兆。来自法国的一项涉及 10 万例腹腔镜手术，套筒相关出血的发生率为 0.045%。当大血管损伤时，需要转换为开放手术，该研究中损伤部位从最常见到最不常见依次为：髂静脉、大网膜血管、下腔静脉、腹主动脉、盆腔和肠系膜上静脉，最后是腰静脉。Guillonneau 等报道了 3 例因腹壁下动脉损伤引起腹腔镜前列腺癌根治术后出血的病例，3 例都进行了输血，1 例患者进行了再次手术。因此，他们建议在手术结束之前停止充气并放出气体来降低气腹压力和直视下拔出套筒。任何出血都应直视下控制。如果出血较为严重，可以通过"8"字缝合或使用套筒封闭装置在体内完成缝合结扎。为了避免副损伤，不建议广泛使用电刀。一旦发生大动脉损伤或需要进行重大修复，需要转开放手术。然而，大静脉的损伤更有可能通过腹腔镜进行修复。Gill 提出缝合大静脉的方法：充气压力增加至 15 mmHg；无创伤性的钳子在需要熟练协助的情况下将血管破口的边缘保持在一起，然后使用顺行缝合闭合血管破口。

六、术后切口并发症

术后切口并发症包括切口感染、切口疝、切口裂开等，其中以切口感染发生率最高。部分研究结果显示，单孔腹腔镜术后切口并发症发生率稍高于多孔腹腔镜手术，但缺少明确的证据支持。

切口感染是单孔腹腔镜术后最常见的术后并发症，与肥胖、糖尿病、高龄、低白蛋白、腹压增高等因素相关，可增加切口疝形成的几率。为降低术后切口感染的发生率，应在术前利用洗剂对脐部和邻近皮肤进行清洗，术中皮肤切开前应暴露脐部深处彻底消毒。术中控制切口长度小于 5 cm 或可降低术后发生切口感染的几率。脐部切口的缝合可选用单股线，并减小针间距。长时间的手术可酌情加用抗生素。高度疑似切口感染的情况下应尽早拔除经切口引流管并积极换药。在感染存在的情况下，可敞开切口、彻底清创、充分引流，待肉芽组织生长旺盛时做二次缝合；对于脐部缝线应谨慎拆除，以避免切口裂开。

切口疝可表现为切口处的隆起，会诱发患者胃肠道不适。单孔腹腔镜手术的切口疝发生率略高于多孔腹腔镜手术，多发生于薄弱的脐部。术中严密缝合筋膜是降低切口疝发生概率的关键。术后对于腹壁薄弱的咳嗽患者，可酌情予腹带固定，减少腹内压陡然增加对切口的冲击，同时应加强切口管理，避免切口感染，以降低切口疝的发生几率。

参考文献

[1] 彭培培,马蓉. 达芬奇机器人辅助腹腔镜前列腺根治术后肺不张的临床分析 [J]. 临床肺科杂志,2018,23 (1):21-23.

[2] 中国抗癌协会泌尿男生殖系肿瘤专业委员会微创学组. 中国泌尿外科围手术期血栓预防与管理专家共识 [J]. 现代泌尿外科杂志,2020,25 (12):1048-1051

[3] Asgeirsson T, El-Badawi K I, Mahmood A, et al. Postoperative ileus:It costs more than you expect [J]. Journal of the American College of Surgeons,2010,210 (2):228-231.

[4] Artinyan A, Nunoo-Mensah J W, Balasubramaniam S, et al. Prolonged postoperative ileus-definition, risk factors, and predictors after surgery [J]. World Journal of Surgery,2008,32 (7):1495-1500.

[5] Awad H, Santilli S, Ohr M, et al. The effects of steep trendelenburg positioning on intraocular pressure during robotic radical prostatectomy [J]. Anesthesia and Analgesia,2009,109 (2):473-478.

[6] Buscail E, Deraison C. Postoperative ileus:A pharmacological perspective [J]. British Journal of Pharmacology,2022,179 (13):3283-3305.

[7] Bhayani S B, Link R E, Makarov D V, et al. Exploration for hemorrhage following laparoscopic renal surgery:Intraoperative findings [J]. The Journal of Urology,2006,175 (6):2137-2139.

[8] Brooks-Brunn J A. Postoperative atelectasis and pneumonia. Heart Lung. 1995,24 (2):94-115.

[9] Bhoyrul S, Vierra M A, Nezhat C R, et al. Trocar injuries in laparoscopic surgery [J]. Journal of the American College of Surgeons,2001,192 (6):677-683.

[10] Cunningham J, Temple W J, Langevin J M, et al. A prospective randomized trial of routine postoperative nasogastric decompression in patients with bowel anastomosis [J]. Canadian Journal of Surgery Journal Canadien de Chirurgie,1992,35 (6):629-632.

[11] Chang S S, Cookson M S, Baumgartner R G, et al. Analysis of early complications after radical cystectomy:Results of a collaborative care pathway [J]. The Journal of Urology,2002,167 (5):2012-2016.

[12] Colvin D B, Lee W, Eisenstat T E, et al. The role of nasointestinal intubation in elective colonic surgery [J]. Diseases of the Colon and Rectum,1986,29 (5):295-299.

[13] Champault G, Cazacu F, Taffinder N. Serious trocar accidents in laparoscopic surgery:A French survey of 103,852 operations [J]. Surgical Laparoscopy & Endoscopy,1996,6 (5):367-370.

[14] Chen H T, Hung K C, Huang Y T, et al. Efficacy of electroacupuncture in improving postoperative ileus in patients receiving colorectal surgery:A systematic review and meta-analysis [J]. International Journal of Surgery,2024,110 (2):1113-1125.

[15] Cali R L, Meade P G, Swanson M S, et al. Effect of Morphine and incision length on bowel function after colectomy [J]. Diseases of the Colon and Rectum,2000,43 (2):163-168.

[16] Chan D C, Liu Y C, Chen C J, et al. Preventing prolonged post-operative ileus in gastric cancer patients undergoing gastrectomy and intra-peritoneal chemotherapy [J]. World Journal of Gastroenterology,2005,11 (31):4776-4781.

[17] Cheatham M L, Chapman W C, Key S P, et al. A meta-analysis of selective versus routine nasogastric decompression after elective laparotomy [J]. Annals of Surgery,1995,221 (5):469-476; discussion 476-478.

[18] Dindo D, Demartines N, Clavien P A. Classification of surgical complications:A new proposal with evaluation in a cohort of 6336 patients and results of a survey [J]. Annals of Surgery,2004,240 (2):205-213.

[19] Edwards R M, Godwin J D, Hippe D S, et al. A quantitative approach to distinguish pneumonia from atelectasis using computed tomography attenuation [J]. Journal of Computer Assisted Tomography, 2016, 40 (5): 746-751.

[20] Ferraz A A, Cowles V E, Condon R E, et al. Nonopioid analgesics shorten the duration of postoperative ileus [J]. The American Surgeon, 1995, 61 (12): 1079-1083.

[21] Forrest J B, Clemens J Q, Finamore P, et al. AUA Best Practice Statement for the prevention of deep vein thrombosis in patients undergoing urologic surgery [J]. The Journal of Urology, 2009, 181 (3): 1170-1177.

[22] Fujita T, Sakurai K. Multivariate analysis of risk factors for postoperative pneumonia [J]. The American Journal of Surgery, 1995, 169 (3): 304-307.

[23] Guan C S, Lv Z B, Xie R M, et al. Linear shadows that connect oblique fissures and costal pleurae on the superior segments of lower lobes: Evaluating the imaging findings on thin-slice lung CT [J]. Japanese Journal of Radiology, 2018, 36 (10): 603-610.

[24] Geerts W H, Pineo G F, Heit J A, et al. Prevention of venous thromboembolism: The seventh ACCP conference on antithrombotic and thrombolytic therapy [J]. Chest, 2004, 126 (3 Suppl): 338S-400S.

[25] Guillonneau B, Rozet F, Cathelineau X, et al. Perioperative complications of laparoscopic radical prostatectomy: The montsouris 3-year experience [J]. The Journal of Urology, 2002, 167 (1): 51-56.

[26] Hedican S P, Walsh P C. Postoperative bleeding following radical retropubic prostatectomy [J]. The Journal of Urology, 1994, 152 (4): 1181-1183.

[27] Holte K, Andersen J, Jakobsen D H, et al. Cyclo-oxygenase 2 inhibitors and the risk of anastomotic leakage after fast-track colonic surgery [J]. British Journal of Surgery, 2009, 96 (6): 650-654.

[28] Haroun-Bizri S, ElRassi T. Successful resuscitation after catastrophic carbon dioxide embolism during laparoscopic cholecystectomy [J]. European Journal of Anaesthesiology, 2001, 18 (2): 118-121.

[29] Inman B A, Harel F, Tiguert R, et al. Routine nasogastric tubes are not required following cystectomy with urinary diversion: A comparative analysis of 430 patients [J]. The Journal of Urology, 2003, 170 (5): 1888-1891.

[30] Josephs M D, Cheng G Z, Ksontini R, et al. Products of cyclooxygenase-2 catalysis regulate postoperative bowel motility [J]. Journal of Surgical Research, 1999, 86 (1): 50-54.

[31] Jammer I, Wickboldt N, Sander M, et al. Standards for definitions and use of outcome measures for clinical effectiveness research in perioperative medicine: European perioperative clinical outcome (EPCO) definitions: A statement from the ESA-ESICM joint taskforce on perioperative outcome measures [J]. European Journal of Anaesthesiology, 2015, 32 (2): 88-105.

[32] Kronberg U, Kiran R P, Soliman M S M, et al. A characterization of factors determining postoperative ileus after laparoscopic colectomy enables the generation of a novel predictive score [J]. Annals of Surgery, 2011, 253 (1): 78-81.

[33] Khorana A A, Mackman N, Falanga A, et al. Cancer-associated venous thromboembolism [J]. Nature Reviews Disease Primers, 2022, 8 (1): 11.

[34] Lasser M S, Ghavamian R. Surgical complications of laparoscopic urological surgery [J]. Arab Journal of Urology, 2012, 10 (1): 81-88.

[35] Livingston E H, Passaro E P JR. Postoperative ileus [J]. Digestive Diseases and Sciences, 1990, 35 (1): 121-132.

[36] Lagier D, Zeng C L, Fernandez-Bustamante A, et al. Perioperative pulmonary atelectasis: Part II. clinical implications [J]. Anesthesiology, 2022, 136 (1): 206-236.

[37] Lichtenstein D, Goldstein I, Mourgeon E, et al. Comparative diagnostic performances of auscultation, chest radiography, and lung ultrasonography in acute respiratory distress syndrome [J]. Anesthesiology, 2004, 100 (1): 9-15.

[38] Lee C T, Chang S S, Kamat A M, et al. Alvimopan accelerates gastrointestinal recovery after radical cystectomy: A multicenter randomized placebo-controlled trial [J]. European Urology, 2014, 66 (2): 265-272.

[39] Lyman G H, Carrier M, Ay C, et al. American society of hematology 2021 guidelines for management of venous thromboembolism: Prevention and treatment in patients with cancer [J]. Blood Advances, 2021, 5 (4): 927-974.

[40] Law Y, ChanY C, Cheng S W K. Epidemiological updates of venous thromboembolism in a Chinese population [J]. Asian Journal of Surgery, 2018, 41 (2): 176-182.

[41] Leone M, Einav S, Chiumello D, et al. Noninvasive respiratory support in the hypoxaemic peri-operative/periprocedural patient: A joint ESA/ESICM guideline [J]. Intensive Care Medicine, 2020, 46 (4): 697-713.

[42] Morimoto H, CullenJ J, Messick J M Jr, et al. Epidural analgesia shortens postoperative ileus after ileal pouch-anal canal anastomosis [J]. American Journal of Surgery, 1995, 169 (1): 79-82; discussion 82-83.

[43] Miskovic A, Lumb A B. Postoperative pulmonary complications [J]. British Journal of Anaesthesia, 2017, 118 (3): 317-334.

[44] Nezhat F, Brill A I, Nezhat C H, et al. Laparoscopic appraisal of the anatomic relationship of the Umbilicus to the aortic bifurcation [J]. The Journal of the American Association of Gynecologic Laparoscopists, 1998, 5 (2): 135-140.

[45] Park H K, Kwak C, Byun S S, et al. Early removal of nasogastric tube after cystectomy with urinary diversion: Does postoperative ileus risk increase? [J]. Urology, 2005, 65 (5): 905-908.

[46] Permpongkosol S, Link R E, Su L M, et al. Complications of 2,775 urological laparoscopic procedures: 1993 to 2005 [J]. The Journal of Urology, 2007, 177 (2): 580-585.

[47] Schwarz N T, Kalff J C, Türler A, et al. Prostanoid production via COX-2 as a causative mechanism of rodent postoperative ileus [J]. Gastroenterology, 2001, 121 (6): 1354-1371.

[48] Slim K, Joris J, Beloeil H, et al. Colonic anastomoses and non-steroidal anti-inflammatory drugs [J]. Journal of Visceral Surgery, 2016, 153 (4): 269-275.

[49] Sim R, Cheong D M, Wong K S, et al. Prospective randomized, double-blind, placebo-controlled study of pre- and postoperative administration of a COX-2-specific inhibitor as opioid-sparing analgesia in major colorectal surgery [J]. Colorectal Disease, 2007, 9 (1): 52-60.

[50] Teppema L J, Baby S. Anesthetics and control of breathing [J]. Respiratory Physiology & Neurobiology, 2011, 177 (2): 80-92.

[51] Tyson M D, Castle E P, Humphreys M R, et al. Venous thromboembolism after urological surgery [J]. The Journal of Urology, 2014, 192 (3): 793-797.

[52] Toyomasu Y, Mochiki E, Morita H, et al. Mosapride citrate improves postoperative ileus of patients with colectomy [J]. Journal of Gastrointestinal Surgery, 2011, 15 (8): 1361-1367.

[53] Venara A, Neunlist M, Slim K, et al. Postoperative ileus: Pathophysiology, incidence, and prevention [J]. Journal of Visceral Surgery, 2016, 153 (6): 439-446.

[54] Vaughan-Shaw P G, Fecher I C, Harris S, et al. A meta-analysis of the effectiveness of the opioid receptor antagonist alvimopan in reducing hospital length of stay and time to GI recovery in patients enrolled in a standarized accelerated recovery program after abdominal surgery [J]. Diseases of the Colon and Rectum, 2012, 55

(5): 611-620.

[55] Woodring J H. Determining the cause of pulmonary atelectasis: A comparison of plain radiography and CT [J]. AJR American Journal of Roentgenology, 1988, 150 (4): 757-63.

[56] White R H, Zhou H, Romano P S. Incidence of symptomatic venous thromboembolism after different elective or urgent surgical procedures [J]. Thrombosis and Haemostasis, 2003, 90 (3): 446-455.

[57] Wattchow D, Heitmann P, Smolilo D, et al. Postoperative ileus-an ongoing conundrum [J]. Neurogastroenterology and Motility, 2021, 33 (5): e14046.

[58] Wattwil M, Thorén T, Hennerdal S, et al. Epidural analgesia with bupivacaine reduces postoperative paralytic ileus after hysterectomy [J]. Anesthesia and Analgesia, 1989, 68 (3): 353-358.

[59] Gorissen K J, Benning D, Berghmans T, et al. Risk of anastomotic leakage with non-steroidal anti-inflammatory drugs in colorectal surgery [J]. British Journal of Surgery, 2012, 99 (5): 721-727.

[60] Narita K, Tsunoda A, Takenaka K, et al. Effect of mosapride on recovery of intestinal motility after hand-assisted laparoscopic colectomy for carcinoma [J]. Diseases of the Colon and Rectum, 2008, 51 (11): 1692-1695.

[61] Svatek R S, Fisher M B, Williams M B, et al. Age and body mass index are independent risk factors for the development of postoperative paralytic ileus after radical cystectomy [J]. Urology, 2010, 76 (6): 1419-1424.

[62] Hollenbeck B K, Miller D C, Taub D, et al. Identifying risk factors for potentially avoidable complications following radical cystectomy [J]. The Journal of Urology, 2005, 174 (4 Pt 1): 1231-1237; discussion1237.

[63] Maffezzini M, Campodonico F, Canepa G, et al. Current perioperative management of radical cystectomy with intestinal urinary reconstruction for muscle-invasive bladder cancer and reduction of the incidence of postoperative ileus [J]. Surgical Oncology, 2008, 17 (1): 41-48.

[64] Nix J, Smith A, Kurpad R, et al. Prospective randomized controlled trial of robotic versus open radical cystectomy for bladder cancer: Perioperative and pathologic results [J]. European Urology, 2010, 57 (2): 196-201.

[65] Kouba E J, Wallen E M, Pruthi R S. Gum chewing stimulates bowel motility in patients undergoing radical cystectomy with urinary diversion [J]. Urology, 2007, 70 (6): 1053-1056.

[66] Gezginci E, Ozkaptan O, Yalcin S, et al. Postoperative pain and neuromuscular complications associated with patient positioning after robotic assisted laparoscopic radical prostatectomy: A retrospective non-placebo and non-randomized study [J]. International Urology and Nephrology, 2015, 47 (10): 1635-1641.

[67] Mattei A, Di Pierro G B, Rafeld V, et al. Positioning injury, rhabdomyolysis, and serum creatine kinase-concentration course in patients undergoing robot-assisted radical prostatectomy and extended pelvic lymph node dissection [J]. Journal of Endourology, 2013, 27 (1): 45-51.

[68] Wen T, Deibert C M, Siringo F S, et al. Positioning-related complications of minimally invasive radical prostatectomies [J]. Journal of Endourology, 2014, 28 (6): 660-667.

[69] Johnston W K 3rd, Hollenbeck B K, Wolf J S Jr. Comparison of neuromuscular injuries to the surgeon during hand-assisted and standard laparoscopic urologic surgery [J]. Journal ofEndourology, 2005, 19 (3): 377-381.

[70] Johnston W K 3rd, Hollenbeck B K, Wolf J S Jr. Comparison of neuromuscular injuries to the surgeon during hand-assisted and standard laparoscopic urologic surgery [J]. Journal ofEndourology, 2005, 19 (3): 377-381.

[71] Mills J T, Burris M B, Warburton D J, et al. Positioning injuries associated with robotic assisted urological surgery [J]. The Journal of Urology, 2013, 190 (2): 580-584.

[72] Wolf J S Jr, Marcovich R, Gill I S, et al. Survey of neuromuscular injuries to the patient and surgeon during urologic laparoscopic surgery [J]. Urology, 2000, 55 (6): 831-836.

第十四章
围手术期护理

近年来，腹腔镜技术不断进步，单孔腹腔镜手术逐渐崭露头角，患者对微创手术的需求也在日益增加。单孔腹腔镜手术作为腔镜技术的一种创新，通过单一的小切口进入腹腔，将手术器械和摄像设备引入体腔，为患者提供更为微创的手术选择。单孔腹腔镜手术具有明显减少穿刺通道并发症、减轻术后不适以及改善普通腹腔镜手术切口美容效果等诸多优势。近几年，机器人辅助单孔腹腔镜技术迅速发展，已应用于泌尿外科的大部分手术，如：全膀胱根治性切除＋尿道重建、前列腺根治性切除、肾上腺切除术、肾癌根治术、肾盂成形术、肾部分切除术、半侧尿路根治性切除术、输尿管切开取石术等。对于患者而言，医生精湛的技术固然是治疗成功的关键因素，但手术的成功不仅仅依赖于手术技术，保障手术安全和达到预期手术效果还与围手术期护理息息相关。全面的术前评估、充分的术前准备、默契的术中配合以及对术后并发症的护理，是患者手术成功的重要保障。

一、术前护理

1. 身体状况评估

护理人员应详细询问患者的病史，包括既往病史、家族病史、个人史（包括已知的慢性病、过去的手术史、药物使用情况、过敏史等）。对于既往有慢性疾病的患者，了解其疾病的稳定性以及平时的治疗方案，对于手术前的准备至关重要。术前药物评估是重要的一环，应详细全面地问诊患者当前正在使用的药物（包括处方药、非处方药等）。一些药物可能需要在手术前停用或调整剂量，以减少术中术后的风险。特别注意对可能引起出血风险的抗凝药物的评估。术前需完善相应的实验室检查，如血常规、尿常规、粪便常规、肝肾功能、凝血功能、心电图等。

另外，由于单孔腹腔镜手术均是在全麻和 CO_2 气腹下进行，术中及术后可能会影响心肺功能，因此老年患者以及有心肺基础疾病的患者必须评估心肺功能。

2. 心理健康评估与护理

手术可能影响患者的心理状态，护理人员需要关注患者的心理健康状况，心理护理自患者入院即开始。良好的护患信任关系来自护理人员友好的态度和专业的服务。患者入院后，责任护士详细介绍病室环境和设施，尽快消除患者对环境的陌生感。术前耐心倾听患者主诉，关注其心理状态变化，及时消除患者术前紧张、焦虑、恐惧、怀疑等不良情绪。根据患者的文化层次需求及其心理状态采取个性化沟通方式，诸如利用图片、视频、文字及术后患者现身说教等方法讲解单孔腹腔镜手术优势，重点强调单孔腹腔镜具有术后恢复快、住院时间短等优点，以消除患者家属负面心理状态，提高患者的依从性。

3. 皮肤准备

术前修剪指甲，术前晚用抗菌皂沐浴更衣。经脐单孔腹腔镜手术术前需做好脐部护理。

4. 胃肠道准备

指导患者术前禁食 8~12 小时，禁饮 2 小时。术前晚餐宜清淡易消化。需要术前做肠道准备的患者，术前晚予复方聚乙二醇电解质散 68.5 g 加入 1 000 ml 温开水溶解，以每小时 1 000 ml 的速度饮完，观察排出液为透明液体时结束用药。必要时术前予留置胃管，行胃肠减压，以免术中因肠腔胀气而影响手术操作，导致肠道损伤。

5. 术前宣教

告知术后早期活动的意义及方法。长期卧床可减慢血液循环，导致静脉血栓的产生；可使受压部位容易发生压疮；可使肺扩张减少，导致坠积性肺炎的发生。故术后患者应早期活动，如无特殊情况，在麻醉清醒后就可以在床上适当活动，尤其是进行下肢屈伸活动。这些活动可避免肺炎、静脉血栓等的发生，并可促进食欲和伤口愈合。

提醒：初次离床活动可在床上坐起或坐在床旁（3~5 min），如无不适可在床边站立（3~5 min），每次练习时间依病情及病人耐受程度而定。当病人初次下床活动时酌情给予陪伴，若病人感到头晕、心慌、大汗等不适，应立即平卧，以免发生意外。

6. 患者自身准备

（1）戒烟：吸烟本身对身体有害无益，尤其是术前的患者。吸烟强烈刺激呼吸道，使痰液量增多，咳嗽加剧，影响了呼吸功能和通气功能。手术中麻醉条件下的患者，痰量过多，可造成缺氧窒息，甚至威胁患者生命。而手术后由于咳嗽震动伤口，使疼痛加剧，影响伤口愈合，甚至使伤口裂开。因此，建议患者术前一周内需戒烟。

（2）练习有效的咳痰：首先练习将双手放置在备行切口处的两侧，为术后减轻因咳嗽震动而引起疼痛做准备。再练习有效咳痰法，即咳嗽时用鼻子深吸一口气，屏住呼吸，用腹部的力量将肺内深处的痰液咳出来。

（3）指导踝泵运动：踝泵运动，就是通过踝关节的运动，像泵一样促进下肢血液循环和淋巴回流。术后的肢体制动，血流变慢，血小板在血管周围停留、集聚，易形成血栓。踝泵运动分为屈伸和绕环两组动作。

① 屈伸动作：病人躺或坐在床上，下肢伸展，大腿放松，缓缓勾起脚尖，尽力使脚尖朝向自己，至最大限度时保持 10 秒钟，然后脚尖缓缓下压，至最大限度时保持 10 秒钟，然后放松，这样一组动作完成（图 14-1）。稍休息后可再次进行下一组动作。反复地屈伸踝关节，最好每个小时练习 5 分钟，一天练 5~8 次。

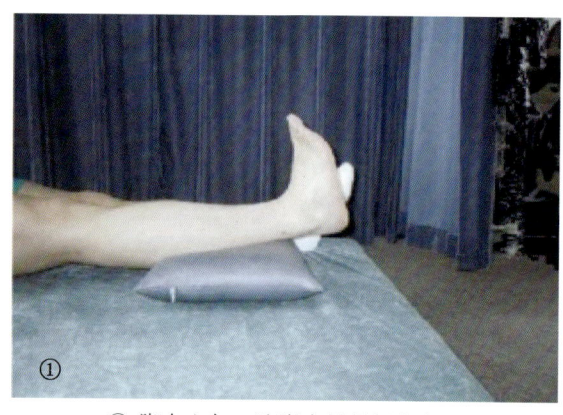
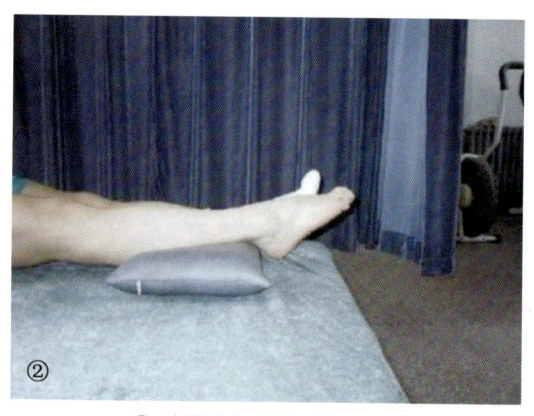

① 脚向上勾，让脚尖尽量朝向自己　　　　　　② 让脚尖尽量向下压

图 14-1　屈伸动作

②绕环动作：病人躺或坐在床上，下肢伸展，大腿放松，以踝关节为中心，脚趾做 360°绕环，尽力保持动作幅度最大（图 14-2）。绕环可以使更多的肌肉得到运动。手术后，因长时间静卧，血液循环不畅，肌腱会有不同程度的萎缩，绕环动作的幅度会受限，甚至出现疼痛感。如患者体力不够，或疼痛感剧烈，只做屈伸动作效果也不错。疼痛减轻后，再加做绕环动作会加快肢体功能的恢复。

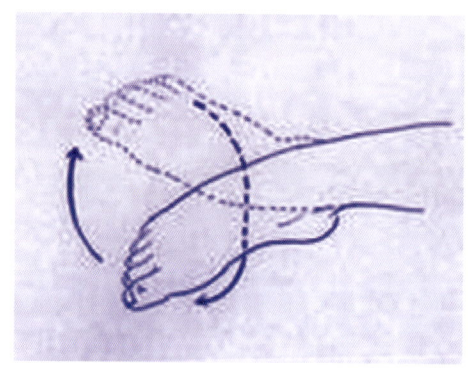
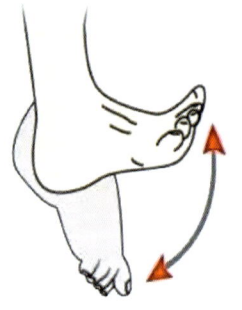
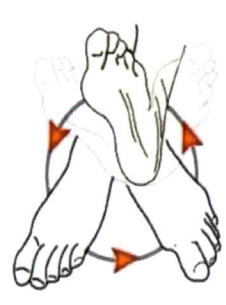

图 14-2　绕环动作

踝泵运动练习看似简单，但对预防下肢深静脉血栓作用非常大。一般手术麻醉消退之后就可以进行练习。刚开始练习时用较小的力量，逐渐适应后再增加强度。练习中如感觉疼痛明显，可减少练习的时间、次数。

（4）了解胸肺物理治疗（CPT）的方法：病人体弱，长期卧床，排痰无力，可以通过背部叩击帮助病人排痰。具体方法为：病人侧卧位，叩击者使掌侧呈杯状，以手腕力量，从肺底自下而上、由外向内、迅速而有节律地扣击背部，每次叩击 5～15 分钟，在餐后 2 小时至餐前 30 分钟完成。

7. 术前访视

巡回护士手术前一天到病房访视患者。通过阅读病例和护理体检全面了解患者的病情、检查结果以及术前准备情况。用通俗易懂的语言向患者及家属讲解机器人辅助单孔腹腔镜手术过程、安全性和优越性。向患者介绍手术室接送患者的流程和手术室的环境；向患者交代术前禁食、禁饮等术前注意事项；详细讲述麻醉及手术前的配合要点，从而消除患者对手术未知风险的恐惧和担忧，以最佳的心理状态接受手术。

8. 机器人手术辅助系统的检查与布局摆放

经过专业培训的手术室护士于术前一天检查医生控制台、床旁机械臂系统和成像系统，使其处于备用状态。手术当天，巡回护士和器械护士将三者根据手术部位要求摆放连接，开机后进行系统自检，确认系统各组成部分的图像信号、音频信号、数据传递及机械手臂均处于功能良好状态。

9. 手术物品准备

根据手术预案提前一天准备手术物品。da Vinci Xi 手术系统（包括医生控制台、床旁机械臂系统和成像系统）、机器人专用器械（包括有孔双极镊、单极手术弯剪、MARYLAND 双极镊、CADIERE 镊、大号持针钳等）、Singleport、8 mm 内窥镜、8 mm Trocar、气腹机、高频电刀、吸引器等；另备普通腹腔镜手术器械一套（包括 5 mm、10 mm、12 mm Hem-o-lok 结扎钳、分离钳、剪刀、细齿抓钳、吸引器头等）以及手术器械包、手术碗、无菌敷料包、体位垫等。术前检查仪器设备性能，确保其处于完备状态。

二、术中护理配合

1. 患者核对

患者入室后，由巡回护士、麻醉医师、手术医师三方共同核对患者床号、姓名、性别、年龄、手术部位、各种检查结果和手术用药。

2. 麻醉、体位及器械准备

全部信息核对无误后建立静脉通道，一般选择健侧上肢。根据手术需要协助麻醉医师开放中心静脉和监测动脉压。全身麻醉成功后根据手术部位安置体位。半尿路切除、肾根治性切除、肾部分切除、UPJ 成形、输尿管切开取石患者取健侧卧位，用约束带固定。全膀胱根治性切除、膀胱部分切除、前列腺根治性切除、盆腔占位切除，取头低脚高。安置体位时保证患者头颈、躯干的稳定性，约束带牢固可靠，固定松紧适度，防止意外发生。

3. 术中医生和护士沟通和协调配合

（1）器械护士配合：器械护士提前 20 分钟洗手，与巡回护士共同清点器械、敷料，安装机器人机械臂无菌防护罩，根据手术步骤将常用器械按使用顺序摆放于器械台上。常规消毒铺单后，协助手术医师和巡回护士连接内窥镜、电刀、单极电凝线、双极电凝线、气腹管等，逐一装配并进行功能检查。理顺手术台上各种导线并妥善固定。器械护士通过成像系统了解手术进展，快速、准确地传递和更换手术器械，术中镜头模糊时用温水擦拭，术中双极镊、单极剪刀等存在明显焦痂时，及时撤出用肝素盐水擦拭清理钳端；避免器械臂碰撞，一旦发现，立即提醒手术医生停止操作，重新调整；术中避免污染机器臂及手术器械。

（2）巡回护士配合：术前调节手术间温度在 22～25 ℃，湿度在 50%～60%；手术床铺设保温毯，于病人移至手术床之前打开预加温，调节至设定温度 40 ℃；全麻插管后将适量的金霉素眼膏均匀地涂满双眼球前部，再用 5 cm×5 cm 手术膜巾粘贴于患者双眼睑上，以预防暴露性角膜炎的发生，保护眼角膜。根据手术要求合理安置体位，协助手术医师消毒、铺单。手术医师建立手术通道，置入单孔腹腔镜 Port，将床旁机械臂系统和 Trocar 连接在一起。巡回护士在医生口令引导下移动并固定床旁机械臂系统，协助医师对接、装机。术中尽量减少躯体暴露，注意保暖，密切观察患者生命体征变化，根据监测结果、出血量，配合麻醉师及时调整输液量及速度。腔内手术完成后，巡回护士撤离床旁机械臂系统，复位手术床，与器械护士共同做好常规器械、敷料及机器人特殊器械的清点。手术结束后，巡回护士整理好患者的衣物及所带物品，妥善安置引流管、导尿管，检查患者皮肤、角膜情况，与手术医师、麻醉医师一起护送患者至复苏室，与复苏室护士做好交接。

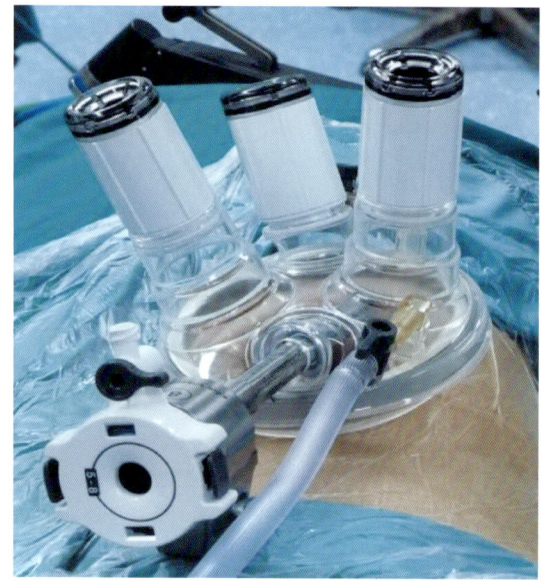 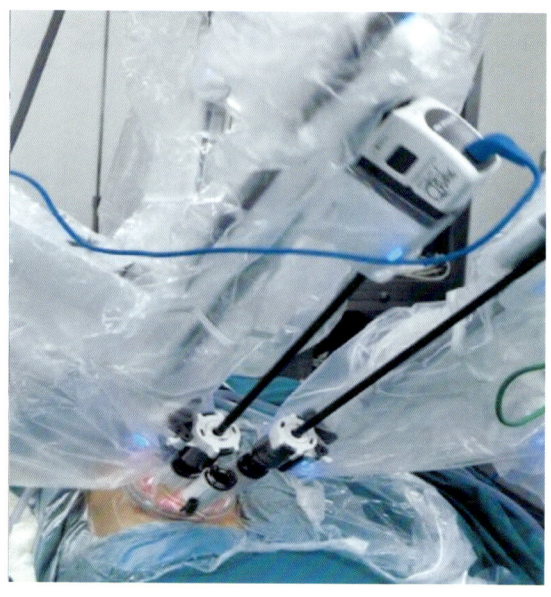

图 14-3 机器人辅助单孔腹腔镜 Port 及 Trocar 的放置

三、术后护理

1. 生命体征监测

术后清醒后回病房，平卧 4～6 小时，保持呼吸道通畅，防止在全身麻醉未清醒前呕吐导致误吸。持续心电监护和血氧饱和度监测，严密观察患者生命体征，发现患者烦躁、心率加快等异常，立即报告医生，遵医嘱给予对症处理。常规给予低流量吸氧，防止因 CO_2 吸收造成高碳酸血症。

2. 疼痛护理

单孔腹腔镜手术安全有效，在美观与术后疼痛方面有明显优势。术后镇痛用药的原则为先物理后药物，先口服后注射，把疼痛护理作为重点，消除、减轻患者的痛苦。由于 CO_2 在腹膜表面转变成碳酸，刺激后腹膜导致手术后患者胸、腹、背部疼痛。可指导患者调整体位，安慰患者，不需做特殊处理。

3. 切口护理

严密观察切口处敷料有无渗出、渗出量、颜色及性质，如有渗出及时更换敷料。如短时间内渗出量大、颜色较深，应及时报告医生，防止引起切口感染及脐疝的出现，或因出血量过多导致休克的情况。

4. 管道护理

（1）导尿管的护理：留置导尿管虽然使用的是气囊导尿管，但仍有意外滑脱的风险，长期留置导尿管的患者有必要进行二次外固定。每日观察尿量及尿色的变化，如有血尿、堵塞等异常情况时应及时处理。不要牵拉导尿管，防止损伤尿道；不要将导尿管折叠，造成引流不畅。使用清水/生理盐水清洁尿道口周围区域和导尿管表面。

（2）盆腔及腹腔引流管的护理：术后常规放置盆腔或腹腔引流管，应妥善固定，保持引流通畅（图14-4）；麻醉清醒后可由平卧位改为半卧位，以利于引流。避免用力咳嗽、打喷嚏等腹压增大的动作，如咳嗽时可用手轻捂伤口处轻轻咳出痰液。

（3）尿路造口的护理：保持输尿管支架引流管通畅，防止双J管脱出，密切观察皮肤乳头的血运情况，如出现回缩现象、颜色变紫，立即通知医生处理。保持造口周围皮肤清洁干燥，尿液外溢及时清洗周围皮肤并擦干；皮肤不平者可在底盘内环涂上防漏膏，填补皮肤空隙，夜间可将造口袋改变方向为侧引流，接上引流袋，既可保证患者睡眠，又可防止底盘长时间浸泡在尿液中，预防尿液渗漏引起的刺激性皮炎，还可延长造口袋使用时间（图14-5）。

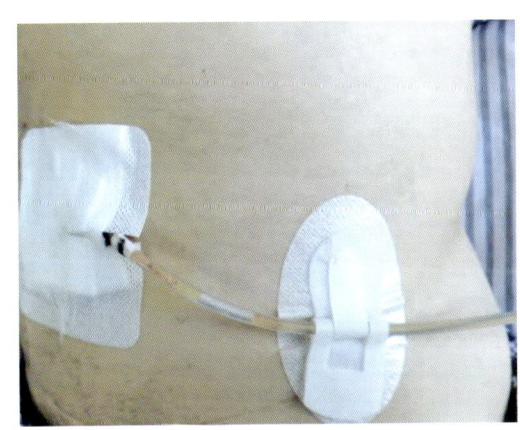

图14-4 导管固定

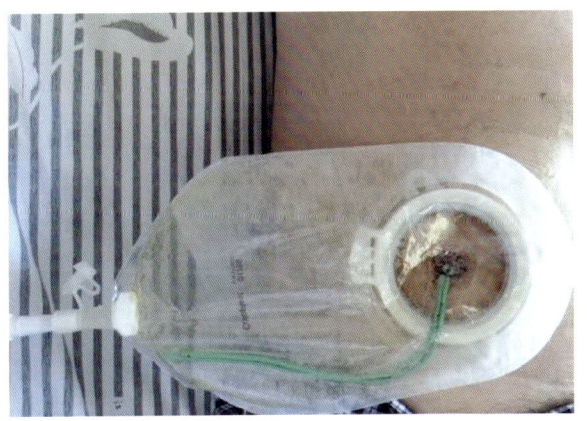

图14-5 腹壁造口袋

（4）饮食指导：患者术后禁食，待肠蠕动恢复后可进食少量流质饮食，如米汤、菜汤等，再过渡到半流质饮食，如蒸蛋，再到软食、普食，以患者不感觉腹胀为宜，同时可适当补充蛋白质，促进伤口愈合；多食粗纤维食物，避免便秘的发生。

四、并发症的护理

1. 导尿管相关尿路感染（catheter-associated urinary tract infection，CAUTI）

CAUTI指患者留置导尿管后，或者拔除导尿管48小时内发生的泌尿系统感染。导尿术是一种广泛应用的医疗护理操作，用于解除泌尿道结构性或功能性梗阻。由于导尿管的引入和留置导致细菌进入泌尿道，从而引发感染，尤其是在导尿时无菌操作不当、导尿管留置时间过长以及患者个体因素等多方面因素的综合影响下，CAUTI 的风险会显著增加。据初步估算，导尿管引发的尿路感染占所有院内感染的 40%，不仅延长了患者的住院时间，还增加了病死率和治疗费用。施行导尿术时严格遵守无菌操作、保留导尿时保证导尿管的通畅、定期更换尿袋（通常建议每隔 5～7 天进行一次更换）、在保留导尿期间，病区允许的情况下鼓励患者增加水分摄入，以实现对膀胱的生理冲洗。以上操作有助于降低 CAUTI 的发生率。

2. 消化系统反应

恶心、呕吐是腹腔镜术后常见症状。术后恶心、呕吐的原因除麻醉药物对呕吐中枢和胃肠道的刺激外，还可因二氧化碳气腹使腹内压力升高，形成高碳酸血症及轻度酸中毒，刺激胃肠道机械感受器和化学感受器，使迷走神经兴奋引起。多发生在术后 12 小时内，应严密观察呕吐发生和持续的时间、呕吐物的量和颜色，同时注意观察患者意识。对全麻后清醒患者取半卧位，头偏向一侧，防止呕吐物窒息。鼓励患者深呼吸，必要时予艾灸、穴位按摩、耳穴埋籽等方法，消除其思想顾虑。

3. 高碳酸血症

腹腔镜手术需要在二氧化碳气腹下完成，在腹膜后间隙灌注二氧化碳，气体通过微循环进入血液，可造成高碳酸血症，对循环、呼吸等系统也有一定的影响，患者可出现烦躁、疲乏、呼吸浅慢、肌肉震颤等症状，还可出现一过性低氧血症，严重时可发生肺栓塞或脑栓塞等。因此需严密观察患者有无疲乏、烦躁、呼吸浅慢等症状，术后保持有效的低流量吸氧以提高氧分压，促进二氧化碳排除。患者麻醉清醒后鼓励其深呼吸，有效咳嗽。

4. 皮下气肿

皮下气肿是由于腹腔镜手术需要二氧化碳建立人工气腹，二氧化碳循肋间隙上行弥散引起。弥散力强时可直接渗入皮下组织，也可经胸膜外上升到颈部，可扪及捻发音，患者有肩背酸痛、胸腹胀痛等不适，一般少量的气体可以自行吸收。严重者皮下气肿延伸至纵隔或通过膈肌裂孔引起纵隔气肿，导致呼吸循环功能障碍，甚至出现呼吸性酸中毒、休克或心跳停止。术后应严密观察呼吸频率以及有无咳嗽、胸痛、憋气、呼吸困难等。

5. 术后出血

出血是腹腔镜术后较严重的并发症，多为术中意外损伤或电凝止血不彻底引起，一般发生在术后 24～48 小时，需严密监测生命体征、腹部切口敷料及引流情况，注意有无腹胀、腹痛的发生。如果患者出现血压下降、脉搏细速、面色苍白等症状或有大量新鲜血液引出时，应警惕活动性出血，及时报告医生进行处理。

6. 下肢静脉血栓的护理

术后可预防性应用气压治疗，每天两次，每次 30 分钟；患者清醒后即可行下肢主动功能活动；患者术后 36～48 小时生命体征稳定者，鼓励下床活动；注意观察患者双下肢足背动脉搏动及肢端色泽、温度，避免选择下肢行静脉穿刺。

五、健康宣教及出院指导

患者出院前对其实施健康宣教，提升患者病症的知识理论，掌握更换造口袋的护理方法，以便能够有效地减轻或消除症状，及时到医院复查。多饮水，多吃新鲜水果及含粗纤维多的蔬菜，保持大便通畅。注意保持心情舒畅，忌暴怒伤肝，注意饮食调整，忌食辛辣之物，戒烟、忌酒。

通过对患者采用优质护理服务，做好围术期护理，有助于提高手术治疗效果，减少术后并发症的发生。认真做好围术期护理，对预防并发症、促进康复起着重要的作用。

参考文献

[1] 易剑霞，刘小林，李更先，等. 125例经脐单孔腹腔镜胆囊切除术围手术期护理体会 [J]. 腹腔镜外科杂志，2010，15 (9)：654，658.

[2] 丁萍. 泌尿外科腹腔镜围手术期护理进展 [J]. 护理实践与研究，2009，6 (10)：106-108.

[3] 张霞，朱家万. 148例经脐单孔腹腔镜胆囊切除术的围手术期护理 [J]. 当代护士（学术版），2011，18 (12)：35-36.

[4] 丁华，丛冰，徐娟娟，等. 经脐单孔腹腔镜根治性肾切除术50例围手术期护理 [J]. 解放军医学院学报，2013，34 (3)：258-259.

[5] 徐国江，王宁红，朱清毅，等. 自制尿道辅助器械在经脐单孔腹腔镜下尿路手术中的应用 [J]. 微创泌尿外科杂志，2018，7 (4)：221-224.

[6] 朱蓉，付东英. 红霉素眼膏和蝶形胶布用于全麻术中眼部护理 [J]. 中国误诊学杂志，2010，5 (5)：1054.

[7] 夏伟群，夏喜玲. 膀胱全切输尿管腹壁造口术的围手术期护理 [J]. 护理与康复，2012，11 (4)：329-330.

[8] 王宁红，陈雪花，徐会明，等. 品管圈在经脐单孔腹腔镜上尿路手术围术期护理中的应用 [J]. 全科护理，2014，12 (30)：2832-2833.

[9] 王宁红，江霞，环汝利，等. 多学科团队协作护理模式在单孔腹腔镜下膀胱肿瘤根治术中的应用 [J]. 西部中医药，2016，29 (12)：48-50.

[10] 郭红梅，贺艳宁，李晓亮. 预防控制相关护理在老年留置导尿管患者尿路逆行性感染中的应用效果分析 [J]. 临床医药文献电子杂志，2019，6 (33)：92.

[11] 王慧，官雪燕，胡瑞，等. 预防导尿管相关尿路感染临床实践指南的质量评价与内容分析 [J]. 护士进修杂志，2023，38 (18)：1639-1644，1651.

[12] 胡力云. 导尿管相关尿路感染预防指南的循证实践研究 [D]. 北京：北京中医药大学，2016.

[13] 王春灵. 达芬奇手术机器人系统手术的护理配合 [J]. 中国临床医学，2013，20 (1)：87-88.

[14] 唐鲁，郭志红，朱国雄，等. 香港达芬奇机器人手术护士培训课程介绍 [J]. 护理学杂志，2015，30 (14)：15-17.

[15] 王宁红，江霞，环汝利，等. 自我护理教育对输尿管腹壁造口术后患者生活质量的影响 [J]. 江苏医药，2015，41 (17)：2100-2102.

[16] 王宁红，江霞，环汝利. 一体化护理在改善腹腔镜肾癌根治术患者术前不良情绪中的效果观察 [J]. 山

西医药杂志，2015，44（21）：2576-2578.

[17] 徐会明. 尿道辅助途径下经脐单孔腹腔镜根治性前列腺切除术护理配合［J］. 健康必读，2021（14）：255，257.

[18] 沈周俊，王先进，何威，等. 达芬奇机器人辅助腹腔镜前列腺癌根治术的手术要点（附光盘）［J］. 现代泌尿外科杂志，2013，18（2）：108-112.

[19] Fagotti A，Fanfani F，Marocco F，et al. Laparoendoscopic single-site surgery（LESS）for ovarian cyst enucleation：Report of first 3cases［J］. Fertility and Sterility，2009，92（3）：1168.e13-11681168.e16. ［PubMed］

[20] Hsu C，Khanna P，Hashemzehi T，et al. Catheter-associated urinary tract infections in adults［J］. British Journal of Hospital Medicine（London，England，2019，80（6）：C90-C92

[21] Andrade V L F，Fernandes F A V. Prevention of catheter-associated urinary tract infection：Implementation strategies of international guidelines［J］. Revista Latino-Americana de Enfermagem，2016，24：e2678.［PubMed］

[22] Institute of Medicine（US）Committee to Advise the Public Health Service on Clinical Practice Guidelines. Clinical Practice Guidelines：Directions for a New Program. Field MJ，Lohr KN，editors. Washington（DC）：National Academies Press（US）；1990.

[23] Abboudi H，Ahmed K，Royle J，et al. Ureteric injury：A challenging condition to diagnose andmanage［J］. Nature Reviews Urology，2013，10（2）：108-115.

[24] Flores-Mireles A，Hreha T N，Hunstad D A. Pathophysiology，treatment，and prevention of catheter-associated urinary tract infection［J］. Topics in Spinal Cord Injury Rehabilitation，2019，25（3）：228-240.

[25] Fink R，Gilmartin H，Richard A，et al. Indwelling urinary catheter management and catheter-associated urinary tract infection prevention practices in Nurses Improving Care for Healthsystem Eldershospitals［J］. American Journal of Infection Control，2012，40（8）：715-720.

[26] Clarke K，Hall C L，Wiley Z，et al. Catheter-associated urinary tract infections in adults：Diagnosis，treatment，and prevention［J］. Journal of Hospital Medicine，2020，15（9）：552-556.

[27] Golkar F C，Ross S B，Sperry S，et al. Patients' perceptions of laparoendoscopic single-site surgery：The cosmeticeffect［J］. The American Journal of Surgery，2012，204（5）：751-761.

[28] Takahashi S，Arakawa S，Ishikawa K，et al. Guidelines for Infection Control in the Urological Field，including Urinary Tract Management（revised second edition）［J］. International Journal of Urology，2021，28（12）：1198-1211.

[29] Komninos C，Tuliao P，Kim D K，et al. Robot-assisted laparoendoscopic single-site partial nephrectomy with the novel da vinci single-site platform：Initialexperience［J］. Korean Journal of Urology，2014，55（6）：380-384.

[30] Kallidonis P，Georgiopoulos I，Kyriazis I，et al. 'Scarless' laparoscopic urologic surgery by the combination of mini-laparoscopic and laparoendoscopic single-site surgeryequipment［J］. Urologia Internationalis，2014，92（4）：414-421.

[31] Jung J H，Kim H W，Oh C K，et al. Simultaneous robot-assisted laparoendoscopic single-site partial nephrectomy and standard radical prostatectomy［J］. Yonsei Medical Journal，2014，55（2）：535-538.

[32] Minervini A，Siena G，Serni S，et al. Robotic laparoscopic single-site partial nephrectomy：Almost like driving with the steering lockengaged［J］. European Urology，2014，66（3）：518-519；discussion 520-521.

［33］Komninos C，Shin T Y，Tuliao P，et al. R-LESS partial nephrectomy trifecta outcome is inferior to multiport robotic partial nephrectomy：Comparativeanalysis［J］. European Urology，2014，66（3）：512－517.

［34］Tiu A，Shin T Y，Kim K H，et al. Robotic laparoendoscopic single-site transumbilical partial nephrectomy：Functional and oncologic outcomes at 2 years［J］. Urology，2013，82（3）：595－599.

［35］Tiu A，Kim K H，Shin T Y，et al. Feasibility of robotic laparoendoscopic single-site partial nephrectomy for renal tumors ＞4cm［J］. European Urology，2013，63（5）：941－946.

［36］Kaouk J H，Autorino R，Laydner H，et al. Robotic single-site kidney surgery：Evaluation of second-generation instruments in a cadaver model［J］. Urology，2012，79（5）：975－979.

［37］Khanna R，Stein R J，White M A，et al. Single institution experience with robot-assisted laparoendoscopic single-site renal procedures［J］. Journal of Endourology，2012，26（3）：230－234.

［38］Won Lee J，Arkoncel F R P，Rha K H，et al. Urologic robot-assisted laparoendoscopic single-site surgery using a homemade single-port device：A single-center experience of 68 cases［J］. Journal of Endourology，2011，25（9）：1481－1485.

［39］Smith W，Dutta R，Matthews C. Robotic-assisted ureteral reimplantation and psoas hitch after ureteral injury during cesarean section［J］. International Urogynecology Journal，2021，32（10）：2867－2870.

［40］Drain A，Jun M S，Zhao L C. Robotic ureteral reconstruction［J］. Urologic Clinics of North America，2021，48（1）：91－101.

［41］Cheng S D，Li X F，Xiong S W，et al. Robot-assisted laparoscopic upper urinary tract reconstruction surgery：A review of 108 cases by a single surgeon［J］. Beijing da Xue Xue Bao Yi Xue Ban＝Journal of Peking University Health Sciences，2020，52（4）：771－779.

［42］Chandna A，Mavuduru R S，Bora G S，et al. Robot-assisted repair of complex vesicovaginal fistulae：Feasibility and outcomes［J］. Urology，2020，144：92－98.

［43］White C，Stifelman M. Ureteral reimplantation，psoas hitch，and boari flap［J］. Journal of Endourology，2020，34（S1）：S25－S30.

［44］Asghar A M，Lee R A，Yang K K，et al. Robot-assisted distal ureteral reconstruction for benign pathology：Current state［J］. Investigative and Clinical Urology，2020，61（Suppl 1）：S23－S32.

［45］Xiong S W，Yang K L，Ding G P，et al. Advances in surgical repair of ureteral injury［J］. Beijing da Xue Xue Bao Yi Xue Ban，2019，51：783－789.

扫码可看手术视频